비만 해방

DIET, DRUGS, AND DOPAMINE
Copyright © David A. Kessler, 2025
All rights reserved.

Published by arrangement with The Robbins Offices, Inc.
International Rights Management: Susanna Lea Associates
All rights reserved.
Korean translation copyright © 2025 by Woongjin Think Big Co., Ltd.
Korean translation rights arranged with Susanna Lea Associates
through EYA Co.,Ltd

이 책의 한국어판 저작권은 EYA Co.,Ltd를 통해
Susanna Lea Associates와 독점 계약한 ㈜웅진씽크빅이 소유합니다.
저작권법에 의하여 한국 내에서 보호를 받는 저작물이므로 무단 전재 및 복제를 금합니다.

가짜 허기에 중독된 두뇌를 리셋하다

비만 해방

DIET, DRUGS, AND DOPAMINE

데이비드 A. 케슬러
지음

이충호
옮김

David A. Kessler

웅진 지식하우스

일러두기

이 책에 실린 정보는 독자 개인의 주치의나 의료 전문가의 조언을 대체하기 위한 것이 아니다. 건강과 관련된 문제는 반드시 의료 전문가와 상담해야 하며, 특히 질병이 있거나 약물 복용을 시작 또는 중단하거나 복용 약물의 양을 변경할 때에는 반드시 그래야 한다. 스스로 내린 건강관리 결정에 대한 책임은 전적으로 자신에게 있다는 사실을 명심해야 한다. 저자와 출판사는 이 책에 포함된 정보로 인해 직접적 또는 간접적으로 겪었다고 주장하는 부작용에 대해 책임을 지지 않는다.
이 책에서 어떤 단체나 웹사이트를 정보 출처로 언급했다고 해서 저자나 출판사가 그들이 제공하는 정보나 권고를 지지한다는 뜻은 아니다.

추천의 말

"비만이라는 질병에 대한 아름답고 명쾌한 탐구는 우리가 건강을 이해하는 방식뿐 아니라 서로를 이해하는 방식까지 바꿀 것입니다."

—**싯다르타 무케르지**(퓰리처상 수상자, 『암: 만병의 황제의 역사』 저자)

"『비만 해방』은 역작으로, 음식 제한부터 직관적 섭식, 몸 긍정성부터 독성 지방, 그리고 혁신적인 다이어트 도구로서 GLP-1 작용제에 이르기까지 여러 논란의 여지가 있는 문제에 대한 명확한 길을 보여줍니다. 이 책은 음식 중독에 대한 확실한 과학적 근거를 제공합니다."

—**애나 렘키**(스탠퍼드대학교 의과대학 교수, 『도파민네이션』 저자)

"체중의 과학을 이해하기 쉽게 풀어내면서 평생 체중과 싸웠던 자신의 이야기를 솔직하게 담아냅니다. 중요하고 통찰력 있는 책입니다."

—**크리스 반 툴레켄**(감염병 전문의, 『초가공식품, 음식이 아닌 음식에 중독되다』 저자)

"미국의 가장 골치 아픈 건강 문제 중 하나인 비만을 훌륭하고 예리하게 분석합니다. 케슬러의 날카로운 과학적 분석은 체중 감량을 둘러싼 혼란의 안개를 걷어내고 더 나은 건강을 향한 실용적이고 지속 가능한 길을 제시합니다. 그가 우리 시대의 위대한 의학 및 공중 보건 지도자 중 한 명이라는 것은 놀라운 일이 아닙니다."

—**비벡 H. 머시**(제19대 및 제21대 미국 공중보건국장, 『우리는 다시 연결되어야 한다』 저자)

"케슬러는 비만이라는 중대한 주제를 모두가 이해할 수 있도록 법의학적으로 분석합니다. 이 책은 모든 사람에게 흥미롭고 필수적인 읽을거리입니다."

—**리처드 카모나**(미국 공중보건복무단 부제독(예편), 제17대 미국 공중보건국장)

차례

추천의 말   5
머리말 건강 체중을 향한 여정   9

1부 새로운 음식 중독 시대가 왔다

1 환경은 운명이다   17
2 식품의 중독력   30
3 우리 자신의 생물학이 알려주는 것   50
4 민감도와 감수성   77
5 비만의 유산   87
6 체중 재증가   94
7 몸 긍정성, 건강 긍정성   100

2부 에너지와 체중의 새로운 이해

8 여정   123
9 체중 감소에 저항하는 생물학적 힘   142
10 건강한 체중 목표를 정하는 방법   148
11 독성 지방   160
12 체중 재설정   174

3부 지속 가능한 체중 감량을 향한 길

13 새로운 시대   185
14 비만 치료제 사용   212
15 감량한 체중 유지하기   241
16 건강한 식사를 위한 길   257
17 인슐린 저항의 역할   283
18 건강을 위한 식사   299
19 행동 요법을 바라보는 새로운 관점 328
20 마음의 속임수   344
21 계속되는 여정   367

4부 비만 해방의 길

22 새로운 풍경   375
23 이보다 더 가공할 무기는 설계할 수 없었을 것이다 382
24 우리를 노리는 식품 산업   396
25 비만 치료제 골드러시   410
26 경제학과 공정성   419

맺음말 음식 중독에서 벗어나라   431
감사의 말   434
주   439

폴레트에게

로지를 위해

머리말
건강 체중을
향한 여정

나는 평균적인 사람이다. 다른 사람들과 별 차이가 없다. 나는 거의 평생을 내 몸과 싸워왔다. 뚱뚱한 적도 있었고, 날씬한 적도 있었고, 그 사이의 체중도 경험했다.

나는 과체중 또는 비만이고, 그로 인해 건강을 위협받는 전체 인구 중 약 4분의 3을 차지하는 집단에 속한다. 나는 어릴 적부터 체중이 늘었다 줄었다 하길 반복했다. 20파운드(약 9kg)가 불었다가 빠지고, 또다시 30파운드(약 13kg)가 늘어났다. 필사적인 노력 끝에 다시 증가한 체중을 빼는 데 성공했지만, 얼마 후 또 그만큼 늘어났다. 그것은 절망에서 회복으로 갔다가 다시 절망의 나락으로 떨어지는 악순환의 연속이었다.

하지만 이제 더 이상은 그렇지 않다.

우리는 건강을 되찾을 수 있다. 극적이고 지속적인 체중 감량이 가능하다. 체중 때문에 고생하는 사람은 누구나 건강을 위협하는 독성 지방을 없앨 수 있고, 되돌아오지 못하게 할 수 있다. 분명히 하고 넘어갈 점이 있는데, 문제는 신체 크기가 아니라 장기들과 그 주변에 쌓여 있는 이 독성 지방('내장 지방'이라고도 하는)이다.

지금은 매우 효과적인 비만 치료제가 나와 있는데, 이를 흔히 GLP-1(글루카곤 유사 펩타이드-1) 작용제라고 부른다. 이 약들은 체중 감소와 비만의 이해에 혁명을 가져왔다. 체중은 아주 오랫동안 수수께끼에 싸여 있었다. 왜 그토록 많은 사람들이 체중이 늘어날까? 체중을 줄이기가 왜 그렇게 어려울까? 설령 체중을 줄이는 데 성공하더라도, 그 상태를 유지하는 것이 왜 불가능한 일처럼 느껴질까?

새로운 비만 치료제가 매우 효과적이라는 사실은 과체중이나 비만이 단순히 자기 절제 부족이나 의지 부족 때문에 생긴 결과(이것은 심지어 의학계 내에서도 오랫동안 지배적으로 군림해온 편견이다)가 아님을 말해준다. 대신에 그것은 생물학의 산물이다. 임상 시험을 통해 이런 약들이 주로 포만감(음식을 먹고 나서 느끼는 만족감이나 배부른 느낌)을 증가시키고 '푸드 노이즈food noise'(머릿속에서 먹는 것에 관해 시끄럽게 떠들어대는 합창 소리가 하루 종일 반복적으로 재생되는 현상)를 잠재움으로써 작용한다는 사실이 밝혀졌다. 푸드 노이즈는 음식에 대한 집착과 갈망에서 생겨난다. 비만 치료제 사용을 중단하면, 이 불쾌한 경험이 다시 나타난다.

음식에 대한 집착과 갈망은 중독 과정의 특징이기도 하다. 머릿속에서 울려퍼지는 그 합창은 우리 식단에서 점점 더 주류로 자리를 굳혀가는 초조제 식품이 빚어낸 결과이다. 지난 50년 동안 식품 산업은 식료품점과 조제 식품 판매점, 편의점 등에 고도로 가공되고 아주 맛있고 에너지 밀도와 혈당 지수가 높아 거부하기 힘든 식품—초조제 식품[1]—

이 넘쳐나게 했는데, 이 식품들은 조용히 우리의 뇌 보상 중추를 장악했다. 간단히 말해, 이 식품들은 중독성이 있다.

　이러한 식품을 광범위하게 이용할 수 있는 상황은 우리 뇌에 지속적인 손상을 가하면서 중독 회로를 자극해(무의식중에 강박적 식사뿐만 아니라 식품에 대한 갈망을 유발함으로써) 체중을 조절하는 신경 호르몬을 변화시킨다. 그 결과로 우리의 평균 '체중 정착점', 즉 신체가 자연적으로 맞추려는 체중 범위가 계속 증가해왔다. 우리는 이제 식품 산업이 미국인의 식단에 가져온 변화와 우리 신진대사가 감당할 수 있는 한계 사이에 끼어 있다. 과체중이나 비만은 본질적으로 우리의 기본 설정이 되어버렸으며, 그 결과로 관절염, 특정 형태의 암, 혈전, 제2형 당뇨병, 고혈압, 혈중 지질 증가, 죽상 경화 심장병, 치매, 뇌졸중을 비롯해 독성 지방이 유발하는 질병과 건강 문제가 증가했다. 이것은 모든 수준에서 정점에 이른 건강 재앙이나 다름없다. 현재의 예측에 따르면, 향후 30년 동안은 기대 수명에 큰 변화가 없을 것으로 보이지만, 비만으로 인한 질병 발생률은 크게 증가할 것이다. 범인은 체중이나 체질량 지수(BMI)가 아니라 내장 지방이다. 내장 지방으로 인한 만성 질환을 줄이면, 수명과 삶의 질을 개선할 수 있다. 다시 말해, 장수의 핵심 비결은 독성 지방을 줄이는 데 있다.

　우리는 음식 중독이 체중 조절에서 차지하는 매우 중요한 역할을 과소평가해왔다. 초조제 식품은 새로운 담배이므로, 우리 삶과 몸에 필요한 변화들을 이러한 관점을 통해 이해하는 것이 매우 중요하다. "약물을 사용했을 때 뇌에서 무임승차가 일어나는 일은 절대로 없습니다. 그것은 어떤 약물이건 마찬가지입니다."² 국립알코올남용중독연구소의 조지 쿠브George Koob는 이렇게 말한다. "만약 맛있는 음식을 계속 먹는다면, 신체의 생리가 변하게 마련이지요."

이제 의학 역사상 처음으로 비만 치료제를 사용해 중독 신경 경로를 구체적으로 변경함으로써 체중을 결정적으로 변화시킬 수 있게 되었다. 이것은 결코 간단한 일이 아니며, 나름의 위험이 따른다. 또한 모든 사람에게 적합한 것도 아니다. 그렇긴 하지만, 이 약들은 체중 문제로 오랫동안 고생해온 많은 사람들(나 자신을 포함해)에게 건강 면에서나 정서적인 면에서 상당한 혜택을 제공한다.

하지만 오해해서는 안 된다. 마법의 알약 같은 것은 존재하지 않는다. 이러한 약을 단독으로 처방하는 것은 훌륭한 의료 기준을 충족하지 않으며, 이러한 약을 장기간 안전하고 실용적으로 사용하는 방법도 아직 발견되지 않았다. 비만 치료제는 투여 기간에만 효과가 있으며, 중단하면 식욕과 체중이 되돌아온다. 이 때문에 제약 산업은 이 약을 '평생 사용 약'(즉, 죽을 때까지 사용해야 하는 약)으로 판매하며, 이 전략으로 수십억 달러의 이익을 챙긴다. 일부 사람들에게는 이것이 올바른 행동 방향일 수 있다. 하지만 나는 이러한 약이 체중과 건강을 관리하기 위해 우리가 지금 사용할 수 있는 강력한 도구 중 하나에 불과하다고 생각한다. 영양, 행동 요법, 신체 활동을 포함해 이전부터 존재한 도구들도 있다. 이것들을 하나의 시스템으로 묶어 함께 사용하면 현대 세계에서 건강한 방식으로 체중을 재설정하는 것이 가능하며, 극적인 변화를 이끌어낼 수 있다.³

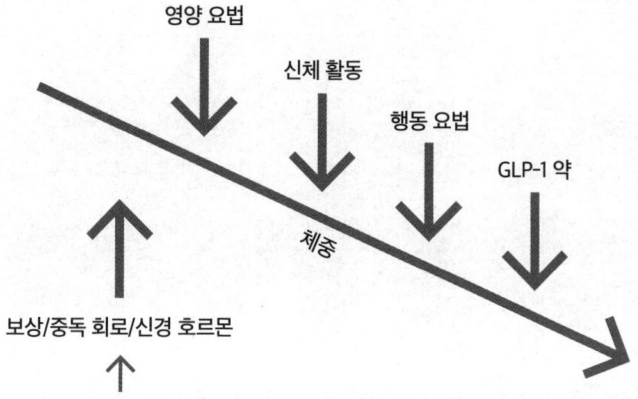

이 모든 선택지는 각각 독립적으로 혹은 서로 결합하여—우리의 행동을 충분히 늦추어 더 신중한 선택을 할 수 있게 함으로써—중독 회로를 우회해 식습관을 재건하는 데 필요한 공간을 제공한다. 영양을 연구하면서 비만 환자를 옹호하는 한 사람은 "그런 비만 상태로 살아가는 것이 얼마나 힘든지 보통 사람들은 상상하기가 정말 어려울 거예요."라고 말하는데, 그는 비만 치료제를 사용하지 않고 식습관을 바꾸는 것만으로 200파운드(90kg) 이상을 감량했다. "지금 내가 먹는 방식이 훨씬 쉬워요." 이 개념은 정도의 차이는 있지만 우리 모두에게 얼마든지 적용할 수 있다. 현대 사회의 특징인 음식 중독에 맞서 싸우기 위해 선택할 수 있는 도구들은 다양하게 존재한다. 우리는 이 도구들을 사용해 중독을 방해하고 지속 가능한 체중 감량 기회를 만들 수 있다.

| 1부 |

새로운 음식 중독 시대가 왔다

1
◆ ◆ ◆
환경은 운명이다

 그곳은 영양학의 낙원으로 묘사되었다. 이탈리아 본토 서쪽에 위치한 지중해의 사르데냐섬은 주민들이 장수한다는 소문이 옛날부터 전해져 내려왔다. 광대한 산들과 매혹적인 해안선이 펼쳐져 있고, 노란 야생화가 피어 있는 들에서 당나귀들이 풀을 뜯어먹는 이 섬의 주민들은 양치기, 낙농업자, 치즈 제조업자로 여러 세대를 이어가며 살아왔다.
 어떤 사람들은 건강의 비결이 고립된 섬의 환경에 있다고 생각한다. 지리적으로 외딴 지역이라는 사실 외에도 사르데냐섬은 1936년까지 전기가 들어오지 않았다. 그 결과로 그동안은 산악 지역(장수 집단이 가장 많이 모여 있는 곳)이 고립 정도가 가장 심한 곳이었다. 산악 지역의 세울로 마을을 방문하기 위해 차를 몰고 험한 도로를 올라갈 때, 영양학자

이보 피리시Ivo Pirisi는 "식단은 매우 단순했습니다."라고 말했다. 피리시는 평생 동안 이 섬에서 살아왔는데, 나는 그를 2024년 5월에 사르데냐섬을 방문했을 때 만났다. "단순했다는 것은 극단적으로 빈약했다는 뜻입니다. 콩, 염소젖, 빵, 라드, 치즈, 야채수프가 다였지요. 우리는 수백 년 동안 같은 방식으로 살아왔어요. 칼로리 섭취에 제약을 받은 시기도 있었고 때때로 기근도 닥쳤는데, 특히 곡물을 재배할 수 없는 산악 지역에서 그런 일이 자주 발생했지요. 또한 적의 공격을 피하기 위해 정착한 산악 지역에서는 생선을 구할 수 없었습니다. 이곳은 지중해 중심에 위치하니, 사르데냐섬 백세인들의 식단이야말로 진정한 지중해 식단이지요."

지중해 식단은 실제로는 많은 사람들의 생각과 달리 단일한 것이 아니다. 피리시의 지적처럼 지중해의 각 지역마다 다른 종류의 식단이 존재한다. 전통적인 사르데냐섬의 '지중해' 식단은 채소, 콩류, 빵, 치즈, 곡물, 감자, 라드, 파스타, 유제품으로 이루어져 있다. 이 식단에는 또 다른 비밀이 숨어 있었는데, 지난 수십 년 동안 주민들이 알아채지 못하는 사이에 그들의 식단에서 이 비밀의 요소가 사라지고 말았다. 제한된 칼로리와 때때로 닥친 기근에도 불구하고 이 채소들과 콩류, 라드는 사르데냐섬 사람들에게 포만감을 주었다. 섬유질과 단백질, 지방은 소화 과정에서 흡수가 느려 포만감을 제공했다. 가공 식품은 전혀 없었다.

하지만 1950년대와 1960년대에 산업화와 경제 발전이 진행되면서—주로 제2차 세계 대전 이후의 피아니 디 리나시타piani di rinascita(부흥 계획)에 힘입어 주요 기반 시설 구축과 정유 공장 같은 대규모 산업

단지 건설이 시작되면서—이곳 주민들의 식사에 변화가 일어났다. 많은 세대 동안 결핍 상태로 살아왔지만, 이제는 경제적으로나 영양학적으로 그렇게 살아갈 필요가 없었다. 이 기간에 식습관에도 점진적인 변화가 일어났다. 그들의 식단에는 단당류와 정제 탄수화물이 더 많이 포함되기 시작했다. 육류와 과일 섭취도 증가했다. 연구자들은 이 시기를 때때로 '영양 전환기'라고 부른다. 그 후 수십 년 동안 미국에서 발생한 패스트푸드와 가공 식품 증가 추세가 서서히 해외로 퍼져나갔다. 예컨대, 이탈리아의 맥도날드 매장은 1986년에 로마에서 처음으로 문을 연 뒤 전국으로 퍼져나갔고, 결국 지중해를 건너 사르데냐섬 해안에까지 상륙했다. 지금은 섬 여기저기에 12개 이상의 맥도날드 매장이 있다.

"1920년대와 1930년대의 어려운 환경에서 자란 사람들은 절제 감각이 있었지요."라고 피리시는 설명했다. 중요한 것은 단지 식단의 변화뿐만이 아니었다. 피리시에 따르면, 마침내 사르데냐섬까지 밀려온 경제 호황의 물결로 인해 새로운 가능성들이 생겨났다고 한다. 새로운 일자리와 자동차, 더 많은 식사 기회가 생겨났다. 이전 세대들이 궁핍한 조건에서 살아간 것과 대조적으로, 젊은 세대는 풍요를 받아들이고 즐겼으며, 그 결과로 체중이 증가했다. 현재 그들 중 상당수가 내장 지방, 즉 독성 체지방으로 인해 제2형 당뇨병과 함께 기타 합병증이 나타나기 시작했다. 한 연구에 따르면, 비만과 과체중으로 고생하는 남성 비율이 1969년에는 각각 0.55%와 4.33%이던 것이 1998년에는 3%와 9.8%로 30년 사이에 두 배 이상 증가했다.[1] 2022년에는 전체 인구 중 이런 문제가 있다고 응답한 사람의 비율이 비만은 10.1%로, 과체중은 32.7%

로 증가했다.

　게다가 내가 그곳을 방문했을 때, 한때 이 인구 집단의 전반적인 건강을 자연스럽게 도와준다고 칭송받았던 생활 방식에 급격한 변화가 일어났다는 사실을 알아챘다. 예를 들면, 하루에 8km 이상 산언덕을 걷던 양치기들은 이제 트럭을 타고 양을 몬다.

　결국 한 세대 만에 환경이 극적으로 변했고, 그와 함께 건강과 장수로 유명한 사르데냐섬 주민의 자연 체중 범위도 변했다.

새로운 담배

◆

　우리 뇌가 항상 우리의 통제하에 있는 것은 아니다. 뇌는 우리 주변 환경과 몸과 상호 작용하면서 영향을 받을 수 있으며, 그런 일은 우리가 의식하지 못하는 사이에 일어나는 경우가 많다. 국립당뇨병·소화·신장질환연구소에서 수석 연구원으로 일하는 케빈 홀Kevin Hall은 철저한 대조 영양 시험을 통해 사람들의 환경이 식습관과 건강과 어떤 상관관계가 있는지 조사한다. 2019년 홀과 그의 동료들은, 20명의 성인을 국립보건원(NIH)에서 생활하게 하면서 2주 동안은 초가공 식품(한 연구자는 이를 "주로 값싼 산업적 방식으로 제조된 식이 에너지와 영양소에 첨가물을 섞어 일련의 가공 과정을 거쳐 만든 식품[2]이라고 표현했다)으로 구성된 식단을 따르고, 그다음 2주 동안은 가공되지 않은 식품을 먹게 한 시험 결과[3]를 발표했다. 두 식단 모두 영양 수준은 비슷했고, 피험자들은 식품을 원하는 만큼 마음대로 먹을 수 있었다.

피험자들은 자신들이 관찰되는 이유를 몰랐으며, 체중을 늘리거나 줄이기 위해 노력하라는 지시도 받지 않았다.[4] 어쨌든 피험자들은 2주 동안 초가공 식품 식단을 섭취한 뒤에는 체중이 평균 2파운드 늘어난 반면, 2주 동안 최소가공 식품 식단을 섭취한 뒤에는 평균 2파운드 줄어들었다. 피험자들은 두 기간 모두 식욕은 동일한 수준을 유지했다고 보고했다. 초가공 식품으로 가득 찬 식품 환경은 그렇지 않은 환경에 비해 사람들에게 더 많은 칼로리(평균적으로 하루에 500칼로리 더 많이)를 소비하게 만드는 어떤 요인이 있었다. "사람들은 비교적 짧은 기간에 에너지 섭취 수준이 아주 달라질 수 있고, 그 결과로 체중 증가 또는 감소가 나타납니다."[5]라고 홀은 설명한다. 하지만 이 연구에서 그가 매우 중요하게 여긴 사실은 따로 있는데, "환경은 체중의 평형 지점을 변화시키는 방식으로 식욕과 체중을 조절하는 시스템과 작용합니다." 즉, 사르데냐섬 주민과 마찬가지로 피험자들의 환경이 그들의 몸을 변화시킨 것이다.

우리는 환경이 어떻게 우리의 습관과 건강에 극적이고 해로운 영향을 미치는지 보았다. FDA 국장으로 있던 1991년에 나는 '인간이 만든 유행병'이라고 생각한 것을 멈추기 위해 직원들과 함께 담배 산업과 맞서 싸우는 행동에 나섰다. 거대 담배 회사들은 조용히 그리고 교활하게 미국인을 유혹해 지금도 예방 가능한 질병과 죽음의 주요 원인이 되고 있는 습관에 빠지게 했다. 우리는 니코틴의 중독성 조사에 착수했는데, 그 결과 담배에 대한 접근성의 폭발적 증가와 강력한 마케팅 캠페인 때문에(즉, 우리 환경에 일어난 한 가지 변화 때문에) 인구 중 상당 비율이 건강에 매우 해로운 행동을 수용하는 쪽으로 지각과 습관이 바뀌었다는 사실이 분명하게 드러났다.

처음에 흡연은 대개 '더러운 습관'으로 여겨졌다. 19세기에는 담배를 피우는 사람이 주로 남성이었고(흡연은 여성에게는 부적절한 것으로 여겨졌다), 그들은 손으로 궐련을 말았다.[6] 그래도 궐련은 시가와 씹는담배, 파이프에 비해 미국 담배 시장에서 차지하는 비율이 상대적으로 미미했다.[7] 하지만 1880년대부터 궐련의 제조 방식이 손으로 마는 방식에서 기계로 대량 생산되는 방식으로 전환되자, 생산 능력이 수요를 빠르게 초과했다. 담배 산업은 새로운 흡연자를 끌어들이기 위해 공격적인 마케팅이 필요하다는 사실을 깨달았다. 나중에 한 담배 회사 임원이 설명했듯이, 담배는 비흡연자가 자연스럽게 갈망할 만한 요소가 없었기 때문에 대신에 완전히 비합리적인 이유로 흡연을 하도록 사람들을 설득해야 했다.

담배 회사들은 그런 설득에 성공했다. 그들은 흡연을 재미와 모험, 독립성, 섹시함, 화려함과 연관 짓는 마케팅과 홍보 캠페인을 대대적으로 벌였다. 제조업체들은 란제리 차림의 여성 사진이 들어간 카드를 담뱃갑에 집어넣기 시작했다.[8] 루실 볼과 데지 아너즈, 프랭크 시나트라, 조앤 크로퍼드 같은 유명인들은 필립 모리스와 체스터필드 찬가를 불렀다. 물론 '말보로 맨'이라는 문화적 아이콘도 등장했다.[9] 이것은 20세기 거의 내내 담배 산업의 기본 홍보 전략이 되었다. 여성 흡연자를 유혹하기 위해 담배 산업은 정신분석가 A. A. 브릴A. A. Brill에게 자문을 구했다. 브릴은 흡연과 여성 해방을 연관 짓는 캠페인 구상에 도움을 주었고, 그 결과로 담배의 이미지를 '자유의 횃불'로 변신시키는 슬로건이 탄생했다. 1929년, 아메리칸 토바코 컴퍼니는 뉴욕시 5번가에서 여성들이 '자유의 횃불'을 피우면서 행진하는 행사를 조직했다. 하지만 그 후에 흡연이 암과 심장병의 원인이 된다는 충격적인 연구 결과들이 나오기 시작했고, 1970년에는 공중보건흡연법이 통과된 뒤 다음 해에 발효되었다. 그러자 담배 산업은 어린이와 청소년으로 눈길을 돌렸는데(예컨대 조 캐멀 같은 만화 캐릭터를 사용해), 이는 죽어가는 성인 흡연자 집단을 보충하기 위해서였다.

담배 산업은 니코틴이 중독성이 있다는 주장을 강하게 부인했고, 유독 화합물이 담배에 들어간 것은 순전히 맛과 향미를 위해서라고 주장했다. 그들은 담배가 암을 유발한다는 주장에 대해 대중이 혼란을 느끼도록 교묘하게 의심을 조장했다. 이러한 불확실성과 담배가 정말로 위험하다면 정부가 전면적으로 금지하지 않겠느냐는 잘못된 믿음 사이에서 흡연자는 자신의 습관을 계속해야 할 정당성을 찾을 수 있었다. 중독은 계속해서 흡연자들 사이에서 상당한 비율로 퍼져나갔고, 이들은 흡연을 중단하려고 할 때에야 비로소 자신이 중독되었다는 사실을 깨달았다.

마침내 1990년대에 우리가 실시한 FDA 조사를 통해 담배 산업이 흡연자를 중독시키고 젊은 층을 표적으로 삼기 위해 담배의 니코틴 함량을 조작했다는 사실이 드러났고, 이는 담배에 대한 사회의 전반적인 인식을 변화시키는 데 큰 도움을 주었다. 담배 산업 경영진조차도 드디어 이 위험한 진실을 인정했고, 소송 결과로 수십억 달러의 배상금을 지불하기로 합의했다. 결국 흡연에 대한 대중의 인식을 올바른 것(치명적이고 중독적이며 혐오스러운 습관)으로 바꾸기까지 거의 100년이 걸렸다. 하지만 담배 회사들은 정신 작용 물질을 상업화하고 사람들에게 그것이 필요하다고 설득하는 방식으로 홍보함으로써 여전히 수백만 명의 중독자를 만들어냈다. FDA가 처음으로 담배 산업에 맞섰을 때, 질병통제예방센터(CDC)는 미국에서 약 8980만 명의 성인(전체 성인 인구 중 약 절반)이 흡연자이거나 한때 흡연자였다고 추정했다. 기본적으로 담배 회사들은 흡연을 장려하는 환경을 조성함으로써 이 목적을 달성했고, 중독은 사람들에게 계속 담배를 찾게 했다.

이와 비슷하게, 지난 30년 동안 식품 산업은 고도로 가공되고 맛이 아주 좋고 에너지 밀도가 높고 혈당 지수가 높아 거부하기 힘든 식품들이 가득 넘쳐나는 환경을 만들어왔다. (이 책에서 이런 식품을 더 일반적인 용어인 '초가공$_{ultraprocessed}$' 식품이라고 부르지 않는 이유는, 이 식품들이 어떤 것이고 왜 존재하는지 더 직설적으로 이야기하고 싶어서이다. 앞으로 나는 이 식품들을 단순히 '초조제$_{ultraformulated}$' 식품이라고 부를 것이다. 이 용어는 우리가 먹는 많은 식품이 의도적으로 우리 뇌의 보상 시스템을 조작하기 위해 설계되었다는 점을 강조한다.) 여러 면에서 초조제 식품은 새로운 담배가 되었다.

이 식품들은 지방과 소금 또는 지방과 설탕의 적절한 조합—혹은 지방, 설탕, 소금의 강력한 삼중 조합—으로 뇌의 보상 중추를 자극해 공허함을 채움으로써 우리를 그 지배에서 벗어나지 못하게 한다. 하지만 이러한 식품에는 우리 뇌와 몸에 변화를 초래하는 또 다른 성분이 있다. 이 성분은 사실 우리 뇌와 몸의 주요 에너지 공급원이다. 그것은 바로 포도당glucose인데, 포도당은 식품에 들어 있는 천연 당류인 자당sucrose을 이루는 두 가지 단당류 중 하나이다. 수백만 년 동안 우리 몸은 포도당을 처리하는 메커니즘과 호르몬을 발달시키고 활용해왔다. 그런데 지난 100년 사이에 이 모든 것이 변했다. 우리 몸은 초조제 식품에서 섭취하는 과도한 양의 포도당(그리고 지방)을 제대로 처리하도록 설계돼 있지 않다. 그 결과, 우리는 창자의 수용체들을 과도하게 자극하고 중추신경계 강화를 증대시키고 있는데, 이것들은 뇌의 중독 회로에서 일부를 차지한다.

최근에 초조제 식품으로 인해 일어난 환경 변화를 더 긍정적으로 보는 시각도 있는데, 물론 이것은 주로 식품 산업 쪽에서 제시하는 시각이다. 이들은 1950년대와 1960년대에 식품 제조업체들이 이전에 집에서 만들던 식품을 오랫동안 보관할 수 있게 했다고 주장하는데, 단지 식품을 더 오래 보존하려는 목적뿐만 아니라 슈퍼마켓에서 손쉽게 팔기 위해서였다. 본질적으로 이 식품들은 현대의 편리성을 위해 만들어졌다는 것이다. 물론 처음의 의도는 그랬을지 모르지만, 식품 산업은 이 식품들의 쾌락적 측면(이 식품들을 단지 더 많이 먹게 할 뿐만 아니라 더 빨리 그리고 더 자주 먹게 만드는)이 표준으로 자리를 잡을 때까지 끊임없이 수위를 높여왔는데, 특히 지난 50년 동안에 더욱 그랬다. 그와 동시에 이 제품들은 *어디서나* 쉽게 구할 수 있게 되었다. 처음에는 주로 디저트 같은 특정 유형의 가정식 식품을 식료품점에서 쉽게 구하게 하려는 노력에서 시작된 것이 이제는 다양한 초조제 식품을 가까운 조제 식품 판매점이나 주유소, 동네 시장에서 매일 24시간 내내 손쉽게 살 수 있게 되었다. 뉴올리언스대학교 철학 교수였던 고故 프랭크 섈로Frank Schalow는 이러한 일상적인 접근성이 사람들에게 '중독의 유혹'[10]을 얼마나 피하기 어렵게 만드는지 설명하면서 "다양한 만족의 원천에 즉각 손쉽게 접근할 수 있는 상황[11]은 중독 단계를 가장 위험한 결과로 …… 몰아간다."라고 말했다.

이 변화와 함께 미국의 비만율이 가파르게 그리고 지속적으로 증가한 것은 결코 우연이 아니다. 오늘날 성인 인구의 41.9%가 비만으로 어려움을 겪고 있으며, 2030년에는 약 절반이 그렇게 될 것이다.[12] 연구에 따르면, 나이가 더 많은 인구 집단일수록 비만율이 더 높은 것으로 나타나지만, 체중이 가장 크게 증가하는 인구 집단은 젊은 층과 중년층(각각 20~39세, 40~59세 연령 집단)이다.[13] 이것은 아직 과체중이나 비만이 아닌 사람들 중 다수가 인생의 어느 시점에 그렇게 될 가능성이 있음을 의미한다. 평균적인 성인은 20대에서 30대 후반까지 체중이 약 17파운드(7.7kg) 증가해 과체중이 될 위험이 높아진다. 40세에서 50세까지는 추가로 약 14파운드(6.4kg)가 증가해 많은 사람들을 비만 집단으로 몰아간다. 50세에서 60세까지는 추가로 10파운드(4.5kg)가 증가해 건강 위험이 더 높아진다.

하지만 중독을 촉진하는 것에서 중독을 억제하는 것으로 환경을 바꾸면, 건강에 매우 긍정적인 영향을 미칠 수 있다는 사실에 주목할 필요가 있다. 1971년에 베트남을 공식 방문한 코네티컷주 하원 의원 로버트 스틸Robert Steele과 일리노이주 하원 의원 모건 머피Morgan Murphy는 미국 군인 중 상당수(약 15%)가 헤로인에 중독되었다는 사실을 발견했다.[14] 헤로인은 접근하기 쉽고 값도 싸고 효과가 강했다. 닉슨 대통령은 마약 남용 방지를 위한 특별 대응 사무소를 설치하고, 이 군인들을 위한 재활 프로그램을 만들었다. 중독된 군인들은 해독될 때까지 베트남에 남았으며, 해독이 끝난 후에야 귀국할 수 있었다. 워싱턴대학교 세인트루이스 캠퍼스의 정신과 교수이던 리 로빈스Lee Robins가 진행한 훌륭한 연구에 따르면, 이들이 미국으로 돌아간 뒤에 중독이 재발한 비율은 놀랍게도 극히 낮았다.[15] 첫해에 재발한 비율은 약 5%였는데, 미국의 일반적인 재발률인 3분의 2에 비하면 매우 대조적이었다.[16]

하지만 놀라운 회복률의 이유는 치료가 아니었는데, 베트남에서 귀환하기 위해 받아야 했던 해독 과정을 제외하고는 중독된 군인들이 치료를 받기가 쉽지 않았기 때문이다. 로빈스는 자신의 연구 결과를 되돌아보며 "이 놀라운 회복률은 …… 헤로인은 중독자에게 견딜 수 없는 갈망을 유발해, 다시 노출되면 빠르게 다시 중독되고 마는 약물이라는 기존의 통념에 반하는 결과이다."[17]라고 썼다. 이 연구는 핵심 결론을 다음과 같이 정리했다. "베트남에서는 마약 사용과 마약 중독이 매우 흔했다(알코올과 마리화나 사용만큼 흔하진 않았지만).[18] 주요 원인은 접근 편의성에 있었다." 다시 말해서, 환경이 바뀌자(베트남보다 헤로인을 구하기 힘든 환경으로), 이들의 행동을 이끄는 무의식적 자극도 줄어들었다. (마찬가지로, 흡연자도 비행기 같은 특정 환경에서 흡연이 불가능하다는 것을 알면 흡연 갈망이 줄어들었다가, 다시 흡연이 가능한 환경으로 변하면 갈망이 다시 생겨난다는 사실이 밝혀졌다.) 따라서 환경이 바뀌면 행동 변화가 자연스럽게 일어난다.

궁극적으로, 니코틴과 아편 유사제 그리고 초조제 식품은 쉽게 접근할 수 있는 환경에서는 섭취를 유발해 뇌의 중독 회로를 자극한다. 일부 전문가들은 니코틴과 아편 유사제가 정신 작용 물질이어서 초조제 식품과는 다르다고 말한다.[19] 하지만 나는 이 세 가지 모두가 정신 작용 물질이라고 믿는다. "뇌의 작용 방식에 영향을 미치고, 기분이나 인식, 생각, 감정, 행동에 변화를 일으킨다면" 그것은 정신 작용 물질이다.[20] 그리고 무엇보다 중요한 것은 이 세 가지 물질—니코틴, 아편 유사제, 초조제 식품—이 우리의 *기분*을 변화시킨다는 사실이다.

초조제 음식 중독은 광범위한 과식을 초래하고, 생리적으로 뇌와 몸을 변화시켜 체중 증가를 낳을 뿐만 아니라, 같은 종류의 식품을 *더 먹고 싶은* 욕구를 끊임없이 불러일으킨다. 우리 주위의 환경—이 식품들에 대한 접근이 광범위하게 용이하고, 이 식품들을 홍보하기 위한 수십억 달러짜리 광고 캠페인의 영향이 큰 위력을 떨치는—이 우리를 건강이 나빠지는 쪽으로 내몰았다는 사실은 의심의 여지가 없다.

여기서 맞닥뜨리는 문제는, 체중 감량에 성공하더라도 줄어든 체중을 유지하기가 매우 어렵다는 점이다. 예를 들면, 체중을 10% 감량한 사람은 감량 없이 자신과 비슷한 체중에 도달한 사람에 비해 (체중에 따라 차이가 있지만) 하루에 300~400칼로리를 덜 섭취하거나, 운동을 해서 그만큼의 칼로리를 태워야만 줄어든 체중을 유지할 수 있다.[21] 즉, 이상적인 체중에 도달하고 나면, 이전 생활 방식으로 돌아가 전에 하던 대로 하면서 살아갈 수 없다는 뜻이다.

체중을 재설정하는 것이 왜 그토록 어려울까? 체중 재설정에 실패하는 이유는 신진대사의 적응(즉, 신진대사가 느려지는 것)과 음식 중독의 '재발' 때문이다. 음식 중독은 많은 사람에게 연속적으로 영향을 미치면서 몸과 마음을 변화시킨다. 초조제 식품들은 다양한 수준에서 우리를 지배해(인지 과정과 뇌의 보상 중추를 장악하고 핵심 호르몬과 신경 전달 물질을 방해함으로써), 우리는 자신의 생리적 과정과 치열하고 끊임없는 싸움에 휘말리게 된다. 우리가 오랫동안 체중 감량의 수수께끼를 풀지 못한 이유는, 음식 중독이 한때 우리의 체중을 안정시킨 여러 가지 생물학적 시스템을 해로운 방향으로 변화시킨다는 사실을 이해하지 못했기 때문이다. 이것이 중독의 핵심이다.[22]

2

♦♦♦

식품의 중독력

나의 경우, 갈망은 항상 저녁에 더 심해졌다. 마치 저녁을 먹고 나서 몇 시간 지나 밤 10시쯤에 울리도록 설정된 알람시계가 머릿속에 들어 있는 것 같았다. 컴퓨터 앞에서 일하다 보면 갑자기 불안감과 초조감이 엄습했다. 그 불편한 느낌은 갈수록 점점 커졌다. 그러면서 머릿속에서 갈등이 시작되었다. 아래층으로 *내려가 뭐라도 먹을까? 왜 자신을 제대로 통제하지 못할까?* 나는 음식이 필요했다. 음식을 먹어야 기분이 나아지고 불안이 사라질 것 같았다. 이 충동을 억누르려고 하면 머릿속에서 통증이 발생했는데, 날카로운 칼로 쑤시는 듯한 통증은 아니었지만 매우 불편했다. 아무리 노력해도 그 느낌에서 벗어날 수 없었다. 아무리 주의를 딴 데로 돌리려고 해도, 오직 음식만이 그 소음을 잠재울 수 있었다. 결국 나는 항복하고 주방으로 내려가 간식에 손을 뻗쳤는데, 한 입 집어넣을 때마다 마치 뇌에 든 전극이 얼른 계속 쾌락을 추구하라고 촉구하는 것 같았다.

작은 욕구를 크게 키우다

◆

중독에는 물질뿐만 아니라 강박적 행동도 포함된다. 마르크 오리아콩브Marc Auriacombe를 비롯해 중독을 전문으로 다루는 교수들과 정신과 의사들은 "물질과 행동 모두 중독의 한 형태로 간주할 수 있으며, 이것은 비정상적이고 지속적인 사용 또는 실행 패턴으로, 결국 개인을 위험에 빠뜨릴 정도로 강화되면서 과도하게 반복된다."[1]라고 썼다. 프랭크 샐로 교수는 이를 더 간결하게 다음과 같이 표현했다. "가장 단순한 욕구도 과장될 수 있고 …… 그렇게 경계를 넘어 중독의 '갈고리'로 변한다."[2]

오랫동안 정신 건강 장애 평가의 '바이블'로 간주된 『DSM-5』(정신질환 진단 및 통계 매뉴얼 제5판)는 아직 음식 중독을 한 범주로 분류하고 있지 않다. 대신에 물질 사용 장애를 진단하기 위한 네 가지 진단 기준 범주를 제공한다. 그 네 가지는 통제력 손상, 사회성 손상, 위험한 사용, 약리학적 적응이다. 하지만 이 범주들은 중독의 본질을 제대로 포착하지 못한다.

중독에 빠진 사람들을 더 잘 확인하기 위해 중독의 징후와 증상을 판별하는 기준을 찾고 있는 오리아콩브와 그 동료들은 『DSM-5』의 진단 모델에 도전하는 중독 진단 모델을 제안한다. 이들은 '통제력 손상'과 갈망을 중독의 핵심 징후로 간주해야 한다고 주장한다.

내가 경험한 갈망―강한 불안감[3]―은 더 일반적인 중독 연구에 참여한 사람들이 자주 묘사하는 것과 일치한다. 중독을 전문으로 다루는 정신과 의사 오마르 마네즈왈라Omar Manejwala는 갈망은 충동이나 욕구와 다르다고 예리하게 정의한다.[4] 충동은 강할 수 있지만 대개 일시적이고, 욕구는 반드시 *신체적인* 필요로 느껴지진 않는다. 마네즈왈라에 따르면, 이와 대조적으로 갈망은 "충족되지 않으면 불쾌한 정신적, 신체적 증상이 나타날 수 있다." 오리아콩브가 제안한 모델에서는 갈망이 행동과 뇌와 환경 사이를 잇는 중요한 연결 고리이다.

저자들은 또한 세 가지 요소, 즉 단서, 갈망, 재발로 이루어진 더 넓고 단순화된 중독 모델을 제안한다. 단서―환경 속에서 행동과 의사 결정에 영향을 미치는 신호―는 '갈망'을 촉발하고, 갈망은 다시 재발의 '촉발 요인'이 된다. 나는 여기에 중독의 또 한 가지 보편적 증상으로, 갈망이 시작된 후 나타나는 멈출 수 없는 무능력을 추가하고 싶다.

더 구체적으로 음식 중독의 경우, 초조제 식품의 매력과 힘은 그 식품을 보상으로 기대하는 심리에서 나오기 때문에 우리가 거부하기 어렵다. 이러한 초조제 식품들이 지금은 거의 어디에나 널려 있기 때문에 거부하기가 더욱 어려워진다. 시각, 후각, 장소, 하루 중 특정 시간 등 이런 식품을 먹을 때의 즐거움을 연상시키는 모든 것이 '단서'가 될 수 있다. 그 단서는 식탁 위에 놓인 초콜릿 칩 쿠키를 흘끗 보는 것처럼 명확한 것일 수도 있고, 이전에 맛있는 햄버거를 먹었던 거리 모퉁이를 지나가는 상황처럼 미묘한 것일 수도 있다. 이러한 단서는 우리의 주의를 사로잡고 각성을 자극해 감정을 고조시킨다. 그리고 갈망을 부추긴다. 당연한 일이지만, 자신을 '음식 중독자'⁵로 인식하는 사람은 그렇지 않은 사람보다 갈망을 더 강렬하고 더 빈번하게 느낀다고 보고한다. 중요한 것은, 이 전체 과정이 우리가 의식하지 못하는 사이에 일어날 수 있다는 것이다. 그래서 설령 뭔가가 방아쇠를 당겼다는 사실을 *인지하더라도*, 그 결과로 일어나는 행동을 되돌리기가 매우 어렵다. 다시 말해서, 단서는 갈망을 촉발해 우리에게 그 초콜릿 칩 쿠키를 집어들어 삼키도록 부추기는데, 우리가 상황을 충분히 인식해 마음을 바꾸기 전에 이 모든 일이 일어난다. 다음번에 어떤 식품을 먹고 싶은 갈망을 느낀다면, 자신을 자극한 단서가 무엇인지 생각해보라. 항상 어떤 단서가 있다.

수년 전, 나는 감정을 연구하면서 평생을 보낸 네덜란드 심리학자 니코 프레이다Nico Frijda를 만나러 갔다. 그는 '행동 경향성action tendency'⁶을 규명했는데, 이것은 특정 감정과 연결된 특정 행동을 하려는 충동을 말한다. 심리학계에서는 일반적으로 일곱 가지 기본 감정—분노, 놀라움, 혐오, 공포, 행복, 경멸, 슬픔—이 있으며, 각자 나름의 특유한 표현, 즉 행동 경향성이 있다고 본다. 예를 들면, 공포의 행동 경향성은 도망가려는 충동이다. 나는 음식 중독과 더 일반적인 중독에서는 '원함wanting' 자체가 하나의 감정이며, 그 행동 경향성이 갈망이라고 주장하고 싶다. 프레이다는 "충동에 대한 인식이 존재합니다. 행동하기 전에 자신이 무엇을 원하는지 인식하고, 특정 행동을 할 준비가 되어 있다는 것을 인식하는 겁니다."라고 주장한다.

이것은 나를 한밤중의 개인적인 수수께끼로 돌아가게 한다. 매일 밤 10시만 되면 나를 무력하게 만드는 그 갈망이 일어날 때 뇌 속에서 무슨 일이 벌어지고 있는지 자세히 알고 싶었다. 그래서 스크립스연구소의 신경과학 부교수 에릭 조릴라Eric Zorrilla와 그의 멘토이자 동료인 조지 쿠브에게 연락했다. 쿠브는 스크립스연구소의 신경과학 교수이자 미국 국립보건원 산하 국립알코올남용중독연구소 소장을 맡고 있다. 두 사람은 중독에서 갈망이 발휘하는 위력을 매우 잘 알고 있으며, 이에 관한 논문을 광범위하게 저술했다.

누군가(이 경우에는 나 자신) 초조제 식품을 먹고 나서 괴로움이나 갈망을 겪는다면, 이것은 이 두 의사가 '대립 과정opponent processc'[7]이라 부르는 현상이다. 이 이론에 따르면, 어떤 종류의 약물이든 처음에는 즐거운 반응을 일으키지만, 그 이후에는 반反보상 반응을 유발할 수 있다. 쿠브와 조릴라는 이 둘을 각각 a와 b 과정(a는 즐거운 단계이고 b는 금단 증상)으로 개념화했는데, 마약의 경우 이 두 과정은 모두 뇌 속의 보상 회로와 확장 편도 안에서 일어난다. 아몬드 모양의 편도는 여러 가지 일 중에서 감정을 처리하고, 감정을 기억과 연결시키는 일을 한다. 조릴라는 이렇게 설명한다. "그것은 보상 회로가 하향 조절되고, 편도의 스트레스 회로가 상향 조절되는 현상입니다."[8]

음식의 경우, 항상성 신호—세포가 환경의 변화를 감지하고 그에 반응하는 생화학적 과정[9]—도 뇌의 보상 시스템과 상호 작용한다. 조릴라는 이렇게 설명한다. "모든 항상성 신호로부터 a 과정이 시작됩니다. 그

다음에는 보상 회로의 본질 때문에, 그리고 식사에 관련된 신호들이 약해지는 특성 때문에, 결국은 실망감이 찾아옵니다." 본질적으로 모든 중독에서는 기분이 고조되는 상태가 있으면, 그에 대응해 기분이 침울해지는 상태가 있다. 나의 경우, 초조제 식품은 a 과정이고, 밤 10시의 불안감은 b 과정, 즉 쿠브가 '하이퍼카티페이아hyperkatifeia'라고 부르는 상태이다. 하이퍼카티페이아는 '의기소침' 또는 '부정적 정서 상태'를 뜻하는 그리스어 '카티페이아katifeia'[10]에서 유래한 용어이다.

쿠브와 조릴라에 따르면, 대립 과정은 한 끼의 식사 같은 급성 경험과 초조제 식품을 장기간 먹는 습관 같은 만성 경험 모두에서 발생할 수 있다. 그리고 두 상태 모두 자기 강화 특성이 있다. 조릴라는 다음과 같이 자세히 설명한다. "만약 어떤 사람이 …… 갈등 상황에서 음식을 먹는 것과 관련된 어떤 종류의 보상을 경험했다면, 나중에 갈등 상황을 맞이했을 때 그러한 경험 때문에 또다시 음식을 먹으려는 경향이 높아질 것입니다." 따라서 내가 밤 10시에 갈망을 느낄 때 어떤 행동을 할지는 과거에 내가 한 행동에 따라 결정될 것이다(솔직히 고백하면 그 행동은 먹는 것이었다). 미래에 내가 선택할 행동은 지금 내가 하는 행동에 영향을 받을 것이다.

노출이 반복될수록 부정적 금단 상태의 강도와 지속 시간이 증가할 수 있다. "이런 행동(맛있는 음식 섭취 또는 약물 사용)을 더 많이 반복할수록 대립 과정이 더 빨리 일어나고, 더 오래 지속되고, 더 심각해진다는 사실이 연구를 통해 밝혀졌습니다."라고 조릴라는 설명한다. 더 간단하게 말하면, 초조제 식품을 더 많이 먹을수록 갈망이 더 빨리 재발하며 그 강도도 커진다. 이 단계에서 뇌의 회로는 이전의 안정 상태로 쉽게 돌아가지 못하고, 부정적 상태가 더 오랫동안 지속된다. 쿠브는 이를 '어두운 면dark side'이라 부른다.[11] 그는 중독 주기에서 이 부분이 "충동적 행동, 특히 음식과 관련된 충동적 행동으로 몰아가는 부정적 절박성"이라고 설명했다. 전문가들은 높은 수준의 충동성이 과식의 주요 동인 중 하나이며 중독 행동의 특징이라고 믿는다.[12] 나는 절대로 과식을 하려는 계획을 세우지 않는다. 과식을 하는 것은 나를 압도하는 충동과 딱 이번만 실컷 먹으면 완전히 만족할 것이라는 망상적 느낌 때문이다.

유혹 거부하기

◆

때마침 나는 연속 혈당 측정기(CGM)라는 장치를 실험하고 있었는데, 이것은 위팔 뒤쪽에 붙이는 패치였다. 이름에서 알 수 있듯이, 이 장치는 혈중 포도당 수치(주로 탄수화물에서 생기는 포도당의 양[13])를 계속 측정한다. 포도당 민감도는 인슐린 저항과 반대되는 개념이다. 이것은 식사에 대응해 혈당 수준을 효율적으로 조절하는 신체 능력을 가리킨다. 포도당 민감도가 높으면, 식사 후에 신체가 혈당 상승과 하강을 효율적으로 관리할 수 있다. 반면에 인슐린 저항이 있는 사람이 흔히 그렇듯이 포도당 민감도가 손상되면, 신체가 혈당 변동에 효과적으로 대처하지 못해 혈당이 높아지는 결과를 초래한다. 포도당 민감도는 잦은 혈당량 변화에 신체가 얼마나 잘 대처하는지를 나타낸다. 혈당량 조절이 제대로 되지 않으면 체중 관리가 어렵다. 인슐린 저항과 포도당 민감도 손상을 이해하는 것은 매우 중요한데, 이러한 불균형이 제2형 당뇨병과 심혈관 질환, 기타 질환의 위험을 증가시키기 때문이다. 나는 나의 갈망을 더 잘 이해하기 위해 연속 혈당 측정기를 사용해 실험을 하고 있었다. 처음에는 결과에 뚜렷한 규칙이나 이유가 없는 것 같았다. 내 식단에서 배고픔이나 갈망과 관련이 있는 게(만약 그런 게 있다면) 무엇인지 알 수 없었다. 나는 당뇨병 환자는 아니지만 측정 결과는 큰 변동성을 보였는데, 혈당 수치가 급격히 오르거나 내리는 다양한 종류의 마루와 골이 여러 군데 나타났다.

나는 연속 혈당 측정기 사용을 막 그만두려고 하던 차에 다른 식단을 시도해보기로 했다. 결국 1980년대에 브루스 비스트리언Bruce Bistrian과 조지 블랙번George Blackburn이 사용한 단백질 보존 변형 단식protein-sparing modified-fast 식단을 실험하게 되었는데, 이 식단은 그 당시 체중 감량에 매우 효과적이었고 지금도 비만의학에서 사용되고 있다.[14] 저칼로리, 상대적 고단백질, 저지방, 저탄수화물로 이루어진 이 식단은 나의 혈당량 곡선을 평평하게 만드는 데 도움이 되었다. 혈당량 곡선이 *평평해지자*, 음식에 대한 갈망에 덜 휘둘리는 느낌이 들었다. 10시의 갈망은 완전히 사라지진 않았지만, 확실히 *줄어들었다.*

개인적으로 궁극적인 유혹이라고 생각하는 것을 가지고 이 새로운 내성을 시험해보기로 했다. 어느 날 밤, 샌프란시스코 노스비치 인근에 있는 더 베이크드 베어로 들어갔는데, 이곳에서는 고객이 다양한 쿠키와 아이스크림과 토핑을 조합해 맞춤형 아이스크림 샌드위치를 만들 수 있다. 과거에 나는 여기서 초코칩 쿠키와 M&M 쿠키 사이에 아이스크림과 캔디를 잔뜩 집어넣어 나만의 아이스크림 샌드위치를 수없이 만들었고, 그 자리에서 그것들을 게걸스럽게 먹어치웠다. 하지만 이번에는 유혹을 느끼지 않았다. 가게에 들어갔다가 주문도 하지 않고 그대로 다시 나왔다.

단백질 보존 식단으로 얻은 평평한 혈당량 결과를 보면서, 이전에 아편 유사제 제조업체를 상대로 소송을 제기한 도시와 주, 카운티를 위해 주요 전문가로 일할 때 봤던 파워포인트 슬라이드가 떠올랐다. 한 대형 제약 회사가 메타돈이 옥시코돈 중독과 갈망의 롤러코스터를 어떻게 길들여 그 곡선을 평평하게 만들었는지 설명하는 슬라이드를 보여준 적이 있다. 또, FDA에서 일할 때 니코틴 대체 패치로 니코틴 중독을 치료해 혈중 니코틴 수치를 안정하게 만들었던 기억도 떠올랐다. 니코틴 패치는 담배 갈망에 수반되는 단서와 도파민 급증을 줄여주었다. 내 혈당량 곡선이 평평해진 것을 보면서, 내가 아편 유사제와 니코틴 중독 치료와 비슷한 경험을 하고 있다는 생각이 들었다.

초조제 음식을 먹을 때 뇌의 보상 회로와 중독 회로를 작동시키는 대사 신호는 포도당만 있는 게 아니다. 그리고 내 경험이 단순한 인과 메커니즘을 증명하는 증거도 분명히 아니었다. 하지만 혈당 수치 곡선이 평평해지고 갈망이 감소한 경험은 초조제 식품에 대한 통제력을 상실한 것 같은 내 느낌에 생물학적, 생리학적 기반이 있다는 생각에 신빙성을 더해주었다.

나는 항상성 homeostasis—신체 계들 사이에 균형이 이루어진 상태[15]—이 음식 중독의 지배에서 벗어날 수 있는 열쇠라는 사실을 깨달았다.

어떤 중독이건, 당사자는 황홀감을 갈구한다. 즉, 일상에서 벗어나게 해줄 뭔가를 원한다. 하지만 그것은 항상 환상에 불과한 목표인데, 동일한 갈망이나 욕망이 결국은 자신의 몰락을 초래하기 때문이다. 자신은 그저 점점 더 많은 것을 원한다고 생각하지만, 조릴라와 쿠브가 대립 과정 이론을 통해 지적한 것처럼, 실제로는 즐거움이 감소하고 부정적 기분이 증가한다. 갈망은 우리가 절대로 제공할 수 없는 것을 요구하게 된다. 하지만 만약 항상성을 이룬다면—즉, 그 곡선을 평평하게 만들 수 있다면—갈망을 없앨 수 있다. 원하는 것이 사라진 이 상태에서 균형 감각을 되찾을 수 있다.

음식 중독은 인간의 조건이다[16]

◆

음식 중독은 실재하며, 많은 사람에게 영향을 미친다. 이 사실을 직시해야만 체중을 줄이고 유지하려는 사람들을 성공적으로 도울 수 있다. 음식 중독을 언급한 기록은 19세기 후반으로 거슬러 올라간다(예컨대 '초콜릿에 취한' 사례가 중독의학 분야의 첫 번째 학술지인 《중독학 저널The Journal of Inebriety》에 등장해, "밤낮으로 초콜릿을 구하는 데에만 정신이 팔린 남자"를 묘사했다[17]). 하지만 이 주제를 집중적으로 진지하게 연구하기 시작한 것은 2000년대 초반부터였다. 이에 대한 관심이 매우 시급해지자, 바이든 대통령 시절에 FDA 국장을 지낸 로버트 칼리프Robert Califf가 최근에 '더 강한 FDA를 위한 동맹' 회의에서 이를 다루면서 다음과 같이 말했다. "저는 개인적으로 중독 행동을 만들어내는 데 초조제 식품이 큰 부분을 차지한다고 확신합니다. …… 애초에 그런 문제를 일으키지 않는 식품을 만드는 게 훨씬 낫다고 생각합니다. 그래서 우리는 이 문제에 대해 더 많은 연구가 이루어지기를 간절히 원합니다. 그래야 식품에 표기할 정보를 더 구체적으로 적시할 수 있을 테니까요. …… 우리는 고소득 국가들 중에서 기대 수명이 가장 낮습니다. …… 어떻게 그럴 수 있을까요? …… 우리에게는 정말로 똑똑한 사람들이 있지만, 우리의 건강을 관리하는 방식에 뭔가 잘못된 게 있습니다." 이 개념은 이제 우리 문화에 깊이 뿌리를 내렸다. 전에 잡지 《뉴욕》에서 레스토랑 평론가로 일한 애덤 플랫Adam Platt은 《뉴욕타임스》에 기고한 글에서 '직업적인 대식가'가 되면 어떤 결과를 맞이하는지 묘사하면서 이 현상을 비교적 정확하게 설명했다. "당신은 채워지길 간절히 원하는, 거대하게 팽창한 배를 가지고 있다. 뇌 속에서는 맛있는 것을 달라고 소리치는 온갖 이상한 센서들이 하루 종일 데프콘 1단계에 있다. 당신은 중독자가 된다." (플랫은 또한 비만과 관련된 여러 가지 질병, 예컨대 통풍, 고혈압, 고콜레스테롤, 제 2형 당뇨병을 앓고 있다.[18])

지난 20년 동안 음식 중독은 뇌 영상 연구, 중독과 유사한 설탕 섭취를 실험한 동물 모델, 식사에 대한 물질 의존 기준(이를테면 예일 음식 중독 척도Yale Food Addiction Scale[19]) 적용을 포함하는 광범위한 연구[20]를 통해 학계에서 인정을 받았다. 20년 전에 나는 식품 산업이 설탕과 소금과 지방의 완벽한 조합을 이뤄낸 초조제 식품을 어떻게 설계했는지 조사하기 시작했다. 한 유명한 식품 컨설턴트는 이를 '나침반의 세 점'이라고 묘사했다.[21] 이것은 내가 2009년에 출판한 『과식의 종말The End of

Overeating』의 주제가 되었다.

그 사이 수십 년 동안 어떤 식단이 효과가 있는지, 또 체중을 가장 빨리 줄이는 방법이 무엇인지를 놓고 논쟁이 계속 이어졌지만, 자연적으로 경험할 수 있는 것보다 더 매력적으로 만들어진 이러한 인공 제품들이 우리에게 건강에 해로운 음식을 먹게 할 뿐만 아니라 필요 이상으로 많이 먹게 한다는 데에는 합의가 이루어졌다. 이것은 '중독 연속체continuum of addiction'[22]를 만들어냈는데, 이 표현은 통합적 위해 저감 심리 치료를 창시한 앤드루 타타스키Andrew Tatarsky가 만든 것이다. 다시 말해서, '보상 기반 식사'(뇌의 보상 회로를 활성화하기 위해 먹으려고 하는 강박적 충동)는 현재 미국인 식단에서 주류로 자리잡은 초조제 식품을 먹는 많은 사람들에게 다양한 영향을 미친다. 우리는 언제든지 멈출 수 있고, 나쁜 습관이긴 하지만 언젠가 끊을 것이며, 다이어트를 하면 다시 정상으로 돌아갈 것이라고 생각한다. 하지만 그 사이에 체중을 줄이고 유지하는 능력은 계속 약해진다.

중독 세계에서 새롭게 떠오르는 개념이 있는데, 조지 쿠브, 치료연구소 창립자이자 이사장인 A. T. 맥렐런A. T. McLellan, 국립약물남용연구소 소장인 노라 볼코Nora Volkow는 '중독 전기pre-addiction'라는 분류를 만들어야 한다고 주장한다.[23] 그들은 만약 어떤 사람이 『DSM-5』의 물질 남용 장애 항목에서 2~5개 증상에 해당한다면(중독으로 분류되려면 6개 이상에 해당해야 한다), 그것을 중독 전기로 판정하는 실용적 정의로 삼을 수 있다고 주장했다.[24] 그 목적은 미국당뇨병협회가 제2형 당뇨병에 대한 조기 개입 전략을 시작하기 위해 만든 '당뇨병 전기prediabetes'라는 용어와 비슷한 효과를 얻는 데 있다. 나는 이 분류가 특히 음식 중독과 관련해 크게 유용하리라고 생각한다. 이 분류는 우리 주위에 널린 초조제 식품에 끌리는 사람들의 전체 범위(완전한 중독까지 간 것은 아니지만 잠재적 해를 입을 만큼 충분히 중독된)를 제대로 파악하게 해줄 것이다.

수십 년 동안 과학자들은 초조제 식품에 중독 개념을 적용하길 대체로 삼갔는데, 너무 선동적으로 들릴까 봐 우려했기 때문이다. 어떤 사람들은 비만인 사람들을 '중독자'라고 부르면, 과도한 체중에 붙어 다니는 낙인이 더 악화될 것이라고 우려했다. 하지만 식품의 조작과 우리 모두를 취약하게 만드는 생물학적 감수성을 고려할 때, 음식 중독은 분명히 개인의 실패나 의지력 상실을 반영한 결과가 *아니라* 인간이 겪는 하나의 과정이다.[25] 실제로 음식 중독으로 이어지는 심리적, 생물학적 경로는 우리 모두의 내부에 존재한다. 그것이 각자에게 나타나는 *방식*이 제각각 다를 뿐이다. 그런데도 대다수 사람들(실제로 85%[26]에 이르는)은 비만이 전적으로 자신의 책임이라고 생각한다.

일부 과학자들은 생존에 필요한 식품을 어떻게 중독 물질로 간주할 수 있느냐고 의문을 제기했다. 하지만 생존에 필요하다는 바로 그 사실 때문에 식품은 담배나 아편 유사제보다 더 골치 아픈 중독 물질이다. 다른 물질은 사용을 완전히 중단하는 것이 가능하지만(쉽진 않더라도 *가능하다*), 식품의 경우에는 여전히 속담처럼 하루에 세 번은 그 짐승을 우리 밖으로 꺼내야 한다. 식품이 생존에 필요하다는 것은 사실이지만(수천 년 전에 우리 조상들이 먹을 것을 얻기 위해 동물을 사냥하고 식물을 채집하던 수렵채집 문화 시절과 마찬가지로), 오늘날 우리가 먹는 초조제 식품 중에서 자연에서 발견되는 것은 하나도 없다.

일반 대중과 의료계—그리고 무엇보다도 식품 회사—는 수십 년 전부터 이러한 초조제 식품이 설탕과 지방과 소금으로 우리를 사로잡아 건강에 해로운 양을 계속 먹게 만든다는 사실을 알고 있었지만, 음식 중독은 여전히 의학에서 예외적인 사례로 취급된다. 하지만 현장에 나가 다양한 의사와 건강 전문가를 만나 인터뷰한 결과, 자신의 생리학과 갈망, 체중 증가 행동 사이의 연관성을 발견한 사람이 나뿐만이 아님을 알게 되었다. 사실, 자신의 직접적 경험과 분투를 기반으로 음식 중독에 진료의 초점을 맞춘 선구자 의사와 건강 전문가 집단이 새로 부상하고 있다. 이들은 유사한 어려움을 겪는 사람들의 필요를 의료 시스템이 더 잘 처리할 수 있는 방법을 보여주는 실제 사례를 제시한다.

나는 이러한 비만의학 전문가들과 광범위한 대화를 나누었는데, 이들은 모두 음식 중독과 그 파괴적인 결과를 자기 자신에게서 발견하고 나서 전문적인 의학에 그 치료법을 통합했다. 예컨대, 뉴멕시코주 플라시타스에서 정신과 의사로 일하는 클레어 윌콕스Claire Wilcox는, 자신이 강박적 섭식을 단순히 힘들게 보낸 하루의 보상으로 합리화했던 것이 중독과 섭식 장애 분야가 음식이 습관 형성 물질이라는 사실을 완전히 받아들이지 않았기 때문이라는 사실을 깨달았다.[27] 플로리다주 웨스트팜비치에서 성인과 청소년 체중 관리 및 비만 수술 전문의로 일하는 로버트 사이웨스Robert Cywes는 몸무게가 약 135kg에 도달하고 나서야 자신의 집안에 여러 세대 동안 중독이 전해져 내려왔다는 사실을 깨달았다.[28] 다만 *자신*이 선택한 물질은 탄수화물이었고, 아버지가 선택한 물질은 니코틴이었다. 알래스카주 앵커리지에서 소아과 의사로 일하는 에린 맥아더Erin McArthur는 제2형 당뇨병 진단을 받고 난 뒤에도(결국 당뇨병 위기로 중환자실로 실려가고서도), 몰래 먹던 "쿠키와 칩, 다이어트 소다, 스니커즈를 모두" 끊기까지 한 해가 더 걸렸다.[29] 뉴욕주 태펀에서 터워드헬스(대사 건강 및 비만 치료 클리닉)를 세우고 의료 책임자로 일하는 트로 칼라얀Tro Kalayjian은 환자에게 알코올 사용 장애 여부를 평가하는 설문 조사를 하다가 자신이 중독에 빠졌다는 사실을 깨달았다. 칼라얀은 "환자에게 이 질문들을 하다가, '잠깐만, 나는 이 설문 문항 4개 중 4개에 다 해당하잖아.'라는 생각이 들었지요."[30]라고 말했다. 그는 그제야 자신도 물질 남용 문제가 있다는 사실을 깨달았는데, 그 물질은 바로 음식이었다.

  이들 의사 중 다수는 자신의 음식 중독을 판단하기가 왜 어려웠는지 이야기했는데, 그것은 음식 중독에 수반된 창피와 낙인 때문이었다. 이것은 윌콕스가 (내과와 중독정신과 레지던트 과정을 모두 마쳤는데도 불구하고) 자신의 강박적 섭식이 중독이라는 사실을 인식하기까지 더 오랜 시간이 걸린 또 한 가지 이유였다. 그녀의 과도한 행동(흡연, 음주, 섭식)은 열다섯 살 때 한꺼번에 시작되었다. 하지만 음식 중독에 대한 기본적인 이해가 아직 흡연과 음주만큼 확립돼 있지 않았기 때문에, 자신의 식습관이 언제 더 위험한 영역으로 나아갔는지 판단하기 어려웠다. 금연과 금주에 성공하고 나서도, 음식 문제에 정면으로 대처하는 데에는 여러 해가 걸렸다. "나는 그 행동에 대해 음주와 흡연에 대해서는 그렇게 하지 않았던 방식으로 나 자신을 정말로 비난했습니다."라고 윌콕스는 말한다.

맥아더도 비만 아동을 치료하면서 초조제 식품이 그들의 뇌에 형성한 중독 경로를 탐구하는 일을 하는데도 불구하고, 자신의 음식 중독을 실패로 간주했다. "나는 나쁜 사람이 틀림없다고 생각했지요. 의지력이 없다고 느꼈습니다. 의학대학원 과정을 마쳤고, 내 인생에서 시도한 대다수 일에서 성공했다는 사실이 무슨 소용이 있겠어요? 나는 [음식 중독을 극복하는 데] 전혀 성공하지 못했는데, 잘못된 문제를 공격하고 있었기 때문입니다. 그것은 나의 도덕적 올바름과는 아무 관계가 없습니다. 그것은 질병입니다."

나와 이야기를 나눈 의사들 중 다수는 음식 중독의 과학을 깊이 이해하게 되었는데, 엄격한 무작위 시험을 진행하는 연구자 집단과의 작업을 통해서가 아니라, 오랜 시간에 걸쳐 환자들뿐만 아니라 자신의 습관과 행동을 면밀히 관찰하고 연구함으로써 그렇게 할 수 있었다. 나타엘 르뒤크Nathaël Leduc는 캐나다 퀘벡주에서 가정의로 일하는데, 음식 중독과 비만 치료 프로그램을 운영하고 있다. 그녀는 나와 마찬가지로 혈당 수치의 심한 변동성이 자신의 갈망을 악화시킨다는 사실을 발견했다.[31] 월콕스도 '지연 할인delay discounting'('지연된 더 큰 보상보다 즉각적인 작은 보상을 선택하는 경향'을 나타내는 중독 분야의 용어)을 묘사하면서 쿠브의 대립과정 이론 중 b 단계를 더 자세히 설명했다. "담배를 한 번도 피워본 적이 없는 사람에게 담배를 1~2주일 동안 주면, 그 사람은 니코틴에 대한 내성과 금단 증상이 생깁니다. 그 시점에서 문제가 생기고 그는 담배를 계속 피우고 싶어 합니다. 그 결과로 뇌에서 조건화가 일어나고,

더 많은 부정적 감정과 불편함을 초래합니다. 하지만 지속적인 과다 사용으로 이어지게 하는 것도 동일한 심리적 통증 증후군입니다. 나는 음식도 마찬가지라고 생각합니다." 바꿔 말하면, 고통을 덜어주기 위해 만든 초조제 식품이 오히려 고통을 유발한다는 뜻이다.

내가 인터뷰한 여러 의사는 스웨덴의 내과 간호사이자 미국에서 훈련받은 중독 전문가인 비텐 욘손Bitten Jonsson에게 교육을 받거나 그녀가 주최한 워크숍에 참여한 경험이 있었다. 욘손(그녀 역시 강박적 섭식을 극복한 개인적 사연이 있다)은 전문가를 위한 강좌를 제공한다. 욘손은 일찍부터 절식, 즉 '약물 없는 상태drug free'(음식 중독과 관련해 그녀가 선호하는 용어)를 지지했는데, 이것은 식단에서 강박적 섭식을 유발할 수 있는 부분(설탕, 탄수화물, 밀가루)을 없애는 것을 의미한다. 같은 맥락에서 맥아더와 윌콕스는 둘 다 자신의 식단에서 설탕을 없애면 체중을 감량하고 갈망을 감소시킬 수 있다는 사실을 발견했다. 윌콕스는 설탕이 들어간 음식을 끊자 모든 것이 '밤과 낮처럼' 바뀌었다고 말하는데, 지금은 건강한 체중을 유지하고 있다. 하지만 맥아더는 "모든 사람이 그런 것은 아닙니다."라고 지적한다. "[설탕이 들어간 음식을] 적당량 먹어도 괜찮은 사람들도 있습니다. 어떤 사람들은 설탕 섭취를 끊으면 폭식을 하게 됩니다. 하지만 나는 절제를 실천할 때 진정한 자유를 느낍니다."

자신을 치료하는 최선의 방법을 알게 된 이 의사들은 자기 환자들의 음식 중독 치료를 중점적으로 다루게 되었다. 르뒤크는 프랑스어로 된 최초의 치료 프로그램을 만들었는데, 그것은 뇌의 보상 중추에 대한 신경과학적 이해와 음식 중독 환자의 임상 관찰, 긍정적인 변화를 유지하려면 지속적인 심리적 지원이 필요하다는 자신의 강한 신념을 합친 것이었다.³² 르뒤크는 또한 이 유형의 치료에는 집단 치료가 가장 효과적이라고 믿는다. "집단적 환경은 사람들에게 마음을 열도록 자극합니다. 다른 사람들과의 연결은 자신이 계속 나아갈 수 있으며, 해낼 수 있다는 느낌을 주지요."

이 집단에서 나와 대화를 나눈 킴 데니스Kim Dennis는 섭식 장애와 중독, 외상 치료를 전문으로 하는 정신과 의사이다. 데니스는 대학 시절 내내 폭식과 구토를 반복했고—"코카인 8볼*을 흡입하면 그렇게 되지 않을까 상상한 것과 비슷했지요. 먹는 동안에 극도의 쾌감을 느꼈고, 그러고 나서 구토할 때에는 마치 기절하는 것 같았지요."³³—천편일률적으로 적용하는 치료 방식에 큰 어려움을 겪었다. "연구에 따르면, 폭식증 환자 중 80%가 예일 음식 중독 척도에서 음식 중독에 해당합니다. 하지만 섭식 장애를 다루는 임상의와 이야기할 때, '음식 중독'이라는 말을 꺼내기만 해도 그들은 실성한 듯한 반응을 보입니다." 데니스는 이 용어는 다이어트 문화와 제한에 관한 질문을 제기하며, 엄격한 12단계 절제 모형**을 떠올리게 한다고 설명했다. 데니스의 진료 철학은 외래 환자와 입원 치료 센터를 통합하고, 표준적인 섭식 장애와 음식 중독이 있는 섭식 장애를 구분할 뿐만 아니라, 정신과 의사와 영양사, 간

---

* 코카인의 양을 나타내는 용어로, 8분의 1온스, 즉 약 3.5g을 가리킨다.
** 주로 중독 치료에 사용되는 모델로, 12단계의 자기 개선과 회복 과정을 포함하고 있다.

호사, 치료사, 상담사로 구성된 직원들로 전체론적 접근 방식을 사용하는 것이다.

이와 비슷하게, 칼라얀은 자신의 센터에서 환자들이 식습관과 취약점을 인식하도록 돕기 위해 웰니스wellness* 코치를 비롯해 다양한 지원을 제공한다. 배고픔과 식욕뿐만 아니라 음식 중독에 대한 교육적 요소도 포함돼 있다. 그리고 원격 관찰을 통해 환자들의 건강을 지속적으로 관리한다. "우리는 연속 혈당 측정기, 체중계, 혈압계 등을 갖추고 있고, 이 모든 것이 우리 사무실로 연결돼 있어 항상 그 데이터를 검토하지요."

이런 대화들을 통해 나는 중독에 대한 패러다임을 완전히 새로 만들어야 한다는 사실을 더욱 뼈저리게 느꼈다. 약한 사람이나 어려운 처지에 빠진 사람에게만 중독이 일어난다는 고정 관념은 중독의 생물학적 특성을 간과하고, 중독에 빠진 사람을 더 무시하고 소외시킬 뿐이다. 중독은 정상적으로 기능하는 뇌에서 발생한다. 즉, 우리의 필요를 충족시키기 위해 설계된 뇌가 제대로 적응하지 못하게 될 때 중독이 일어난다. 실제로 1996년에 국립약물남용연구소의 과학 보고서는 "신경생물학 분야의 연구는 약물 사용 행동이 먹기와 마시기, 성교와 같은 생물학적 필수 활동의 강화 효과를 보장하기 위해 진화를 통해 발전된 뇌 메커니즘에 의해 조절된다는 것을 보여주고 있다."[34]라고 썼다. 이 보고

---

*   웰빙well-being과 피트니스fitness의 합성어. 신체적, 정신적, 사회적 건강의 균형 잡힌 상태를 추구하는 전반적인 활동.

서는 계속해서 "이 연구 결과는, 만약 반대되는 영향—즉, 사회적 힘—이 없었더라면 약물 사용은 비정상이 아니라 일반적인 현상이 되었을 것이라고 시사한다."[35]라고 결론 내렸다.

다시 말해서, 중독으로 인해 발생하는 뇌의 부적응적 변화는 뇌가 제대로 작동하지 않아서 일어나는 것이 아니라, 오히려 너무 잘 작동하기 때문에 일어난다. 겉모습은 병리적 상태이지만 중독은 뇌가 가장 잘하는 일, 즉 환경에 적응하는 일을 하기 때문에 일어난다. 하지만 영리한 적응으로 시작된 것이 이제는 온갖 새로운 문제를 만들어냈다. 더 많은 초조제 식품의 섭취는 중독 회로를 자극하는데, 그 결과로 더 많이 먹고 싶어 할 뿐만 아니라 포만감을 느끼는 능력까지 사라진다. 이러한 행동은 당연히 체중 증가와 비만을 낳고, 이것은 다시 수명과 삶의 질을 위협하는 다양한 질병의 위험을 높인다.

3
♦ ♦ ♦
우리 자신의 생물학이
알려주는 것

사람의 뇌는 풍요가 아니라 결핍에 대처하기 위해 진화했다. 인류의 역사 중 대부분은 다음번 식사를 언제 할 수 있을지 보장할 수 없었기 때문에, 우리의 생물학적 시스템들은 가장 달콤하고 가장 에너지 밀도가 높은 식품을 추구하도록 설계되었다. 이 시스템들은 또한 생존을 위해 체지방에 저장하도록 설계되었다. 간단히 말해, 우리는 에너지 밀도가 높은 식품을 먹도록 프로그래밍되었는데, 오늘날의 환경에서 그런 식품은 절대로 부족하지 않다. 생물학과 환경의 이러한 불일치는 지난 50년 동안 비만율이 왜 그토록 치솟았는지 설명해준다. 사실, 정말로 던져야 할 질문은 우리는 왜 체중이 늘어나는가가 아니라, 어떻게 하면 체중이 늘어나지 *않을* 수 있을까 하는 것이다.

"체중 재증가를 유발하는 생물학의 임상적 의미를 이해하는 데에는 오랜 시간이 걸렸습니다. 전통적으로 우리는 항상 환자들을 탓해왔지요." 캐나다 앨버타대학교 에드먼턴 캠퍼스에서 과거에 비만 연구와 관리 부문 교수로 재직했고 지금은 명예 교수인 아리야 샤르마Arya Sharma는 이렇게 말한다. "나는 환자들이 체중을 유지할 수 없게 만드는, 아주 강력한 생물학적 추동 요인이 있다는 사실을 우리가 완전히 이해하지 못했다고 생각합니다."

샤르마가 지적하듯이, 문제는 우리의 생물학적 시스템들이 더 이상 우리를 *위해* 작동하지 않는다는 데 있다. 과학자들은 그러한 생물학적 시스템들을 전통적으로 두 범주─항상성 시스템과 쾌락 시스템─로 나누었는데,[1] 둘 다 뇌의 제어를 받는다.

항상성 시스템의 기능은 신체의 균형을 유지하고, 신체의 에너지 필요를 충족시키는 것이다. 식품 섭취를 조절하는 것 외에도, 이 시스템은 외부 환경의 영향을 받는 다른 요소들(혈압, 혈당, 체온 같은)을 비교적 좁은 범위 내에 머물도록 끊임없이 조절함으로써 내부의 균형을 유지한다. 뇌는 에너지 섭취와 소비를 모두 조절하는 호르몬 신호를 받아들여 통합한다. 이 신호는 여러 기관에서 발생한다. 일부 위장 호르몬은 배고픔을 유발하고, 다른 호르몬들은 식사 후에 배부른 느낌이 지속되는 포만감satiety과 식사 동안에 배부른 느낌이 드는 만복감satiation을 유발한다. 지방 세포는 에너지가 얼마나 많이 저장되었는지 신호를 보내고, 근육은 필요한 에너지가 얼마인지 신호를 보낸다. 에너지가 부족하면 뇌는 배고픈 느낌을 증가시킨다. 저장된 에너지가 너무 많으면 식욕이 감소해야 한다. 위장관은 환경에서 섭취한 영양소의 종류를 신호로 전달한다. 신체의 주요 신경 중 하나인 미주 신경은 다른 기관에서 뇌로 정보를 전달하는 데 중요한 역할을 한다. 이 정교한 시스템이 제대로 작동하는 것은 신체의 많은 부분이 서로 협력하여 정보를 주고받기 때문이다.

이상적인 상황에서는 항상성 시스템이 체중과 지방의 양을 일정 범위 내에서 유지한다. 식품 섭취와 에너지 소비의 균형을 잘 맞춤으로써 우리는 매년 수십만 칼로리를 소비하면서도 체중에 큰 변동 없이 살아올 수 있었다. 그러니까 얼마 전까지는 그랬다. 놀랍게도, 식품 환경이 오늘날처럼 변하기 전에 우리는 체중이 약간 감소하기 시작하는 60대 이전까지 성인기 내내 체중을 안정적으로 유지했다. 그런데 1980년대부터 대다수 사람들은 일생 동안 거의 내내 체중이 증가하기 시작했다. 다시 말해서, 우리의 가장 기본적인 생물학적 시스템인 항상성 시스템이 고장난 것이다.

그렇게 된 이유는 항상성 시스템이 "오직 한 가지 목적만을 위해 존재하는데, 그 목적은 바로 체중 *감소로부터* 우리를 보호하는 것"이기 때문이라고 샤르마는 설명한다. 혹은 다른 비만 전문가들의 표현을 빌리면, 뇌는 가장 높은 지방량을 수호하려고 한다. 즉, 일단 체중이 더 높아지면, 그것이 우리 몸이 원하는 수치가 되고 우리 몸은 그 체중을 유지하려고 사력을 다한다. 그 결과로 항상성 시스템은 우리 환경과 상충할 뿐만 아니라 우리 식습관에 관여하는 다른 생물학적 시스템인 보상 시스템하고도 조화가 깨지게 된다.

보상 시스템(쾌락 시스템이라고도 부르는)은 환경에서 가장 중요한 요소에 주의를 집중시켜 우리의 생존을 보장하기 위해 진화했다. 진화심리학자들은 생화학적으로 쾌락이 음식과 성을 아주 중요한 것으로 부각시켜 우리에게 이것들을 우선시하는 행동을 유도함으로써 생존 확률을 높였다고 주장한다.² 그런데 이 풍요의 시대에 보상 시스템은 그 대신에 부적응적 행동을 조장할 수 있다. 보상 시스템은 자동적으로 작동하는 회로들(우리의 주의와 생각, 행동을 환경 속의 중요한 단서로 향하게 하는)을 사용해 우리에게 배고픔과 필요한 에너지를 충족시키는 양 이상을 먹도록 유도한다. 이것은 기능적 범위 내에서 체중을 유지하려는 항상성 시스템의 목표를 좌절시킨다. 비록 이 분야에서는 이 용어를 사용하길 꺼리지만, 이것이 바로 우리의 '중독 회로'이다.

"당신의 쾌락 시스템은 항상성 시스템을 압도할 수 있습니다. 쾌락 시스템은 체중이나 에너지 균형, 또는 당신이 충분히 먹었는지 여부에 대해 신경 쓰지 않습니다." 샤르마는 이렇게 설명한다. "오로지 쾌락과 신체적 보상과 감정에만 관심이 있지요.³ 그것은 뇌의 나머지 부분과 아주 다른 부분입니다."

음식 중독에 관해 내가 인터뷰한 로버트 사이웨스도 "우리는 이제 아주 어릴 때부터 '그만하면 충분히 많이 먹었어.'라고 알려주는 뇌의 항상성 피드백 시스템을 무시하는 법을 배웁니다."라고 지적했다.

그런데 이 두 시스템—항상성 시스템과 보상 시스템—은 다른 방법으로도 의사소통을 한다. 샤르마는 이렇게 설명한다. "항상성 시스템이 하는 교묘한 일 중 하나는 쾌락 시스템을 활성화시키는 것입니다. 만약 하루 종일 아무것도 먹지 않았다면, 저녁에 집에 와서 차갑게 식은 피자를 맛있게 먹을 것입니다.⁴ 그것은 지금까지 먹은 것 중에서 가장 맛있게 느껴질 거예요. 왜냐고요? 당신의 쾌락 시스템은 이제 무엇이라도 먹을 준비가 돼 있기 때문이지요. 항상성 시스템이 일어나 쾌락 시스템을 발로 걷어차면서 '*네 할 일을 좀 해. 가서 먹을 것을 찾으라고. 네가 간절히 바라는 게 그거 아니야?*'라고 말하죠. 두 시스템이 서로 의사소통을 하는 겁니다." 사실, 많은 신경 호르몬은 항상성 시스템뿐만 아니라 쾌락 시스템에도 작용한다.

음식 중독이 항상성 시스템을 방해하는 방법이 또 하나 있다. 우리 몸의 상태에 대한 정보를 제공하는 내수용 감각interoception은 신체의 항상성 작용과도 관련이 있다. 예를 들면, 배고픔은 우리에게 먹도록 자극하는 내수용 감각 단서인데, 너무 춥다는 느낌이 들면 따뜻함을 찾게 되는 것과 같은 원리이다. 한 음식 중독 모형은 조건화에 관한 기존 연구를 바탕으로, 배고픔 *이외의* 내수용 감각(피로와 지루함 같은)이 식사를 자극하는 단서가 될 수 있음을 보여준다. 따라서 초조제 식품은 부정적 감정을 줄이고 각성을 높이기 위해 습관적으로 사용하는 물질이 되는 방식으로 신체의 항상성 작용에 끼어들 수 있다.

항상성 회로와 보상 회로 외에 뇌에는 집행 제어 영역이 있다. 집행 제어 회로는 우리에게 어떻게 행동할지 선택하게 해주지만, 문제는 항상성 시스템과 쾌락 시스템이 우리의 의식적 인식 밑에서 작동한다는 데 있다. 따라서 중독 기제는 끊임없이 뇌의 집행 제어 기능을 약화시킨다. "우리가 그다지 성공을 많이 거두지 못하는 것은 놀라운 일이 아닙니다."라고 샤르마는 말한다. "우리의 생활 방식과 행동 개입은 모두 집행 기능에 의존합니다.[5] 그리고 우리는 집행 시스템이 그 일을 잘 하지 못한다는 사실을 알고 있습니다. 우리는 이 시스템에서 가장 약한 부분을 다루고 있습니다."

체중을 재설정하길 원한다면, 비만이 단순히 중독의 인지적 요소, 즉 단서 반응성과 갈망과 재발의 결과가 아님을 인식하는 것이 중요하다. 우리는 뇌의 항상성 회로와 중독 회로의 생물학을 직시할 필요가 있다. 여기서 결정되는 것은 우리의 식욕이다. 실험실 동물에게 아주 맛있는 음식을 3주 이상 주면, 그 동물에게 그 선호에 대한 장기 기억이 남게 된다. 정서 기억은 중독에서 큰 부분을 차지한다. 초조제 식품을 장기간 섭취하면, 전통적인 식품에서 포만감을 느끼는 능력이 사라진다. 본질적으로 그것은 우리에게서 포만감을 빼앗아간다. 이러한 포만감 부족과 초조제 식품을 먹도록 유도하는 보상 시스템은 비만을 믿을 수 없을 정도로 복잡한 질병으로 만들어 치료를 어렵게 한다.

욕망 분자

◆

쾌락 시스템은 보상의 즐거운 감각과 신경 전달 물질 도파민을 포함하는데, 도파민은 '원함', 즉 이 보상을 바라는 욕구에 초점을 맞춘다. 도파민이 이동하는 신경 경로 중 하나인 중뇌변연계의 도파민 회로는 보상과 관련이 있는 단서나 보상을 예측하는 단서에 대한 과민성을 생성함으로써 음식 중독에서 핵심 역할을 한다. 관여하는 신경 전달 물질이 여럿 있지만, 가장 결정적 역할을 하는 것이 도파민이다. 도파민—

'욕망' 화학 물질로서의 중요한 역할 외에 기억과 운동, 동기 부여, 집중력 등 여러 가지 기능에도 관여하는[6]—은 현저한 자극을 추구하게 하는 신경 회로의 연결을 강화하는 데 도움을 준다. (진화적으로 우리는 환경에서 가장 현저한 자극에 주의를 집중하도록 설계돼 있다.) 미시간대학교의 심리학 및 신경과학 교수인 켄트 베리지Kent Berridge는 유인적 현저성incentive salience* 모형—우리가 음식이나 성 같은 보상에 끌리는 심리적 과정—을 제안했는데,[7] 이 모형에서는 도파민 회로가 현저한 자극에 민감하게 반응한다. 도파민 발화는 긍정적 *강화*와도 관련이 있다. 이것은 어떤 행동이 보상이 따르는 결과를 낳을 때, 뇌가 이 신경 전달 물질을 분비해 미래에 비슷한 보상을 추구하기 위해 그 행동의 반복을 장려한다는 뜻이다. 본질적으로 도파민은 뇌에서 '보상 신호' 역할을 하면서 습관적 행동을 강화하는 피드포워드 과정을 시작한다. 어떤 단서가 특정 식품(예컨대 도넛)과 연결돼 있다는 것을 경험으로 배우게 되면, 도넛 자체가 아니라 그 단서가 도파민 반응을 유발해 식욕을 돋운다.

미국 국립보건원의 국립약물남용연구소에서 오랜 경력을 쌓은 과학자 로이 와이즈Roy Wise는 "제 경우에 문제는 계속 더 많은 것을 원하거나 한 입 더 먹고 싶어 한다는 데 있습니다."라고 말한다. 와이즈의 연구는 남용 약물에 민감한 사람들에게서 강박적 추구를 자극하는 신경 회로를 강화하는 데 도파민이 부분적 역할을 한다는 것을 보여주었다.[8]

---

*   현저성은 어떤 대상이나 자극이 다른 것과 비교하여 두드러져 보이는 정도를 뜻한다.

"뇌는 도파민 활성화를 일으킬 표적을 찾고 있는데, 일단 그 표적을 배우면 그것에 초점을 맞춰 집중하게 됩니다."[9]라고 베리지는 말한다. 식품의 매력과 힘은 대체로 그것을 보상으로 기대하는 데에서 나온다. 지방이나 설탕, 소금이 많이 포함된 식품은 이러한 회로를 강력하게 사로잡는다.

하지만 도파민 혼자만 행동하는 것은 아니다. 도파민은 신경 전달 물질인 GABA(감마 아미노뷰티르산) 신경 회로와 글루탐산 신경 회로와 함께 작용한다. 이 회로들은 도파민이 없어도 독립적으로 계속 존재한다. 몇 달이 지난 뒤, 과거에 맛있게 먹었던 음식(예컨대 도넛)을 먹으면 그 연결이 강화되고, 결국 그것을 먹으려는 충동은 습관이 된다. 와이즈 박사는 이러한 습관의 '각인'이 음식 중독에서 중요한 부분을 차지한다고 생각한다.

일종의 기억을 형성하는 도파민의 역할에 주목하는 견해도 있다. 이 견해에 따르면, 감정의 강도에 따라 신경 전달 물질의 분비 수준에 변화가 생긴다. 캘리포니아대학교 데이비스 캠퍼스의 심리학 및 신경과학 교수인 차란 랑가나스Charan Ranganath는 "큰 보상을 받을 때마다 우리 뇌가 많은 것을 배우리라고 생각하기 쉽지만, 실제로 우리는 결과가 기대와 일치하지 않을 때에만 배우도록 설계돼 있다."[10]라고 썼다. "도파민 활동은 우리가 보상을 기대할 때 증가하며, 기대는 뇌가 그 보상에 어떻게 반응할지 결정한다.[11] 예컨대, 정해진 급여처럼 보상이 기대한 것과 정확하게 같을 경우, 도파민 수준에는 아무 변화가 없을 수도 있다. 또 급여 삭감처럼 보상이 기대한 것보다 적을 경우에는 도파민 수준이 감소할 수 있다. 하지만 깜짝 보너스처럼 보상이 기대한 것보다 더 많을 경우에는 도파민 수준이 증가할 수 있다." 랑가나스는 "커피 한 잔이나 오븐에서 구운 쿠키는 대체로 과거 경험을 바탕으로 한 기대에 따라 흥분을 불러일으키거나 아무런 흥분도 일으키지 않거나 씁쓸한 실망감을 줄 수 있다.[12] 이러한 도파민 수치의 변화는, 때로는 우리를 결핍감에서 벗어나기 위해 아무 즐거움도 없이 열심히 일하게 하면서 쾌락의 쳇바퀴에서 계속 빙빙 돌게 만들 수 있다."라고 덧붙였다.

보상 회로가 어떻게 우리의 주의를 사로잡고 욕구를 유발하는지에 대해 미묘한 논의가 많이 진행되고 있다. 이 분야에는 도파민이 *어떻게* 작용하는지를 설명하는 다양한 이론들이 있지만, 초조제 식품이 도파민 회로에 영향을 미칠 수 있다는 사실은 의심의 여지가 없다.

쿠브와 스탠퍼드의학대학원의 정신의학 교수인 애나 렘키Anna Lembke 같은 과학자들은 첫 번째 단계—욕망을 만들어내는 도파민 상승—는 불가피하게 두 번째 단계로 이어지면서 우리를 중독의 더 어두운 면으로 끌고 간다고 주장한다. 이것은 본질적으로 대립 과정 이론을 도파민에 적용한 것이다. 모든 상승 뒤에는 하락이 있다. 도파민 감소는 불쾌감을 야기하는데, 여기서 불쾌감은 불편한 상태나 일반적인 불만족 상태를 의미한다. "가벼운 불쾌감일 수 있지만, 그것이 반추를 통해 더 큰 불쾌감을 만들어냅니다."[13]라고 쿠브는 설명했다. "당신은 모든 부정적인 일들을 생각하기 시작하지요. 조건화가 작용하기 시작합니다. 당신은 초코바나 쿠키, 하겐다즈 아이스크림, 또는 자신이 좋아하는 어떤 물질에서 즉각적인 위안을 얻으려고 하지요."

나는 쿠브와 조릴라에게 밤 10시에 일어나는 나의 갈망에 대해 이야기했다. "저는 이 내장 감각을 강하게 느끼고, 뭔가를 먹어야 하는가를 놓고 계속 반추합니다. 이것은 도파민 감소 때문인가요? 제 도파민 수치가 바닥에 이른 건가요?"

"도파민 바닥을 특정 신경 세포들, 그러니까 더 반복적인 신경 세포들이 신호를 덜 보내는 것으로 생각하느냐고 묻는다면, 나는 그렇다고 대답할 것입니다."[14]라고 조릴라는 대답했다.

렘키는 그것을 이렇게 설명한다. "정말로 즐거운 일을 하면서 도파민이 많이 분비된 직후에는 어떤 일이 일어날까요?[15] 내 뇌는 즉각 도파민 수용체와 도파민 전달을 하향 조절하여 보완하려고 할 것입니다.[16] 그것이 바로 컴다운comedown* 혹은 숙취입니다. …… 단 한 번만 사용할 때에는 쉽게 지나가지만, 만성적 사용은 도파민 문턱을 정말로 재설정할 수 있습니다. 그러면 아무것도 즐겁지 않고, 제가 계속 사용하길 원하는 이 하나의 약물 앞에서 모든 것이 무가치해 보이죠."

여러 전문가와 함께 쿠브는 도파민 분비 감소나 부정적 감정에서 비롯될 수 있는 불쾌한 느낌을 해소하기 위해 도파민 분비를 유발하는 물질—이 경우에는 초조제 식품—을 사용할 때 중독이 고착된다고 믿는다.

하지만 일리노이대학교 심리학과 교수이자 통합신경과학연구소 소

---

* 마약을 복용하고 나서 약효가 떨어졌을 때 나타나는 신체적, 정신적 하강 상태를 뜻한다.

장인 미첼 로이트먼Mitchell Roitman 박사는 도파민 감소보다는 도파민 발화* 중단이 일어난다고 믿는다. "다음번 음식이 '들어오기' 전에 기준선보다 낮은 바닥이 나타난다는 것을 뒷받침하는 경험적 증거가 얼마나 있는지 모르겠습니다. 실제 도파민 농도를 측정하고, 그것이 며칠, 몇 주, 몇 달에 걸쳐 어떻게 변하는지 평가하기는 매우 어렵습니다."[17]

로이트먼 박사는 매 순간에 초점을 맞춰서 살펴보면, 뇌의 특정 영역에서 나타나는 도파민 농도는 변동성이 매우 크다고 믿는다. 그는 도파민 발화가 도파민 신경 세포 집단 내에서 다양한 시점에 일어난다고, 즉 비동기적으로 일어난다고 본다. 하지만 초조제 식품 같은 보상적 자극은 동기화된 폭발을 유발하며, 이것은 광범위하게 전파되는 도파민 신호를 만든다고 설명했다.

일부 전문가는 중독 기제에서 뇌의 다른 부위가 더 중요하게 작용한다고 생각한다. 서던캘리포니아대학교의 심리학과 교수 앙투안 베카라Antoine Bechara에 따르면, 중독 행동에는 세 가지 시스템이 관여한다고 한다.[18] 도파민 신호 전달 시스템, 우리를 현저한 자극으로 이끄는 도파민의 효과를 판단하는 데 도움을 주는 뇌섬엽, 그러한 행동의 결과를 평가하게 해주는 집행 제어 회로들인 반성 시스템이 그것이다.

베카라는 뇌섬엽—신체 내부 신호에 반응할 뿐만 아니라 그 신호를 욕구와 갈망의 느낌으로 번역하는—은 보상 시스템을 억제하는 집행

---

* 도파민 신경 세포가 활성화하여 도파민을 분비하는 것.

제어를 장악한다고 설명한다. 중독 상태에서는 그러한 억제가 현저하게 줄어든다. 그 결과로 주의력, 사고력, 계획성, 의사 결정 능력이 현저히 떨어진다.

실제로 뇌섬엽 손상은 중독 행동을 크게 방해할 수 있다. 예를 들면, 2023년에 아이오와대학교 병원과 진료소 의료진은 커다란 양성 뇌종양으로 인해 뇌섬엽이 손상된 53세 여성 환자의 사례를 보고했다.[19] 그 여성은 평생 동안 체중 문제로 고생했다. 그런데 뇌섬엽이 손상된 후에는 더 이상 과식 충동을 느끼지 않았고, 별다른 노력 없이 점진적이고 지속적으로 체중이 감소했다.

이런 의미에서, 우리의 행동과 감정은 뇌에서 서로 다른 부분들이 어떻게 상호 작용하는지(그리고 한 부분이 다른 부분을 지배하는지 여부)에 따라 결정된다. 파도바대학교의 사미 시프Sami Schiff는 "많은 일상적 스트레스 상황에서 사람들은 내부적 불균형으로 인한 불편함을 느끼는데, 가능하면 빨리 그것을 억제하고 싶어 합니다."라고 설명한다. 그런 경우, 음식이 신속하게 불편을 완화할 수 있다고 그는 주장한다. 더 구체적으로, 그는 이것을 뇌의 불균형으로 본다. 중뇌변연계 도파민 회로는 음식에 대한 주의를 증가시키는 반면, 집행 제어 기능은 초조제 식품에 맞닥뜨렸을 때 충동적 행동을 막는 데 실패한다. 시프는 "이 모든 요인이 먹는 것에 대한 통제 상실을 발전시키고 유지하는 비만 인지 프로필에 기여합니다."라고 말한다.

3 우리 자신의 생물학이 알려주는 것

중독 사이클

◆

"중독은 어떻게 생겨나나요?" 내가 쿠브에게 물었다. 나는 중독의 전체 사이클—인지적, 생물학적 추동 요인—을 논의하기 위해 그를 다시 찾아갔다. 우리는 함께 협력해 일반적으로 약물에서 받아들여진 경로를 식품에 적용하려고 시도했다. 우리는 초조제 식품에 노출되면서 중독 사이클이 시작된다는 데 동의했다. 그러면 에너지 섭취량이 증가하고(즉, 신체가 사용하는 것보다 더 많은 칼로리를 섭취하고), 그 결과로 상습적 사용과 도파민 분비, 편도 활성화와 단서에 대한 민감도 증가를 초래해 우리는 즐거움을 주는 음식을 찾아 나선다. 이 과정은 '유인적 현저성'이나 '음식 보상', '보상 민감도'로 개념화할 수 있다. 그 결과는 체중 증가로 나타나는데, 이것은 신체의 에너지 균형이 더 높은 수준에서 유지되고, '정착점 settling point'이 높아진다는 뜻이다.

여기서 쿠브는 '고정점 set point'과 '정착점'이라는 용어[20]의 미묘한 차이[21]에 대해 물었다. '고정점'은 신체가 체중을 일정 범위 내에서 조절한다는 개념이고, '정착점'은 신체가 평형점을 찾아 정착한다는 개념이다. 나는 '정착점'이라는 용어를 선호하는데, 체중은 사전에 정해진 지점이 없는 상태에서 힘들이 균형을 이룬 결과라고 보기 때문이다. 체중을 조절하는 자동 온도 조절 장치 같은 것은 없다. 체중의 정착점에 영향을 미칠 수 있는 추가적인 요소로는 환경, 수면 박탈, 만성 스트레스, 체중 증가를 유발하는 의약품 등이 있다.

쿠브와 나는 유인적 현저성이 확립된 후 갈망이 금단 증상으로 나타날 때 부정적 기분이 고조된다는 데 동의했다. 초조제 식품은 이를 완화하는 수단으로 사용되고, 그럼으로써 부정적 기분에 대처하는 메커니즘이 된다. 본질적으로 우리는 음식을 마약처럼 사용하기 시작한다. 그러면 초기 의존성이 시작되어 강박적인 사용으로 이어지며, 이것은 다시 더 많은 부정적 기분을 초래한다. 이렇게 해서 중독 사이클이 본격적으로 진행된다.

무엇이 현대 식품을
중독적으로 만드는가

◆

우리 뇌와 몸에서 일어나는 다층적 중독 과정은 다음 질문을 던지게 한다. 애초에 초조제 식품은 *어떻게* 우리를 이토록 강하게 사로잡았을까? FDA에서 담배 산업과 싸운 나의 경험이 이 현상을 이해하는 데 도움을 주었다. 담배 회사들이 니코틴에 대해 무엇을 알고 있는지 알아내기 위해 우리 조사팀은 1980년부터 1984년까지 필립모리스에서 근무한 행동심리학자를 찾았다. 조사팀은 그의 신원을 보호하기 위해 그를 '시가레트'라는 암호명으로 불렀다. 시가레트는 필립모리스에서 근무할 때 니코틴이 '강화' 효과를 나타내는(즉, 사람들이 계속 담배를 찾게 만드는) 이유를 알아내기 위해 실험동물을 대상으로 연구를 했다고 말했다.

동물들 앞에는 두 개의 레버가 있었다. 하나를 누르면 니코틴이 나오고, 다른 것을 누르면 식염수가 나왔다. 동물들은 스스로 니코틴을 투여하도록 조건화되었다. 이것은 우리에게 중요한 정보였다. 자가 투여는 모든 연방 기관이 어떤 약물을 규제 약물로 지정할지 여부를 판단할 때 사용하는 테스트 방법이다. 시가레트는 또한 이 결과를 논문으로 작성하여《정신약리학 저널》에 제출했지만, 출판되기 전에 필립모리스 측으로부터 철회를 강요받았다고 말했다. 게다가 회사 측은 시가레트에게 실험동물을 모두 죽이고 추가 연구를 중단하라고 지시했다. 그런데 운 좋게도《정신약리학 저널》편집자가 그 논문 복사본을 한 부 보관하고 있었고, 우리는 그것을 손에 넣을 수 있었다. 자가 투여가 중독의 필수 조건이라는 점에서, 이것은 우리에게 담배에 포함된 니코틴을 중독성 약물 전달 장치로 규정해 관할권을 주장할 수 있게 해준 핵심 증거 중 하나가 되었다.

이 역사를 명심하면서[22] 2007년에 나는 웨스턴워싱턴대학교의 행동신경과학 프로그램 책임자인 제프리 그림 Jeffrey Grimm과 함께 식품 중 무엇이(만약 그런 게 있다면) 실험동물에게 자가 투여를 하게 하는지 알아보는 실험을 진행했다.[23] 우리는 특히 실험실 쥐가 지방이나 설탕, 조미료를 자가 투여하는지 면밀히 조사했다. 그 결과, 우리는 자당(포도당 분자와 과당 분자가 결합된 분자 구조를 가진 일반 백설탕[24])이 혼합된 새로운 식품에서 자당과 지방, 조미료가 중요한 강화 요소임을 발견했다. 우리는 지방이 시너지 효과가 있다는(즉, 다른 식품 성분과 결합해 더 큰 생리적 효과를 나타낸다는[25]) 사실을 발견했지만, 동기 유발 효과는 자당이 훨씬 컸다. 또한 이 데이터는 용량 의존적 방식으로 진행한 실험에서도 재현되었는데, 자당의 용량이 높을수록 강화 효과가 *더* 크다는 결과가 나왔다. 게다가 브루클린칼리지의 심리학 명예 교수 앤서니 스클라파니 Anthony Sclafani는 우리가 사용한 것보다 더 균질한 지방을 사용해 지방이 또 하나의 효과적인 강화물이라는 사실을 발견했다.[26]

또한 자당의 유혹을 더 강하게 만드는 '2차 강화물'(1차 강화물과 함께 작용해 강화 효과를 나타내는 자극이나 단서)도 있다. 이와 같은 방식으로 자당은 동물이 특정 장소에 있고 싶어 하도록 조건화할 수 있는데, 이를 '조건화된 장소 선호conditioned place preference'라고 한다(이것은 사실상 어떤 장소가 그 동물에게 단서가 되는 것과 같다). 특정 맛을 원하게 할 수도 있는데, 이를 '조건화된 맛 선호conditioned flavor preference'라고 한다. 여러 연구에서 사람도 달콤한 맛의 보상을 얻기 위해 기꺼이 일한다는 사실이 드러났다. 아이들은 일반적으로 설탕과 지방과 조미료 맛이 단순하게 드러나는 쪽을 선호하지만, 나이가 들수록 더 복잡한 혼합물과 조합을 선호하는 경향이 있다. 강화물의 핵심 특징 중 하나는 그것들이 정신에 작용하는 성질을 지니고 있다는 점이다. 즉, 그것들은 사람의 기분을 변화시킬 수 있다. 예컨대, 연구 결과들은 달콤한 맛이 아기의 고통을 완화하는 가장 효과적인 방법 중 하나라는 것을 보여준다.

하지만 가장 강력한 강화물―사람들이 계속 더 많은 양을 원하게 만드는 것―은 지방, 설탕, 소금의 조합이다. 이러한 초강력 자극은 천연 식품에서는 함께 발견되는 경우가 드물지만, 인위적으로 결합되어 초조제 식품을 매력적으로 만드는 성분이 된다. 이것은 뇌의 음식 보상 회로를 자극해 더 많은 칼로리를 섭취하게 만든다. 실제로 식품 산업의 한 고위 제품 개발자는 내게 이렇게 말했다. "중독성과 갈망 유발성의 충격과 놀라움은 식품 산업에서는 공공연한 비밀입니다. 나는 그런 회의에 자주 참석했습니다. 그것은 주요 의제로 공개적으로 논의되지요."[27]

또한 가공 과정에서는 섬유질과 물을 제거함으로써 초조제 식품의 구조를 변화시켜 그 식품을 더 빨리 섭취되게 한다.

코프린로건중독연구치료센터의 부소장 테라 파지노Tera Fazzino는 "그러니까 독은 식품에 들어 있습니다."[28]라고 말한다. 파지노 박사 팀은 영양소 조합을 바탕으로 맛있는 식품의 정량적 정의를 개발하기 위해 데이터 기반 접근법을 시도했다.[29] 이 시도는 '맛있는 식품palatable food'이라는 용어에 구체성을 부여하기 위한 것이었다. 파지노 박사 팀은 문헌에서 매우 맛있는 것으로 언급된 모든 식품을 체계적으로 검토했다. 그런 다음, 이 식품들에 관한 정보를 모두 영양 소프트웨어에 입력했고, 거기서 모든 영양 데이터를 추출해 그래프로 나타냄으로써 일부 공통점을 확인할 수 있었다. 이 과정은 또한 '극도로 맛있는hyperpalatable' 식품을 정의하는 기준을 개발하는 데에도 도움이 되었다. 그들은 강화 효과가 가장 큰 경향이 있는 영양소 조합을 세 가지로 분류했다. 그 조합은 지방과 나트륨(지방에서 얻는 칼로리가 25% 이상, 나트륨은 무게 기준으로 0.30% 이상), 지방과 단순당(지방에서 얻는 칼로리가 20% 이상, 당에서 얻는 칼로리가 20% 이상), 탄수화물과 나트륨(탄수화물에서 얻는 칼로리가 40% 이상, 나트륨은 무게 기준으로 0.20% 이상)이었다.

파지노 박사는 많은 문헌에서 단것과 고지방, 고당분 식품에 초점을 맞추었지만, 자신들의 기준에 따르면 극도로 맛있는 식품은 대부분 나트륨 함량이 높다고 강조한다.

이 영양소들의 조합은 필수적이다. 이 성분들은 단독으로 섭취할 때에는 중독성이 제한적이다. 예컨대, 자당은 강화 효과가 있지만, 누군가 당신에게 설탕 한 봉지를 주면서 맛있게 먹으라고 한다면 당신은 별다른 감흥을 느끼지 못할 것이다. 또 한 가지 중요한 요소가 있는데, 그것은 바로 *경험*이다. 바꿔 말하면, 극도로 맛있는 식품의 감각적 특성도 유혹을 느끼게 하는 요소이다. 예컨대, 프라이드치킨을 그 육즙과 함께 아삭아삭 씹어 먹는 맛이나 밀크셰이크의 부드러운 느낌이 주는 즐거움이 그런 것이다. 이러한 식품의 색, 온도, 질감, 냄새도 저항할 수 없는 매력에서 중요한 일부를 차지한다. '감각-소비자' 경험을 연구하는 경영 컨설팅 회사 센서리 스펙트럼의 창립자이자 대표인 게일 밴스 시빌Gail Vance Civille은 "궁극적인 식품은 베이컨입니다."[30]라고 설명한다. "베이컨의 핵심은 단순히 지방과 설탕과 소금이라기보다는 그 지방과 설탕과 소금을 전달하는 …… 노릇노릇하게 구운 순수한 돼지고기에 있지요." 시빌은 식품 산업이 특정 음식에 대한 감각적 경험을 테스트하는 전문가 패널을 조직하는 이유는 가장 큰 쾌락 반응을 일으키는 제품을 만들기 위해서라고 주장한다.

하지만 이러한 초강력 자극의 강한 중독성에도 불구하고, 이 지식은 그 효과에 대항하는 데에도 사용될 수 있다. 즉, 지방을 제거하면 지방과 당의 조합이나 지방과 소금의 조합도 함께 사라진다. 당을 제거하면 지방과 당의 조합도 사라진다. 지방과 당, 지방과 소금, 지방과 당과 소금, 이 모든 조합은 보상을 제공하고 섭취를 자극한다. 따라서 이 성분들 중 하나—당, 지방, 나트륨 또는 이 조합들 중 어느 것이라도—를 제거하는 것만으로도 중독 회로를 침묵시키는 데 큰 도움이 된다.

당분의 유혹

◆

당분은 왜 그토록 중독성이 강할까? 『과식의 종말』을 출간했을 때 나는 당분이 강화 효과가 있다는 가설을 세웠는데(그 당시에는 아직 중독성이라는 단어를 사용할 준비가 되어 있지 않았다), 당과 지방, 소금이 듬뿍 든 초조제 식품은 뇌의 보상 중추와 직접 연결된 미각 신경 세포를 자극하기 때문이었다. 그 당시의 증거는 이 신경 세포들이 '좋은 맛palatability'을 부호화한다는 것을 보여주었다. 캘리포니아대학교 샌프란시스코 캠퍼스의 신경학 및 생리학 교수인 하워드 필즈Howard Fields는 이를 다음과 같이 설명했다. "어떤 신경 세포가 빨간색을 부호화한다면, 그 신경 세포는 다른 색보다 빨간색 불빛이 켜졌을 때 더 많이 발화할 것입니다.[31] …… 신경 세포는 더 많은 발화를 통해 선호를 나타냅니다." 따라서 자당을 부호화하는 신경 세포는 단것을 먹을 때 반응한다. 자당을 더 많이 섭취할수록 이런 신경 세포들은 더 많이 발화한다. 실험에서 동물들은 '구강 감각 자기 자극orosensory self-stimulation'을 위해 자당을 섭취하는데, 이것은 맛있는 음식을 먹으면 뇌에 그것을 더 많이 원하는 신호를 보내게 된다. 이 과정에는 아편 유사제 회로가 작동한다. 엔도르핀 같은 물질이 아편 유사제와 비슷한 보상 효과를 만들어내, 그러한 음식을 매우 기분 좋은 것으로 여기게 된다. 이 회로의 자극 효과나 진정 효과는 당분의 중독성을 높인다.

나는 여전히 좋은 맛이 음식 중독의 중요한 요소라고 생각하지만, 그것이 전부가 아니라고 본다. 물론 자당이 뇌의 보상 회로와 연결된 입

속의 미각 수용체를 활성화함으로써 보상 능력을 발휘한다는 것은 사실이다. 하지만 포도당―탄수화물이 포함된 식품이 소화되어 생기는, 신체가 선호하는 탄수화물 기반 에너지원[32]―도 그 자체로 여러 중요한 연구에서 집중적 연구 대상이 되었는데, 연구를 통해 포도당이 단지 미각 수용체뿐만 아니라 신체의 다른 부위에서도 유래할 수 있다는 사실이 드러났다. 그리고 (나 자신이 연속 혈당 측정기를 착용한 경험을 통해 알게 된 것처럼) 포도당 수치의 급격한 상승과 하락을 줄이면 뇌의 중독 회로를 조절하는 데 도움이 될 수 있다.

앤서니 스클라파니와 다른 여러 연구자들에 따르면, 포도당에 의해 자극을 받을 때 소화관의 일부―특히 작은창자의 첫 부분인 십이지장과 중간 부분인 공장空腸[33]―에 있는 세포들은 신체의 미주 신경을 활성화하며, 그러면 미주 신경이 뇌의 보상 회로를 활성화[34]한다. 스클라파니는 입을 거치지 않고 창자에 직접 포도당을 투여하는 실험을 통해 쥐와 생쥐가 특정 맛을 선호하도록 조건화할 수 있다는 것을 보여주었다.[35] 이 결과는 입 이외의 소화 기관에도 뇌의 보상 경로를 활성화하는 수용체들이 존재한다는 주장을 뒷받침해준다. 탄수화물이 소화될 때, 포도당 분자가 창자의 특정 수용체들과 접촉해 결국 보상 회로를 자극한다.

지난 10년 사이에 일어난 가장 중요한 발전 중 하나는, 섭취되고 흡수된 영양소를 감지하고 신체를 이에 대비하게 하는, 창자 안벽에 늘어선 세포들의 정교한 속성을 이해한 것이다. 이들 장내분비세포(창자에 있는 내분비세포)는 어떤 영양소가 보상을 주는 것인지 혹은 불쾌한 것인지 뇌에 신호를 보내는 데 도움을 준다. 또 이 세포들은 영양이 불확실한 시기에 생존에 유리한 영양소뿐만 아니라 잠재적 독성이 있는 영양소를 뇌가 식별하는 데 도움을 준다. 캘리포니아대학교 샌프란시스코 캠퍼스의 생리학 교수 잭 나이트Zach Knight는 이 세포들이 야생에서 동물이 안전하고 영양분이 많은 먹이 공급원을 찾도록 안내하는 데 중요한 역할을 한다고 썼다.[36]

또한 듀크대학교의 디에고 보오르케스Diego Bohórquez는 포도당을 감지해 미주 신경을 통해 뇌의 보상 회로에 신호를 보내는 신경발neuropod을 창자에서 발견했다. 펜실베이니아대학교의 몰리 맥두글Molly McDougle과 기욤 드 라르티그Guillaume de Lartigue는 지방과 당분과 관련된 '장-뇌' 회로를 확인했고, 이 둘의 조합이 도파민 분비와 과식을 유발한다는 사실을 보여주었다.

음식 섭취 이후에 창자에서 발생하는 이러한 신호들은 우리에게 음식을 추구하도록 부추기는 피드포워드 신호의 일부이다. "대다수 사람들은 그 만족감을 원하기 때문에 음식을 먹습니다."[37]라고 미첼 로이트먼 박사는 설명한다. "창자에서 오는 그 만족감은 보상 회로에 계속 먹으라는 신호를 보냅니다." 간과 뇌에도 포도당을 감지하는 신경 세포가 있다. 로이트먼 박사 팀은 포도당 수치의 감소가 도파민 보상 회로에 어떤 영향을 미치는지 보여주었다.

10여 년 전에 동료 데이나 스몰Dana Small은 나의 도움을 받아, 통제력 상실, 포만감 부족, 극도로 맛있는 식품에 대한 집착 등과 같은 어려움을 겪는 환자들 중에서 체중이 더 많은 사람이 식습관 조절에 더 큰 어려움을 겪는다는 사실을 밝혀냈다. 이들은 초콜릿 밀크셰이크를 마셨을 때, 식욕을 조절하는 뇌의 편도 영역이 더 많이 활성화된 상태가 더 오래 지속되었다.[38] 체중이 많은 피험자의 경우, 밀크셰이크는 갈망을 줄이기보다는 오히려 식욕을 자극하는 결과를 낳았다.

최근에 스몰과 이야기를 나눴을 때, 그녀는 이 연구의 핵심 발견은 포도당처럼 식품과 관련된 1차 강화물이 소화 과정에서 생겨나며, 이것이 세포의 생존과 기능에 필수적이라는 사실이라고 말했다. 동물이 포도당을 찾을 때 도파민 수치가 증가하면서 포도당이 매우 강한 강화 효과를 발휘한다. 이러한 강화 신호는 잠재의식적으로 작용하기 때문에 의식적으로 지각되지 않는다. 스몰은 포도당 경로와 지방 경로는 제각각 다르지만, 함께 섭취하면 강화 효과가 더 커진다고 강조하면서 많은 식품이 높은 에너지 신호를 갖고 있다고 지적했다.

막스플랑크생물학사이버네틱스연구소 소장이자 연구 책임자인 이방 지 아라우주 Ivan de Araujo는 지난 15년 동안 동물 실험을 통해 우리가 당분을 섭취할 때마다 체내로 들어오는 포도당이 뇌의 도파민을 어떻게 자극하는지 연구해왔다. 그는 자신의 실험을 바탕으로 이렇게 설명한다. "도파민 수치가 가장 낮을 때, 동물은 레버를 누르려는 동기를 가장 강하게 느낍니다. 포도당이 뇌를 자극하는 정도나 포도당 수치가 낮아질 때마다 더 많은 포도당을 찾는 반사 행동이 나타납니다. 동물들이 도파민 분출을 추구하는 것이죠."[39] 창자 앞부분에서 포도당이 전달되는 과정이 이러한 강화 행동 중 상당 부분을 이끈다.

"그렇다면 일단 당분이나 탄수화물을 먹기 시작하면, 멈추기가 어려운가요?" 내가 물었다.

"그렇습니다. 시작할 때 조심해야 합니다. 특히 자신에게 얼마나 자주 자극을 주는지에 더 주의해야 합니다. 이 점에서 이것은 마약, 담배, 알코올과 아주 유사합니다. 비교적 일정한 주기로 자극을 주기 시작하면, 뇌가 동일한 행동을 유발하도록 바뀌게 됩니다." 즉, 동물이 레버를 계속 눌러대는 것과 마찬가지로 우리도 도파민 분출을 계속 유지하기 위해 당분이나 탄수화물이 많은 음식(아이스크림이나 탄산음료, 파스타 등)을 계속 먹게 된다는 것이다.

다른 어떤 종류의 당보다 특히 포도당 섭취 시에 이런 일이 일어난다. 지 아라우주는 "포도당은 다른 것보다 그리 달지 않더라도 어떤 단 것보다 더 많은 도파민 분비를 유발합니다."라고 말한다. 포도당은 왜 이토록 강한 보상 효과를 발휘할까? 오늘날의 일반적인 견해에 따르면, 우리에게 그것을 반복적으로 섭취하도록 만드는 원인은 달콤함이 아니라 포도당 분자의 *에너지*에 있다. 포도당이 산소처럼 생명의 기본 분자라는 사실을 감안하면, 이것은 일리가 있다. 우리의 모든 기관, 조직, 세포는 주로 포도당에 의존해 살아가고 작동한다. 하지만 신체 내에서 포도당을 감지하는 주요 원천이 어디인지에 대해서는 아직 논란이 남아 있다. 그것은 입속일까, 창자 안벽에 늘어선 세포들일까, 아니면 간에서 혈액이 나오는 간문맥일까? 확실하게 밝혀진 것은, 뇌로 전달되는 포도당 신호의 변동이 더 많은 포도당을 찾게 하는 행동 반응을 촉발한다는 사실이다.

나는 지 아라우주에게 내가 먹는 것을 조절하여 혈당 수치 변동을 최소화하려고 노력했고, 그 결과로 갈망이 줄어들었다는 이야기를 들려주었다. 그는 내가 직감적으로 느낀 것이 옳을 것이라고 설명했다. "그러한 변동을 피하면 처음에 도파민 수치 증가를 일으킨 행동이 반복될 가능성이 최소화됩니다." 다시 말해서, 혈당 수치의 변동이 작을수록 행동이 보상에 좌우될 가능성이 줄어든다.

하지만 매클린병원의 뇌인지건강기술연구소 소장인 로라 시 저마인Laura Thi Germine은 혈당 곡선을 평평하게 만들면 왜 갈망이 줄어드는지에 대해 다른 이론을 제시했다. 저마인과 동료들은 혈당 수치 변동의 최소화가 특정 집단에서 인지 능력의 최적화와 관련이 있다는 것을 보여주었다. (혈당 수치 변동의 최소화가 집행 제어 기능을 증가시키는지 여부는 아직 더 많은 연구가 필요하다.) 나는 일부 사람들이 피로를 떨치기 위해 음식을 먹을 수도 있느냐고 묻자, 그녀는 관심을 보였다. 저마인은 "피로와 관련된 인지 능력 감소"[40]가 피로한 사람이 다시 활력을 찾으려고 음식을 먹게 만들 수도 있다고 상정했다. 나는 직관적으로 이 말에 큰 공감을 느꼈다. 밤 10시에 갈망을 느낄 때, 나는 뇌가 계속 일을 하도록 연료를 공급하려고 애썼던 것이다.

또한 혈액에서 순환하는 포도당의 변동성이 뇌의 중독 회로에 영향을 미치고, 음식을 먹고자 하는 욕구에 영향을 미칠 수 있다는 증거가 있다.

이전에 건강과학 회사 ZOE의 고문을 지낸 패트릭 와이엇Patrick Wyatt은 1070명의 피험자에게 표준화된 식사를 하게 한 후에 혈당을 측정했다. 식사 후 두세 시간 동안 혈당 수치가 더 크게 하락한 피험자들은 하락이 적은 피험자들에 비해 배고픔 수준을 더 높게 보고했고, 다음 식사를 하기까지의 시간도 더 짧았으며, 식사 후 서너 시간과 24시간 뒤에 더 많은 에너지를 섭취한 것으로 드러났다.[41] 동일한 사람이 두 번의 다른 시기에 동일한 식사를 한 경우를 비교한 결과에서도 혈당 수치 하락은 다음 식사를 하기까지의 시간 그리고 서너 시간 후와 24시간 후의 에너지 섭취와 여전히 상관관계가 있었다. 혈당 수치 하락은 배고픔 신호이긴 하지만, 혈당 수치 하락과 허기, 식사 섭취 사이의 상관관계는 포도당이 사람들이 언제 먹는지를 설명하는 데에서 비교적 작은 비중을 차지한다는 것을 보여준다.

다른 연구들은 혈당 수치의 변동이 배고픔과 칼로리 섭취량에 영향을 미치며, 특히 비만인 사람들에게 큰 영향을 미친다는 것을 보여준다. 예일대학교의 헤나타 베우포르트 지 아기아르Renata Belfort De Aguiar는 식사 전 혈당 수치 하락은 배고픔을 알려주는 지표이며, 비만인 사람이 비만이 아닌 사람에 비해 더 많은 음식을 섭취하게 만든다는 사실을 발견했다.[42] 연속 혈당 측정기로 당뇨병이 없는 피험자 31명을 측정한 데이터를 분석한 결과, 낮은 혈당 수치가 배고픔과 칼로리 소비 증가를 초래한다는 사실이 드러났다. 베우포르트 지 아기아르는 절대적인 값이 아닌 혈당 수치의 추세가 배고픔 신호를 보내며, 비만, 당뇨병, 당뇨병 전기인 사람들 사이에서 뇌가 포도당을 지각하는 방식은 차이가 있을 수 있다고 지적한다.

미주리대학교 영양운동생리학과의 의학 교수인 엘리자베스 파크스Elizabeth Parks는 단기적으로 저탄수화물 식단을 사용해 혈당 수치를 평평하게 유지하면 음식 갈망을 효과적으로 줄일 수 있다는 것을 보여주었다. 파크스에 따르면, "단것에 대한 갈망의 변화는 혈당 농도의 변화와 유의미한 양의 상관관계를 보였으며, 혈당 수치가 가장 많이 감소한 사람들은 단것에 대한 갈망도 가장 많이 줄어들었다."[43]

과학 데이터 외에도, 이런 혈당 변동성이 체중 때문에 고생하는 사람들의 문제를 악화시킨다는 개념을 임상적으로 뒷받침하는 증거가 있다. 비만의학협회 회의에서 나는 연속 혈당 측정기 사용을 논의하기 위해 모인 임상의들에게 혈당 수치를 좁은 범위에서 평평하게 유지하면 환자들이 경험하는 푸드 노이즈를 줄일 수 있느냐고 물었다. 그러자 참석자 모두가 그렇게 한다고 해서 과식을 완전히 멈출 수는 없겠지만, 그 어려움을 줄이는 데에는 분명 도움이 될 것이라고 대답했다.

비록 혈당 자체가 중독을 촉발하는 방아쇠가 아닐 수 있지만, 장내 포도당이 창자 세포를 자극해 미주 신경을 통해 뇌의 보상 시스템에 신호를 보낼 가능성이 있다. 예를 들면, 독일 튀빙겐대학교의 스테파니 쿨만Stephanie Kullmann은 높은 혈당 수치에 반응해 인슐린 수치가 높아질 수 있다는 것을 보여주었다.[44] "인슐린 수치의 만성적 변화는 단순당의 지속적인 섭취와 과식과 관련이 있습니다." 변동성이 작은 혈당 곡선은 과식 충동을 행동적으로 잘 제어하는 상황을 반영한 결과일 수 있다.

포도당 신호의 원천이 미각 수용체나 위장관, 혈액 중 어떤 것이건 상관없이, 이 모든 연구에서 얻을 수 있는 핵심 교훈은 포도당의 큰 변동성을 피하면 뇌의 중독 회로를 균형 있게 유지하는 데 도움이 될 수 있고, 그러면 갈망과 과식을 줄일 수 있다는 것이다. 하지만 포도당은 보상 시스템을 촉발하는 많은 요인 중 하나일 뿐이다. 포도당은 호르몬과 영양 신호의 매우 복잡한 환경의 일부에 지나지 않는다. 그리고 우리의 개인별 민감도는 문제를 엄청나게 복잡하게 만든다.

4

♦♦♦

민감도와 감수성

누구나 각자 나름의 이야기가 있다. 내 이야기는 어린 시절부터 시작된다. 체중이 불어나기 시작했을 때, 나는 그것이 내 남은 평생 동안 겪어야 할 불가피한 사이클―올라갔다 내려갔다 올라갔다 내려갔다를 계속 반복하는―의 시작이라는 사실을 알지 못했다. 나의 경우는 중년으로 접어들면서 일반적으로 나타나는 연간 약 1kg의 증가에 그치지 않았다. 대신에 아동기뿐만 아니라 중년이 되고 나서도 그리고 지금까지도, 나는 비교적 짧은 기간에 10~20kg이 늘었다가 고통스러운 과정을 거쳐 그것을 빼고, 그리고 다시 처음부터 그 과정을 반복했다.

내게 음식은 열심히 노력한 것에 대한 보상이었다. 음식은 내게 위안을 주었고, 일상생활의 참호에서 나를 끄집어냈다. 대학교와 의학대학원 시절, 내가 밤늦게까지 공부하고 연구하고 글을 쓸 수 있었던 것은 냉장고에 세라 리 초콜릿 케이크와 엔텐만스 도넛이 가득 차 있었기 때문이다. 위안을 주는 이 식품들이 손끝에 닿는 거리에 있기만 하다면, 나는 얼마든지 계속 나아갈 수 있었다. 만약 한밤중에 좀 더 실질적인 휴식이 필요하면, 서브 샌드위치나 피자 또는 윙을 찾아 나섰다. 나는 지금도 애머스트의 헝그리 아이에서 밤늦게 맛있게 먹던 짭짤한 로스트비프와 갓 구운 롤의 맛을 기억한다. 케임브리지의 엘시 샌드위치 가게에서 먹었던 스페셜 샌드위치에 뿌려진 톡 쏘는 드레싱과 브루클라인 비컨 스트리트의 비지비에서 구매했던 기름진 테이크아웃 감자튀김도 생생하게 기억한다. 의학 훈련 과정에서 내가 살았던 모든 도시의 동네 중국 식당 주인과는 서로 이름을 부를 정도로 친했다. 이 모든 기억 속에는 또 다른 감각 기억이 깊이 자리잡고 있는데, 그것은 감각을 마비시키는 과식의 쾌락 속으로 푹 빠져들면 불안이 사라지는 느낌이었다. 이것이 바로 음식의 오묘한 점이다. 음식은 필요하지만, 동시에 위험할 수 있다. 그리고 조심하지 않으면 더 큰 그림을 몽땅 놓치게 된다.

체중이 최대치에 이르면 물론 외모가 확 달라진다. 셔츠는 가슴을 꽉 조이고, 허리는 바지 위로 아코디언처럼 접혀서 흘러내리고, 시선 아래쪽으로 뺨이 보인다. 하지만 이 상태에도 어떤 정서적 요소가 있다. 마치 내게 갈 수 있는 또 다른 길이 있는 것 같고, 나는 원하는 것보다 더 자주 그 길을 *선택*하는데, 결국 그 길은 나를 다른 존재가 되도록 이끈다. 나는 또 다른 버전의 나로 변한다. 그는 아무런 절제력도 없이 마구 먹어야 한다는 강박에 사로잡히게 되는데, 결국 그것이 자신을 무자비한 자의식 상태로 몰아갈 것이란 사실을 알면서도, 심지어 그것이 건강에 해롭다는 사실을 잘 알면서도 그런 행동을 하게 된다. 나는 동시에 고급 학위(석사와 박사 학위)를 두 개 땄다. 의학대학원 3학년 과정과 로스쿨 3학년 과정을 동시에 이수했다. 두 의학대학원의 학장을 동시에 맡았고, FDA 국장으로 일하기도 했다. 아무도 나를 자기 절제와 결단력이 부족한 사람이라고 비난하지 못할 것이다. 그럼에도 불구하고 나는 그곳에 가면 얼마나 비참해질지 잘 알면서도 평생 동안 늘 다른 세계로 돌아가는 길을 반복적으로 선택해왔다.

체중과 싸우는 사람은 대부분 자신의 뇌에서 조용히 작용하는 중독 회로에 주의를 집중하지 않는다. 나와 마찬가지로, 그들의 눈에 보이는 것은 그저 매일 먹는 것과 벌이는 싸움뿐이다. 대개 이 관계는 시간이 지나면서 형성된다. 초조제 식품에 노출되어 그 결과로 생기는 음식 중독이나 비만은 흔히 어린 시절에 시작되지만, 그 깊은 영향이 완전히 드러나기까지는 수십 년이 걸릴 수 있다. 흡연도 마찬가지이다. 흡연자 중 90%는 청소년기에 그 습관이 시작되지만, 나중에 가서야 담배를 끊을 수 없다는 사실을 알게 된다. "처음에는 좋았지만 지금은 매우 싫어요."[1] 1970년대에 임피리얼 타바코 회사가 청소년 흡연을 연구하기 위해 '프로젝트 16'을 진행했는데, 그 보고서를 위한 포커스 그룹에 포함되었던 십대 초반의 소년이 이렇게 고백했다. 또 다른 청소년은 다음과 같이 말했다. "우리는 모두 몇 년만 하다가 끊을 거라고 말했는데, 정말로 그러려고 했어요. 이제 5년이 지났는데 과연 끊을 수 있을지 확신이 서지 않아요." 그 아이가 한탄했다. "제가 자신에게 해를 입힐 거라고는 생각도 못 했어요. 다 어떻게든 제어할 수 있을 거라고 생각했죠." 이 보고서는 다음과 같이 명확하면서도 음울한 결론을 내렸다. "그들은 결국 중독되었다."

오늘날 자신이 초조제 식품에 중독되었다는 사실을 뒤늦게 깨달은 사람들 사이에서 비슷한 절망의 목소리가 나오고 있다. 2014년에 나는 다른 의사 팀과 함께「보상 기반 섭식 추동 척도The Reward-Based Eating Drive Scale」라는 연구 결과를 발표했다. 거기서 우리는 비만으로 고통받는 많은 사람들이 체중을 줄이려고 마음먹기 전에는 초조제 식품을 끊을 수 없다는 사실을 깨닫지 못했다고 보고했다.[2] 우리가 내린 결론은 다음과 같다. "그들은 체중을 원하는 만큼 빼지 못하며, 1년 이내에 줄어들었던 체중이 대부분 되돌아오고, 체중 감소와 증가가 되풀이되는 사이클을 겪는 경우가 많다."

어린이와 청소년의 중독적 섭식은 어른에 비해 알려진 것이 적지만, 초조제 식품의 확산을 감안할 때 최근 세대들이 이 사이클에 더욱 취약하다는 결론을 쉽게 내릴 수 있다. 게다가 지난 40년 동안 "아동기 비만은 아동 사이에서는 두 배로, 청소년(12~19세) 사이에서는 세 배로 증가했다."[3] 아동기에 형성된 섭식 행동이 성인기까지 이어진다는 사실도 널리 알려져 있다.[4]

자신의 음식 중독에 관해 나와 인터뷰한 소아과 의사 에린 맥아더 박사도 초조제 식품에 둘러싸여 자라는 세대를 특별한 관점에서 바라본다. "많은 아이들이 무엇을 먹고 있는지 살펴보면, 하루 종일 채소가 전혀 없어요."라고 그녀는 말한다. "그들은 시리얼로 시작해 그다음에는 런처블(미국의 간편식 브랜드), 저녁엔 피자를 먹습니다. 거기엔 진짜 음식이 없어요. 그러한 유전적 소질이 있건 없건, 우리는 이 아이들에게 도파민 보상과 결핍 경로를 일찍부터 자주 만들어주고 있는데, 나는 이 아이들의 삶이 어떻게 될지 정말 걱정됩니다." 아이들의 뇌에 중독 경로를 만들어놓으면, 그들이 평생 동안 그 경로와 싸워야 한다는 것은 거의 확실하다.

초조제 식품을 매일 섭취하면 미래에 이러한 식품을 선호할 가능성이 커질 뿐만 아니라, 동료인 스몰이 보여주었듯이 "저지방 식품에 대한 선호를 낮추고, 맛있는 식품에 대한 반응을 끌어올리기 위해 뇌의 보상 회로를 재조정하는 일이 일어난다."[5] 이러한 섭취 패턴은 새로운 학습을 만들어내 초조제 식품에 대한 욕망을 추가로 촉진한다. 또한 에너지 밀도와 극도의 맛, 식사 속도(즉, 식품을 섭취하는 속도)가 우리가 먹고 과식하는 식품의 양과 일관된 상관관계가 있다는 사실이 알려져 있다.

비만 질환의 중심에는 절제할 수 없는 식욕이 있다. 식욕을 연구하는 심리학자들은 그 구성 요소로서 배고픔, 원함(욕망), 좋아함(즐거움), 포만감(식간의 만족감), 만복감(식사 중의 만족감)을 꼽는다.[6] 따라서 음식 자극에 매우 민감한 사람들은 그런 자극 앞에서의 절제력 상실, 초조제 식품을 먹을 때의 만족감 부족, 그런 식품 생각에 대한 집착을 보고하는 경향이 있다. 드러난 증거들은 현저한 식품 단서가 욕망을 유발하는 뇌 영역을 활성화한다는 것뿐만 아니라, 일단 활성화된 그 영역은 쉽게 가라앉지 않아 계속 더 먹고 싶은 욕구가 지속된다는 것을 시사한다. 이와 비슷하게, 나는 스몰과 캘리포니아대학교 샌프란시스코 캠퍼스의 정신의학과 교수이자 부학과장이며 노화대사감정센터 책임자인 엘리사 에펠Elissa Epel과 함께 진행한 연구에서 체중 문제를 겪는 사람들은 그렇지 않은 사람들에 비해 뇌의 중독 회로가 지속적으로 활성화된다는 사실을 발견했다.[7]

리버풀대학교 심리학과 교수 칼 로버츠Carl A. Roberts는 비만인 사람들이 "체중 증가에 대해 생물학적 취약성이 있으며, 이것은 과식으로 이어지는 섭식 행동에서 분명히 드러납니다."[8]라고 주장한다. 비만인 사람들은 섭식 행동을 조절하는 능력이 상대적으로 떨어지는 경향이 있다. 또한 식욕 조절은 과식을 조장하는 환경적 단서에 쉽게 압도당할 수 있다.

로버츠는 식욕 조절은 포만감과 보상, 억제적 조절이라는 세 가지 행동 현상 사이에서 펼쳐지는 상호 작용이라고 주장한다.

포만감, 즉 식간의 만족감에 대해, 로버츠는 섭취한 음식이 충분한 영향을 미치지 않는 일이 종종 있는데, 그와 함께 식사 간격이 빨라지고 식사 중에 만복감이 들지 않으며 배고픔이 커진다고 말한다.

보상 느낌, 특히 원함과 좋아함에 대해, 로버츠는 이것이 음식 단서에 대한 더 큰 반응, 갈망, 즐거움을 위한 섭식, 스트레스와 기분을 포함한 부정적 감정을 완화하기 위한 섭식으로 나타난다고 말한다. 또한 섭식 행동에서 통제력 상실과 주체할 수 없는 배고픔 경험과 탈억제 증가가 나타나는 사례를 더 많이 보게 된다고 한다.

본질적으로 로버츠는 한 가지 기본적인 현상을 관찰했는데, 바로 우리 모두는 각자 정도는 달라도 보상과 포만감 취약성 때문에 체중을 조절하려는 노력에 애로를 겪는다는 것이다.

대다수 사람들은 이 싸움을 너무나 잘 알고 있다. 내가 몹시 궁금하게 생각하는 불가사의는 어떤 사람이 초조제 식품에 민감한가가 아니라, 초조제 식품에 민감하지 *않은* 사람들을 보호하는 것이 무엇인가이다. 콜로라도대학교의 의학 교수 대니얼 베세슨Daniel Bessesen은 인간의 에너지 균형과 체중, 섭식 행동을 조절하는 생물학적 시스템을 이해하기 위해 평생을 보냈다.[9] 한 연구에서 그는 마른 사람과 비만인 사람에게 과잉 칼로리를 섭취하게 하면서 각자의 생물학적 시스템이 어떻게 적응하는지 살펴보았다. 그는 마른 사람은 과잉 칼로리를 섭취했을 때 식욕이 현저하게 감소한다는 사실을 발견했다. 또한 과식이 위장관에서 뇌로 배부름 신호를 보내는 포만 호르몬 증가와 상관관계가 있음을 입증했다. 그와 그의 동료들은 또 다른 연구에서 비슷한 결과를 얻었는데, 비만이 아닌 사람은 과식을 했을 때 배고픔이 빨리 감소했다. 이에 반해, 체중을 감량했던 비만인 사람이 과식을 했을 때에는 식욕이 감소하거나 뇌가 과잉 칼로리를 감지했다는 증거가 나타나지 않았다.

마른 환자들의 경우, 초콜릿 케이크나 피자 같은 매우 맛있는 식품이 MRI 뇌영상에서 강한 반응을 일으켰지만, 과식을 했을 때에는 욕망 신호를 나타내는 그 강한 반응은 사라졌다. 이 환자들의 신경 반응은 차단되었다. 반면에 체중을 감량한 비만 환자들의 뇌 반응은 사라지지 *않았다*. 그들을 계속 먹게 만든 것은 바로 이 지속적인 뇌 활성화였다.

4 민감도와 감수성

유전자의 역할

◆

지난 40년 사이에 비만율이 증가한 것은 유전자 탓이 아니지만, 체중 증가에 대한 감수성*의 원인 중 적어도 일부는 유전적인 데 있다. 전체 인구 집단에서 각자가 지닌 지방의 양은 종상 곡선으로 나타난다. 이 곡선은 평균적인 지방의 양이 꾸준히 증가하는 쪽으로 이동해왔는데, 어떤 사람은 다른 사람보다 더 많이 증가했다. 유전학은 이 곡선에서 우리의 위치를 결정하는 데 영향을 미친다. 우리는 유전자가 어떻게 우리를 체중 증가에 취약하게 만드는지 그 비밀을 막 알아채기 시작했으니, 제대로 이해하기까지는 갈 길이 멀다. 비만 확률을 높이는 희귀한 돌연변이가 일부 있지만, 이것만으로는 체중의 유전학을 전부 다 설명하기에 부족하다. 게다가 비만의 원인은 단 하나의 유전자만으로 설명되지 않는다. 체중은 대사에서부터 음식 섭취에 이르기까지 많은 생리적 과정의 결과이기 때문에 이에 관련된 유전자가 아주 많다.

  그렇긴 하지만, 우리의 통제를 벗어나 체중에 영향을 미치는 힘들이 *있다*는 사실은 의심의 여지가 없다. 많은 연구를 통해, 유전적 구성이 동일한 일란성 쌍둥이는 유전적 구성이 동일하진 않지만 같은 형제인 이란성 쌍둥이보다 더 비슷하다는 사실이 드러났다. 특히 따로 떨어져 자란 일란성 쌍둥이도 체중 분포가 비슷하다. 이 연구들로부터 유전

---

*   어떤 질병이나 감염에 대해 취약한 정도.

학자들은 체중의 유전율 지수를 40~60%로 계산한다. 이에 비해 키는 유전율 지수가 80%이다. 하지만 유전율은 상황에 따라 변동성이 크며, 나이가 들면 절반으로 감소한다. 여기서 흥미로운 점이 있는데, 과잉 섭취나 과소 섭취를 했을 때에도 체중과 신체 조성 변화는 이란성 쌍둥이보다 일란성 쌍둥이 사이에서 *여전히* 더 높은 상관관계가 나타난다[10]는 사실이다. 일부 과학자들은 우리가 물려받은 유전자들이 한 해 동안 구할 수 있는 식량의 양에 큰 변동이 있던 환경에서 진화했고, 그 결과로 많은 유전자는 식량이 풍족한 환경에서도 체중 증가를 선호하게 되었다고 추측한다.[11] 컬럼비아대학교 의학대학원에서 소아과학의학 교수로 일하는 루돌프 라이벨Rudolph Leibel은 이렇게 말한다. "우리는 에너지 섭취량은 낮거나 제한적인 반면 에너지 소비가 높은 환경에서 발달하고 설계되고 선택된 동물인데, 지금은 그것과 정반대 환경에서 살고 있습니다."[12] 내 동료인 예일의학대학원 비교의학과 교수 타머스 호배스Tamas Horvath가 간결하게 표현했듯, "우리의 기본값은 체중을 증가시키는 것"[13]이다.

유전자를 기반으로 비만이 될 가능성을 예측하는 유전자 검사는 아직 개발 중이다. 나 자신의 DNA를 보내 선별된 유전자들과 비교해 분석한 결과, 나의 다유전자 위험 점수는 100점 만점에 75점으로 나왔는데, 그 회사는 내가 낮은 포만감 때문에 식욕이 증가할 위험이 높다고 말했다. 그 결과를 유전학자 친구에게 보여주자, 그는 내 DNA 분석 결과지에 있는 5개의 유전자 중 3개는 완전히 무해해 보인다고 말했다. 나머지 2개도 체중에 미치는 영향이 아마도 0.5~1kg 정도에 그칠 것이라고 덧붙였다.

다유전자 점수는 아무 의미가 없었다. 이 유전자 검사는 내가 체중 조절에 왜 어려움을 겪는지 그 이유를 이해하는 데 아무 도움이 되지 않았다. 다른 유전자 검사가 내가 체중 조절에 어려움을 겪는 이유를 더 잘 이해하도록 도움을 줄 수 있을까? 어쩌면 그럴 수도 있을 것이다. 개인 간 유전적 변이가 비만에 일부 영향을 미친다는 사실은 알려져 있다. 하지만 유전자가 무대를 준비한다고 하더라도, 체중의 증감을 조절하는 것은 환경이다.

5
◆ ◆ ◆
비만의 유산

일반적으로 사람들은 비만이 '유전'이라는 개념을 오해하고 있다. 대다수 사람들은 '유전'이라는 말을 들으면, 비만인 부모가 비만을 유발하는 유전자를 가지고 있어 그것을 자녀에게 전달한다고 생각한다. 하지만 소아 비만을 전문적으로 다루면서 40년 이상 이 분야에서 일해온 마이클 로젠바움Michael Rosenbaum이 알아낸 바에 따르면, 실제로 일어나는 일은 이보다 훨씬 더 복잡하다.

사실, 부모의 체중이 자녀에게 영향을 미치는 방법에 관한 견해 중 하나는 어머니의 임신 전 체중과 관련이 있다.[1] 임신 전에 비만인 여성은 임신 기간에 증가하는 체중이 건강 체중에서 임신한 여성과 같더라도, 비만인 여성에게서 태어난 아기는 나중에 비만이 될 위험이 훨씬 더 크다. 하지만 이것은 어머니의 유전자 부호와는 관련이 없다. 연구들은 이 위험의 원인은 후생유전학적인 것이라고 시사한다(즉, 생물학적 원인에서 일어나긴 하지만 특정 DNA 때문에 일어나는 것은 아니라는 뜻이다). 따라서 환경의 영향을 이야기할 때, 우리는 단순히 초조제 식품이 잔뜩 널려 있는 집에서 아이가 자라는 환경만 말하는 것이 아니다. 거기에는 자궁 속에서 발달을 시작하는 첫 순간까지 포함된다. 로젠바움은 "우리는 수태 순간부터 성인기에 발생할 모든 대사 질환과 관련된 대사의 기초와 행동의 기초를 놓는 셈입니다."²라고 말한다. 어머니가 먹는 것은 태아의 발달에 큰 영향을 미친다. "자궁 내 환경은 생명을 위한 신병 훈련소와 같아요. 그래서 그 환경이 단것과 식품, 인슐린이 많이 널려 있는 곳이라면, 뇌와 나머지 기관계들은 밖으로 나갔을 때에도 세상이 그와 같을 것이라고 기대하며 발달하게 됩니다." 실제로 바깥 세계는 많은 방법으로 비만을 *조장한다*. 그 결과, 우리는 한 세대의 아이들과 그 이후 세대에게도 비만의 유산을 물려주게 되었다.

예를 들면, 조지(가명)라는 15세 소년은 항상 과체중이었다.³ 아버지 잭(가명)은 비만으로 분류되었지만, 2017년에 영양사와 상담을 시작한 후 주방을 점검해 기름기 없는 단백질과 채소 같은 건강식품으로 채웠다. 잭은 체중이 줄었지만, 조지는 새로운 건강식품의 맛을 대체로 좋아했는데도 체중이 줄지 않았다. 2024년에 체중 감량 클리닉에 갔을 때 전면적인 건강 검진을 했는데, 정신적 혹은 신체적 건강 문제는 전혀 발견되지 않았다. (가족 중 한 명이 갑상선 질환을 앓아 잭은 조지도 그럴지 모른다고 생각했지만, 검사에서 갑상선 기능은 정상으로 나타났다.) 조지는 배부른 느낌이 들려면 음식을 많이 먹어야 한다고 설명했다. 그는 정서적 섭식 경향뿐만 아니라 지루함 때문에 먹는 경향이 있으며, 음식을 갈망하고 생각하는 일이 잦다고 말했다. 조지는 의사들에게 운동을 하지 않으며, 폭식을 하거나 먹으면서 통제력을 잃는 일은 없다고 말했다. 조지는 키가 약 180cm에 체중은 약 132kg이나 나갔다. 미네소타대학교 소아비만의학센터의 공동 운영자인 아론 켈리Aaron Kelly와 클라우디아 폭스Claudia Fox는 2024년 '컬럼비아-코넬' 비만 병인 회의에서 강연을 할 때 이와 비슷한 사례를 인용했다.

조지의 배고픔 경험―그것은 자주 그의 마음속으로 기어들어왔고, 단지 생리적 상태가 아니라 정서적 상태였으며, 경험하는 순간에는 모든 것을 압도했다―은 다른 비만 아동들도 똑같이 겪고 있었다. 2023년, 기자인 리사 밀러Lisa Miller는 비만인 십대 소녀를 추적 조사한 이야기를 묘사했다.[4] 그 어머니는 딸이 어린 시절부터 '채워지지 않는' 식욕을 가졌다는 사실을 알아챘는데, 친구 집에서 저녁을 먹고 와서는 가족과 함께 두 번째 저녁을 먹는 일이 잦았다. 소녀는 밀러에게 이렇게 말했다. "먹는 걸 멈추려고 최선을 다했지만 그럴 수 없었어요. 그러면 배가 너무 고팠거든요." 유치원 학급에서 가장 덩치가 큰 네 살 아이의 어머니가 딸의 식욕을 통제하는 데 큰 어려움을 겪은 이야기도 있다.[5] 그 어머니는 이렇게 말했다. "딸은 아주 천천히 느긋하게 접시에 있는 음식을 모두 다 먹어치워요. 생일 파티에서는 피자나 생일 케이크를 먹으면서 맨 마지막까지 식탁에 남아 있고, 항상 하나 더 달라고 해요." 그 어머니는 많은 의사들이 이 연령대의 아이들에 대해 말할 때 사용하길 꺼리는 단어를 사용했다. 자신의 딸을 탄수화물 중독자라고 일컬은 것이다.

아동 비만에 대한 논의는 2023년 1월에 미국소아과학회가 새로운 비만 치료 지침[6]을 발표하면서 폭발적으로 확산되었다. 73페이지 분량의 이 문서는 비만은 "아동과 가족에게 작용하는 다양한 사회생태학적, 환경적, 유전적 영향"에서 비롯되는 "가장 흔한 소아 만성 질환 중 하나"라는 선언으로 시작했다. 또한 비만에 관한 음울한 통계들도 강조했다. 예컨대, 1963년에는 비만 아동이 5%에 불과했지만, 2017년에는 그 비율이 19%로 증가했고, 비만 유병률은 "나이가 많아질수록 증가"한다고 언급했는데, 이것은 일단 비만이 된 아동은 그 상태를 지속하는 경우가 많다는 것을 뜻한다. 보고서는 또 "예측 역학 모형에 따르면, 2017년의 비만 추세가 지속될 경우, 2050년에는 2~19세 아동 중 57%가 35세가 되었을 때 비만이 될 것으로 추정된다."라고 썼다. 물론 이 재앙에 수반되는 건강 문제들도 있다. 비만 아동은 제2형 당뇨병, 혈중 지질 증가, 지방간 같은 질환에 걸릴 위험이 더 높은데, 이것들은 한때 어린이에게서 거의 나타나지 않던 질환이다.

어떻게 하면 최종 결과에 돈과 노력을 집중하는 대신에 문제의 원천에 주의를 돌릴 수 있을까? 로젠바움은 한 가지 아이디어를 제안했다. 비만인 사람이 자녀를 갖길 원한다면 일단 체중 감량 약물을 사용해 체중을 줄인 후, 임신을 준비하는 기간에는 약물을 사용하지 않고 지내면서(체중 감량 약물은 임신 중에는 안전하지 않다) 줄어든 체중이 태아를 보호하는 효과가 있는지 연구하는 것이다.[7] 만약 그 결과가 로젠바움의 추측과 일치한다면, 패러다임을 약간 바꾸어 자녀 출산을 계획하는 여성에게 미리 추가 치료를 제공하면 된다. 아이가 수태되기 전에 미리 비만을 예방할 수 있다는 희망이 있기 때문이다.

비만이 발달 중인 태아에 미치는 영향을 조사하는 연구가 계속 진행됨에 따라, 소아과 의사와 가정의는 과도한 체중과 그와 관련한 건강 문제를 최대한 일찍 해결하는 데 집중할 수 있다. 뉴욕시 브루클린의 소아과 의사 유진 딘케비치Eugene Dinkevich는 이렇게 설명한다. "1차 의료는 평이 좋지 않습니다.[8] 1차 의료가 비만을 예방하지 못한다는 결론을 내린 연구를 많이 봤습니다. 나는 이것이 진실과 크게 동떨어진 주장이라고 생각합니다." 딘케비치는 소아과 의사는 어린 나이의 아동을 자주 보기 때문에(생후 2년 동안 11회의 병원 방문이 권장된다) 음식과 체중으로 인해 일어날 수 있는 초기의 문제를 다루는 데 특별히 적합하다고 말한다. 가족과 담당 의사 사이의 강한 유대는 남들에게 손가락질받는 느낌을 완화하는 데 도움이 되며, 가족은 의사를 신뢰하고 그의 조언을 소중하게 여기게 된다. 조언은 각 발달 단계에 맞춰 제공할 수 있다. 예를 들면, 부모는 유아기 자녀의 편식과 건강한 성장에 대해 상담을 받을 수 있고, 중학생 연령의 자녀는 건강한 식습관의 기본에 대해 상담받을 수 있다. 비만 치료제에 대해 논의하면서 생활 습관 관리의 중요성을 간과하는 것은 심각한 실수인데(비만의학 전문 의사들조차 비만 치료제를 사용하는 성인도 최적의 건강을 위해서는 식단과 운동 습관을 반드시 조절해야 한다는 점을 거의 항상 인정한다), 소아과 의사가 권장하는 그러한 변화는 중요하고도 지속적인 차이를 빚어낼 수 있기 때문이다. 예를 들면, 한 연구에서는 8세 때 과체중이었다가 사춘기가 시작되던 13세 때 체질량 지수가 정상으로 돌아간 아이는 성인이 되었을 때 제2형 당뇨병 발병 위험이 크게 감소한 것으로 나타났다.[9] 제2차 세계대전 때 영국에서 배급제를 실시하던 시기와 그 직후에 수태되고 태어난 아이들을 비교한 대규모 연구를 최근 조사한 바에 따르면, 삶의 초기에 당분 섭취가 적었던 사람들은 중년기에 당뇨병과 고혈압이 발병할 확률이 현저히 낮았다.[10] 아직 이 연구의 완전한 의미가 밝혀진 것은 아니지만, 많은 과학자들은 이 연구 결과가 유년기에 맛 선호가 발달하는 과정을 밝히는 증거뿐만 아니라 당분의 중독성을 뒷받침하는 증거를 제공한다고 생각한다.

1995년 3월, 나는 컬럼비아로스쿨에 모인 청중 앞에서 담배가 '소아 질환'이라고 선언했다.[11] 일단 사람들이 자신의 자녀가 약탈 마케팅 전술의 표적이라는 사실을 이해하자, 소비자 선택과 자유에 대한 논의는 사라지는 것처럼 보였다. 이제 나는 비만 역시 소아 질환이라고 말하려고 한다. 단지 아이들이 비만으로 고통받고 있어서가 아니라, 자신들의 이익을 위해 우리를 덫에 빠뜨린 비만 유발 환경 설계자들이 아이들을 비만으로 몰아가고 있기 때문이다. 이미 비만을 겪고 있는 청소년의 치료 필요성을 부인할 수는 없지만, 이 위기에서 벗어나는 최선의 방법—*유일한 방법*—은 자신들이 제시하는 방안을 따르는 것이라는 의학계와 제약업계의 설득에 순진하게 넘어가서도 안 된다. 이 재앙에 대처하려면 다각적인 접근법이 필요한데, 그 과정에 약물 치료가 포함될 수도 있지만, 약물 없이 아이들의 건강을 유지할 수 있는 미래를 지향해야 한다. 그것은 사람들이 자신의 선택 때문에 수치심을 느끼지 않게 하고, 반드시 해결해야 할 더 큰 구조적 문제를 간과하지 않는 접근법이어야 한다.

6

❖❖❖

체중 재증가

체중 재증가는 현대 의학에서 풀리지 않은 최대 미스터리 중 하나이다. 캐나다의 비만 전문가 아리야 샤르마는 "체중 감량을 위해 하던 치료와 노력을 줄이거나 중단하는 순간, 체중은 다시 돌아오기 시작합니다."[1]라고 말한다. 샤르마는 강력한 생물학적 요인들 때문에 자신의 환자들이 감량한 체중을 거의 유지하지 못한다고 털어놓았다. 얼마 전에 열린 '비만에 관한 유럽 회의'에서 그는 이렇게 고백했다. "나는 30년 동안 이 일을 해왔지만, 비만을 '치료'한 적은 단 한 건도 없었습니다. 체중을 감량하고 그 상태를 유지하면서 건강이 향상되고 삶의 질이 개선된 환자들은 많았지만, 나는 그들 중 어느 누구도 '완치'되었다고 생각하지 않습니다. 나는 아직도 많은 사람들이 이 사실을 제대로 이해하지 못한다고 생각합니다. 일단 비만이 되면, 평생 동안 이 문제를 안고 살아가야 합니다. 마라톤을 뛰고 싶다면 얼마든지 뛰세요. 하지만 마라톤을 멈추는 순간, 어떤 일이 일어날까요? 체중이 다시 돌아옵니다."

이것은 다이어트, 약물, 수술을 포함해 모든 개입에 적용된다. 체중이 재증가하는 경향을 메타 분석한 결과에 따르면, 체중 감량 후 3년이 지나면 감량한 체중의 60% 이상이 회복되며, 4년째와 5년째에는 추가로 체중이 다시 늘어난다.[2] 콜로라도의학대학원의 폴 매클린Paul Maclean 박사는 "감량한 체중 중 상당 부분이 일찍 회복됩니다."[3]라고 덧붙인다. 지방 흡입 수술 후에도 체중은 다시 돌아오는 경우가 많다. 컬럼비아대학교의 마이클 로젠바움은 "지방 흡입 수술을 받은 사람들이 다른 사람들보다 감량한 체중을 더 잘 유지한다는 것을 보여주는 논문은 성형외과 문헌 어디에서도 찾아볼 수 없습니다."[4]라고 말했다. 새로운 비만 치료제도 사용을 중단하면 효과가 지속되지 않는다. 앨라배마대학교 버밍엄 캠퍼스의 영양과학과 부교수 카티아 마르틴스Cátia Martins는 "체중 감량 후 체중이 다시 늘어나는 현상은 비만 관리에서 가장 큰 도전 과제입니다.[5] 장기적으로 보면 대다수 사람들은 체중이 다시 증가합니다. 이것은 감량을 위해 어떤 방법을 쓰건 상관없이 일어나는 일입니다. 급격한 체중 감량 시기가 지나고 나면, 곧이어 체중 재증가가 일어납니다."라고 지적한다.

로젠바움이 말했듯이 에너지 소비와 식욕의 관계가 더 많이 먹으면 더 많이 소비하고 덜 먹으면 덜 소비하는 방식으로 작동한다면 감량한 체중을 유지하기가 훨씬 쉬울 것이다. 우리 몸이 체중을 안정 상태로 유지하길 원할 것이기 때문이다. "그러면 체중을 다시 증가시키려고 작용하는 힘이 없을 것입니다. 하지만 안타깝게도 현실은 그렇지 않습니다."[6]

로젠바움은 30년 동안 감량한 체중을 유지하는 방법을 연구해왔다. 그는 이렇게 말한다. "체중 감량은 전투의 시작에 불과합니다. 진짜 중요한 것은 감량한 체중을 유지하는 방법, 그리고 그 과정에서 우리 몸이 방해자가 아니라 협력자가 되도록 만드는 방법을 찾는 것입니다."

이 불가피한 사이클은 무엇 때문에 일어날까? 그 답은 두 부분으로 나눌 수 있다. 하나는 '대사 적응'(체중 감량에 직면한 몸이 생존을 위해 사용하는 에너지량을 줄이는 현상)이고, 또 하나는 뇌의 '중독 회로'이다.

2014년, 이 현상을 연구하기 위해 만들어진 미국 국립보건원의 한 위원회는 식욕 증가와 신진대사 감소가 체중 재증가의 원인이라고 결론지었다. 매클린은 "체중 재증가를 유발하는 생물학적 압력은 몸이 먹길 원하는 에너지량과 몸이 소비하는 에너지량의 차이에서 비롯됩니다."[7]라고 설명했다. 이 견해는 다소 논란의 여지가 있지만, 많은 과학자들은 이러한 영향이 시간이 지나도 사라지지 않는다고 믿는다. 이 연구자들에 따르면, 대사 적응은 일시적인 상태가 아니다. 처음의 체중 감량 후에도 커진 배고픔과 느려진 대사 상태가 지속된다.

또 다른 원인은 행동 프로그램을 실천하는 노력이, 충분히 예상할 수 있듯이 시간이 지나면서 점차 약해지는 현상이라고 매클린은 말한다. 처음에는 록펠러대학교에서, 그다음에는 컬럼비아대학교 의료센터의 입원 환자 임상 연구팀에서 진행한 중요한 연구에서, 로젠바움과 그 동료들은 다양한 체중을 가진 사람들에게 체중이 10% 줄어들 때까지 맛이 그리 좋지 않은 800칼로리의 액체 식단을 계속 제공하고 그 추이를 관찰했다.[8] 비만 환자 중 일부는 체중이 50%까지 줄어들었다. 연구자들은 체중이 줄어들면 에너지 소비가 감소한다는 사실을 발견했는데, 이것은 대사 속도가 느려졌다는 뜻이다. 실제로 신체 조성이 일치하는 사람들끼리 비교해보면, 체중이 줄어든 사람들은 하루에 에너지 소비가 300~400칼로리나 감소했다. 다시 말해서, 감량한 체중을 유지하고 에너지 균형을 맞춰 체중이 다시 증가하지 *않게* 하려면, 동일한 신체 조성을 가졌으면서 감량을 하지 않고 그 체중에 이른 사람보다 매일 300~400칼로리를 덜 먹거나, 그만큼 운동을 더 많이 해야 한다는 뜻이다. 이 피험자들은 이제 몸이 더 작아졌으므로(에너지를 태울 근육량이 더 적으므로) 이전보다 적게 먹어야 할 뿐만 아니라, 대사와 내분비계, 신경계의 추가적인 변화로 인해 체중 증가 없이 먹을 수 있는 음식의 양이 더 줄어들었다.

로젠바움은 체중이 줄어든다고 해서 누구나 다 에너지 소비가 감소하는 것은 아니라고 신중하게 지적하지만, 문제는 대사 적응뿐만이 아니다. 바로 여기서 중독 회로가 끼어든다. "체중 재증가의 주원인은 식욕 증가입니다. 에너지 소비의 감소도 중요하지만, 실제로 체중 재증가를 추진하는 것은 식욕 증가입니다."

예를 들면, 국립보건원에서 환경과 섭식을 연구하는 케빈 홀은 모형 분석을 통해 체중이 1kg 줄어들 때마다 식욕은 하루에 95칼로리만큼 증가하고, 에너지 소비는 하루에 25칼로리만큼 감소한다는 결과를 얻

었다.⁹

게다가 로젠바움과 선구적인 비만 연구자 줄스 허시Jules Hirsch는 체중 감량 후에 음식이 더 맛있을 것이라고 예상하는 보상 기대가 증가하고 *실제*로 음식이 더 맛있게 느껴지며, 그와 함께 도파민 반응을 억제하는 뇌 영역이 영향을 받아 자제력이 감소한다는 것을 보여주었다. 로젠바움은 체중이 줄어든 뒤에 뇌섬엽과 복측 선조체를 포함해 뇌에서 중독 보상 중추의 활동이 증가하고, 자제력을 담당하는 뇌 영역의 활동은 감소하며, 만복감이 지연된다는 사실을 발견했다. "체중이 줄어들면, 에너지 소비는 낮아지고 먹으려는 욕구는 더 강해집니다. 체중 재증가를 위한 퍼펙트 스톰이 생겨나는 것입니다."라고 로젠바움은 말한다.

하지만 음식 중독에 관여하는 것은 '원함'을 촉발하는 보상 회로뿐만이 아니다. 로젠바움은 이렇게 표현한다. "[중독 보상 중추에는] 먹으라고 계속 속삭이는 악마가 있고, [전전두 피질에는] 제발 먹지 말라고 말하는 천사가 있는 상황과 같습니다."

이 연구들에 기록된 체중 재증가는 재발의 증거이며, 그것은 우리를 둘러싼 수많은 초조제 식품이 빚어낸 생리적 변화의 결과이다. 이와 비슷하게, 단서가 촉발하는 갈망과 부정적 기분은 흡연을 비롯해 다른 중독에서도 재발을 유발한다. 흡연의 경우, 매일 훨씬 완만하게 오르락내리락하는 기분 변화보다 부정적 기분의 급격한 상승이 재발을 촉발하는 것으로 보인다. 따라서 인생에서 중요한 사건을 겪은 후에 체중 재증가가 자주 일어나는 것은 놀라운 일이 아니다. 체중 재증가에 대해 이야기하던 조지 쿠브는 중독학자 앨런 말랫Alan Marlatt의 연구를 인용했다. "말랫은 수년 전에 재발은 대부분 불안과 불쾌감, 부정적 정서 상태에 의해 촉발된다고 주장했고, 이 주장은 알코올 중독 부문에서 확인되었습니다.[10] '하이퍼카티페이아'라는 용어는 바로 그것을 가리킵니다. 그 과정에 도파민이 중요한 역할을 하는데, 도파민 부족이 그것을 추동할 수 있기 때문이지요. 가장 강한 영향을 미치는 것은 부정적 정서 상태입니다. 그것은 실제적인 관여를 촉진하는 단서입니다."

전에 이와 관련해 나눈 대화에서 사미 시프는 사람들이 체중을 감량하려고 시도할 때 일어나는 일에 대해 중요한 사실을 지적했다. 그는 사람들이 음식과 관련된 행동에 주의를 기울이지 않는 기간과 체중을 감량하려는 동기를 다시 느끼는 기간이 번갈아 나타난다고 말했다.[11] 이렇게 반복되는 사이클은 낮은 자존감, 우울 증상, 체중을 감량하고 건강한 생활 방식을 유지하려는 목표를 달성할 수 없으리라는 느낌을 낳을 수 있다. 시프가 명시적으로 말하진 않았지만, 이것은 재발의 본질을 완벽하게 묘사한 것이다.

7

몸 긍정성, 건강 긍정성

"신체 부정성과 대상화가 없는 삶이 어떨지 생각해보세요. 신체에 대한 걱정에서 벗어난 자유는 어떻게 느껴질까요?[1] 당신의 삶에 어떤 변화가 일어날까요?" 영양학 석사이자 영양사인 에블린 트리볼Evelyn Tribole은 이렇게 썼다. 트리볼은 엘리스 레시Elyse Resch와 함께 직관적 섭식Intuitive Eating을 공동 창립했고, '자기 몸 긍정 운동body positivity movement'의 지도자로 활동하고 있다.

지난 10년 동안 자기 몸 긍정 운동(그 기원은 1960년대에 시작된 비만 수용 운동과 비만 긍정 운동까지 거슬러 올라간다)은 소셜 미디어에서 #bodypositive와 #bodypositivity 태그가 달린 게시물이 급증하면서 새로운 추진력을 얻었다. 이 게시물들은 소셜 미디어와 광고에서 흔히 묘사되는 몸에 대한 부적절하고 위험한 기대를 뒤집어엎으려는 의도로 작성되었다. 이러한 해시태그들의 바탕을 이루는 개념은, 누구든지 몸 크기에 상관없이 자기 몸에 편안함을 느낄 수 있고, 남을 함부로 판단하지 않고 지지해주는 공동체에 받아들여지는 공간을 만드는 것이다. 최근에 이 운동은 그러한 공간에 속한 사람들이 누구냐를 놓고 치열한 논쟁을 불러일으켰다.

이 논란 속의 질문은 진정으로 자신의 몸을 받아들이는 사람이 누구인가에 초점을 맞추고 있다. 최근에 부상한 비만 치료제가 이 문제에 기름을 부은 일부 원인이었다. 비만 치료제의 등장은 마치 번개가 이 운동의 풍경을 가르고 지나가듯이 그 참여자들을 두 집단으로 확연히 나누었다. 즉, 비만 치료제를 사용하는 사람들과 사용하지 않는 사람들로 갈렸다. 체중 때문에 애를 먹던 일부 유명인과 인플루언서가 갑자기 날씬해지면서 많은 팔로워들은 버림을 받은 듯한 느낌이 들었다. 자기 몸 긍정 운동에 참여한 나머지 사람들은 빠르게 체중이 줄어드는 친구들과 동료들 때문에 예전의 수치심이 되살아나는 느낌을 받는다. 그리고 다이어트 문제가 다시 불거졌는데, 자신의 체중을 의식하는 사람들은 어떻게 하면 먹을 때 즐거움을 유지하거나 최소한 약간의 평화를 유지할 수 있을까 하는 고민에 빠졌다.

이 마지막 과제는 직관적 섭식 운동의 핵심이다. 둘 다 영양사인 트리볼과 레시는 다이어트와 체중 감량에 집중하는 대신에 배고픔과 배부름 같은 자신의 내적 단서에 귀를 기울이도록 장려하기 위해 '직관적 섭식'[2]이라는 방법을 만들었다. 이 방법은 열 가지 원칙—'다이어트 문화를 거부하라', '배부름을 느껴라', '자신의 감정에 친절하게 대처하라' 등—을 제시하면서 사람들이 이 선천적인 지식의 안내를 받아 선택을 하도록 돕는다.³ "지금 여기에 있는 자신의 몸을 존중하려면 먼저 시작해야 할 단계들이 무엇인지 생각해보세요. 나는 체중계를 없앨 것을 추천합니다."⁴라고 트리볼은 조언한다.

자신의 체형을 받아들이고 포용하는 것은 분명히 중요한 목표이다. 자기 몸 긍정 운동은 신체 사이즈에 대한 낙인을 불식시키고, 우리 문화 전체가 체중과 웰빙에 대해 이해하고 이야기하는 방식을 다시 생각하도록 촉구하는 데 의미 있는 진전을 이루었다. 나는 다이어트는 장기적으로 효과가 없으며, 다이어트로 생기는 박탈은 섭식 장애 위험을 증가시킬 수 있고, 모든 체중 감량 프로그램은 초점을 건강에 맞추어야 한다는 트리볼의 주장에 전적으로 동의한다.

하지만 내가 무작위 대조 시험에서 체지방을 줄이면 심각한 심혈관 질환의 위험이 감소한다는 결과가 나왔다고 지적하자, 우리의 견해차가 뚜렷하게 드러났다.⁵ 내가 체중을 줄이지 않고 이런 결과를 얻을 수 있는 방법을 묻자, 트리볼은 요요 다이어트가 해롭다는 연구 결과들이 점점 늘어나고 있다고 지적했다. 사실은 요요 다이어트가 해롭다는 주장을 지지하는 연구도 있고, 지지하지 않는 연구도 있다.

"체중을 감량하고 그대로 유지할 수 있다는 것은 어디까지나 가정이지요. 그런 시도가 완전한 실패로 돌아간다는 것을 보여주는 연구가 아주 많아요."라고 그녀는 덧붙였다.

결국 트리볼은 대다수 사람들에게 체중은 변경할 수 없는 것이라고 믿는다.

"그것은 백기를 드는 거나 다름없지 않나요?" 내가 이렇게 반박했는데, 아마도 다소 강한 어조로 그랬을 것이다.

트리볼은 곧장 반박했다. "남자로 살아가는 것과 심장 질환의 관계를 예로 들자면, 그것은 모든 남자를 거세해야 심장 질환이 사라진다고 말하는 것과 같아요. 이것은 바로 그런 식으로 문제를 바라보는 것과 같아요."

폭식 장애, 거식증, 신경성 폭식증을 포함한 섭식 장애 환자들을 돌본 사람들은 지난 수십 년 동안 다이어트가 섭식 장애를 유발할 수 있다는 핵심 교리를 채택했다. 대다수는 절제를 지지할 수 있다는 우려 때문에 음식 중독 개념을 거부하는데, 절제는 섭식 장애의 추동 원인 중 하나로 작용할 수 있다. 일부 전문가는 음식 중독이라는 개념을 지지하지 않는데, 아이러니하게도 그것은 개인을 책임에서 면제한다는 이유 때문이다. 리즈대학교의 앤드루 힐Andrew Hill 교수는 "이것은 흥미롭게도 비난의 초점을 개인에게서 음식으로 옮기는 방법입니다."[6]라고 말했다. 하지만 트리볼이 가장 우려하는 것은 다이어트와 제한된 섭식이 중독을 심화시키는 일이 잦다는 점이다. "먹이 공급을 제한한 쥐들에게서 이러한 통제 상실 문제가 나타납니다." 초조제 식품에 대한 갈망과 도파민 회로 자극은 포만 상태에서도 일어날 수 *있지만*, 중독 물질에 대한 접근을 제한할 때 중독 징후가 더 쉽게 나타난다는 트리볼의 주장은 옳다. 사실, 직관적 섭식의 열 가지 원칙 중 하나인 '음식과 화해하라'[7]는 바로 이 문제를 해결하기 위한 것이다. 이 영양사들은 자신들의 웹사이트에서 이렇게 설명한다. "특정 식품을 먹을 수 없거나 먹어서는 안 된다고 스스로에게 말하면 강한 박탈감이 초래될 수 있고, 이는 통제할 수 없는 갈망으로 발전해 폭식으로 이어지는 경우가 잦습니다." 트리볼은 다이어트나 음식을 제한하는 행동을 해서는 안 되며, 만약 그것이 체중 감량을 위해 꼭 필요한 방법이라면 체중 감량을 하지 말아야 한다고 주장한다.

"당신은 체중 감량을 지지하지 않는군요?" 내가 물었다.

"네, 그렇습니다. 체중이 낙인이 된다는 관점에서 볼 때, 직관적 섭식이라는 개념조차도 결국 자신의 몸과 건강한 관계를 형성하는 것이지 몸을 변화시키는 것이 아닙니다. 그리고 직관적 섭식을 하면, 체중이 그대로 유지되거나 늘어나거나 줄어들거나 이 세 가지 일 중 하나가 일어날 수 있습니다."

다이어트가 과식의 원인이 되며 섭식 장애를 유발할 수 있다는 이론의 기원은 1970년대로 거슬러 올라간다. 컬럼비아대학교 심리학과 교수였던 고故 스탠리 색터Stanley Schachter는 비만이 아닌 사람들은 신체 '내부의' 단서(배고픔이나 포만감 수준 같은)에 더 잘 반응하는 반면, 비만인 사람들은 식품의 종류나 하루 중의 시각과 같은 외부의 단서에 더 잘 반응한다는 이론을 세웠다.[8] 이 이론의 바탕에는 비만인 사람들에게서는 시상하부(뇌에서 항상성 시스템을 조절하는 부분)가 다르게 작용한다는 생각이 깔려 있었다.

그 당시에 알려진 또 다른 연구 결과는 사회심리학자 리처드 니스벳Richard Nisbett이 발견한 것이었는데, 그에 따르면 과체중인 사람들은 매우 많이 먹거나 매우 적게 먹는 경향이 있었다. 이 결과는 이들이 매우 통제된 섭식을 하거나 과도한 섭식을 하면서 서로 정반대의 극단적 섭식 행동을 한다는 것을 시사했다. 이를 바탕으로 노스웨스턴대학교의 심리학자 피터 허먼Peter Herman과 데버러 맥Deborah Mack은 다이어트에 대한 문화적 압력이 '통제된 섭식'[9]을 초래하며, 통제된 섭식을 하다가 초조제 식품에 접하면 과식을 하게 되어 체중이 증가한다는 가설[10]을 세웠다. 이 이론들은 시간이 지나면서 더욱 복잡해졌지만, 핵심은 다이어트와 통제된 섭식이 역설적으로 섭취량 증가—'탈억제'나 '통제 상실' 같은 시기—를 낳아 체중 증가를 유발할 수 있다는 것이다. 이 연구자들에 따르면, 범인은 초조제 식품이 아니라 섭식을 억제하는 다이어트였다. 그 후 '통제된' 섭식과 '통제되지 않은' 섭식에 대한 연구가 많이 이루어졌고, 반복적인 다이어트나 요요 현상이 심리적으로나 대사적으로 해로운 영향을 미친다는 연구와 이론이 많이 쏟아져나왔다.

비록 초기의 횡단 연구들은 섭식 억제가 과식이나 섭식 장애와 상관관계가 있음을 시사했지만,[11] 다른 연구들은 더 많은 질문을 제기했다. 이 연구들은 통제된 섭식이 과식을 유발하는지 아니면 과식이 통제된 섭식을 유발하는지 알아내려고 했다. 닭이 먼저냐 달걀이 먼저냐 하는 이 문제를 해결하기 위해 다양한 무작위 대조 시험이 진행되었다. 그중에서 가장 결정적인 연구로 꼽히는 '에너지 섭취 감소의 장기적 영향에 대한 종합 평가(CALERIE)'는 칼로리를 제한한 다이어트로 통제된 섭식을 한 비非비만인 집단과 대조군을 비교했는데, 통제된 섭식 집단에서 폭식이나 과식 또는 섭식 장애 발생이 증가하지 *않은* 것으로 나타

났다.[12]

2023년, 미시간대학교의 줄리아 리오스Julia Rios와 애슐리 기어하트 Ashley Gearhardt는 억제와 음식 중독 사이의 경로를 밝히기 위해 청소년을 대상으로 연구를 진행해, "음식 중독이 미래의 섭식 억제를 유의미하게 예측"하며, 그 반대는 성립하지 않는다는 결과를 얻었다.[13] 즉, "섭식 억제는 미래의 음식 중독을 유의미하게 예측하지 *않았다*."

하지만 이 발견들 중 어느 것도 박탈과 음식 제한, 체중 감소가 과식과 섭식 장애에 어떤 역할을 하지 *않는다*는 걸 의미하진 않는다. 더 중요한 것은, 연구들에서 초조제 식품에 대한 지속적인 접근성과 노출이 우리의 중독 회로를 민감하게 만든다는 사실이 드러났다는 점이다. 또한 음식 제한과 체중 감소가 보상 민감도와 보상에 대한 반응을 높일 수 있다는 증거도 있다. 예를 들면, 음식 박탈은 코카인과 암페타민 같은 약물의 보상 가치를 증가시킬 수 있는데, 박탈은 일반적으로 보상 물질에 대한 민감도를 높인다고 알려져 있다. 분명히 보상 물질 박탈은 금단 증상을 유발하고 중독 사이클을 영속시키는 데 일조한다.

물론 다이어트는 갈망을 유발하고, 그러한 갈망을 관리하려는 시도는 섭식 장애라는 결과를 낳는다. 트리볼의 주장은 옳다. 박탈과 다이어트는 과식을 촉발할 수 있다. 하지만 나는 음식 중독이 과식 행동을 이끈다고 생각한다. 그래서 킴 데니스에게 폭식과 음식 중독의 차이가 뭐라고 생각하는지 물어보았다. 그녀는 이렇게 설명했다. "폭식 장애가 있는 사람은 인지 왜곡이 잦고 체형과 신체 사이즈를 자존감과 연관 짓는 과대평가가 심합니다. 폭식 장애가 있는 많은 사람들은 온갖 종류의 식품을 폭식합니다." 그리고 이어서 이렇게 말했다. "음식 중독에 빠진 사람들은 섭식 장애의 인지적 특징과 신체상 왜곡이 없으며, 항상 자신을 자극하거나 통제할 수 없는 폭식으로 안내할 확률이 매우 높은 특정 식품이나 식품들의 조합을 스스로 분명히 알 수 있습니다." 그녀는 또 음식 중독 세계에는 "중독의 다른 표현형에 대해 이야기하는" 사람들이 있다고 말했다. "그것은 항상 폭식의 형태로 나타나는 것은 아니며, 20~30분 간격으로 하루 종일 계속 먹는 그레이징grazing*처럼 보일 수도 있습니다."

섭식 장애는 개인의 정신 건강과 관련된 여러 측면을 포함할 수 있지만, 마음과 몸을 걷잡을 수 없게 망가뜨리는 것은 중독 회로이다. 섭식 장애 치료, 비만의학, 중독학, 내분비학 등의 분야는 제각각 서로 다른 전통과 학파에서 발전했으며, 대체로 서로 고립된 상태를 유지해와 서로 간의 연관성을 파악하기가 어렵다. 하지만 초조제 음식 중독은 이 모든 분야에서 치료를 받으려는 환자들 사이에서 공통적으로 나타나는 문제이다.

섭식 장애 전문가들은 전통적으로 '충동성'과 '정서적 조절 장애'가 섭식 장애와 비만의 중심에 자리잡고 있다고 보고해왔다. 그들은 섭식 장애 전문가인 페르디난드 페르난데스-아란다Ferdinand Fernández-Aranda 박사의 표현처럼 "섭식 장애와 비만은 신경생물학적, 환경적 취약성을 공

---

* 소량의 음식을 반복적으로 먹는 식습관.

유하며, 비만과 폭식 장애가 있는 개인들은 [뇌 기능에] 변화가 일어났다는 증거"가 있다는 사실을 인정한다.

또한 비만과 섭식 장애의 유사성은 뇌의 중독 회로가 차지하는 중심적 역할을 이해함으로써 설명할 수 있다.[14] 사미 시프에게 음식 중독과 섭식 장애의 관계에 대해 묻자, 그는 이렇게 답했다. "중뇌변연계의 도파민 시스템은 섭식 장애와 비만 모두에 관여하며, 다양한 정신병리학적 상태와도 관련이 있습니다."[15]

뇌의 중독 회로와 대사 신호가 과도한 체지방을 지속시킨다는 사실을 안다면, 건강 개선을 위한 체중 감량이나 재설정을 어떤 방식으로 재고해야 할까? 내장 지방이 심혈관 질환과 당뇨병을 유발하는 실제적인 문제라는 점을 잊지 말아야 한다.

병든 지방

◆

만약 과도한 체중이 단순히 외모 문제에 불과하다면, 나는 지금처럼 비만에 대해 그렇게 신경 쓰지 않았을 것이다. 만약 비만이 단 하나의 합병증만 유발한다면, 그냥 그것만 치료하면 간단히 해결될 것이다. 문제는 비만이 주요 심혈관 질환과 대사 질환의 근본 원인이라는 것이다. 비만은 뇌졸중과 열세 가지 암의 위험을 증가시키며, 40~85세 미국인 사망자 5명 중 거의 1명의 죽음에 직간접적으로 관련이 있다.

현재의 자기 몸 긍정 운동이 낳은 복잡한 결과 중 하나는, 문화적 오류를 바로잡으려고 시도하는 과정에서 '독성 지방'(일부 전문가들이 '병든 지방'이라고 부르는)이 지닌 건강상의 위험을 모호하게 만들었다는 점이다. 의학적으로 매우 시급한 문제임에도 불구하고, 체중은 여전히 논의하기 매우 어려운 주제 중 하나로 남아 있다. 이것은 개인적이고 매우 민감한 문제로, 수치심과 후회, 자책을 초래할 수 있다. 또한 많은 사람들은(심지어 일부 의사들조차) 여전히 부당하게 과다 체중 문제를 개인적 실패로 여긴다. 이러한 견해는 우리가 체중을 완전히 관리할 수 있다는 그릇된 믿음에서 비롯된 것이다. 하지만 이러한 잘못에 대한 대응은 침묵이 아니라, 어렵더라도 자기 수용 *그리고* 장기적 건강을 향해 나아가는 최선의 길을 밝혀줄 대화를 시작하는 것이다. 두 가지가 동시에 옳을 수도 있다. 즉, 어떤 크기여도 자신의 몸을 사랑하는 동시*에* 건강 문제에 대해 선제적으로 적극 대처할 수 있다. 목표는 이 두 가지 개념의 평화로운 공존이다.

우리가 이 이중성을 아직 잘 받아들이지 못하는 이유는 두 개념 모두 비교적 최근에 등장했기 때문일 수 있다. 자기 몸 긍정 운동이 다시 떠오른 것은 지난 10년 사이였고, 과도한 내장 지방이 심혈관 질환과 당뇨병의 원인임을 밝힌 연구 역시 비교적 최근에 진행됐다.

1988년, 스탠퍼드의학대학원의 내분비학자이자 명예 의학 교수였고 인슐린 저항 연구의 선구자였던 고故 제럴드 리븐Gerald Reaven은 '대사 증후군'이라는 개념을 제안했다.[16] 이것은 여러 가지 이상 상태—높은 인슐린 수치, 포도당 불내성, 고혈압, 이상 지질 수치를 포함해—가 결합되어 심혈관 질환과 당뇨병의 위험을 높이는 복합적인 증후군이다. 리븐은 비만을 이 증후군의 일부로 포함하지 않았는데, 비만이거나 체지방이 많은 사람도 이러한 대사 이상이 나타나지 않는 사례를 다수 발견했기 때문이다.

하지만 거의 같은 시기에 스웨덴 예테보리대학교의 한 연구팀은 복부 지방, 즉 내장 지방의 축적이 대사 질환과 연관이 있다고 보고했다.[17] 그보다 30년 전에 프랑스 의사 장 바그Jean Vague는 지방 분포에 사과 모양과 배 모양의 두 가지 형태가 있다는 사실을 확인했다.[18] 그가 '남성형 비만'이라고 부른 사과 형태는 허리둘레가 더 넓은 비만이고, '여성형 비만'이라고 부른 배 형태는 다리와 둔근(볼기근)에 지방이 많이 축적된 비만이다. 리븐은 다양한 심혈관 질환과 당뇨병이 주로 내장 복부 지방, 즉 사과형 비만과 관련이 있다는 사실을 간과했던 것이다. 캐나다 퀘벡시에 있는 라발대학교의 장-피에르 데스프레Jean-Pierre Després는 스웨덴 연구진의 발견을 바탕으로 대사 위험을 초래하는 것은 전체 체지방량이 아니라 내장 지방이라고 지적했다.[19]

단순하게 설명하면, 과도한 칼로리를 섭취할 때 그 에너지는 지방 조직에 저장된다. 하지만 지방 조직이 저장할 수 있는 잉여 칼로리, 즉 지방의 양에는 한계가 있으며, 이 한계를 넘어서면 잉여 지방이 유리 지방산으로 방출되기 시작한다. 이상적인 상황에서는 간이 잉여 에너지를 저장했다가 운동을 하거나 밤중의 공복 상황에서 다른 기관에 에너지가 필요할 때 이를 방출한다. 하지만 컬럼비아대학교 의료센터의 앤서니 페런트Anthony Ferrante의 표현을 빌리면, "우리는 그 효율성이 참이 아니라는 것을 알고 있다. 어떤 생물학적 계도 그렇지 않다."[20] 이 장소들이 지방을 더 저장할 수 없으면 지방산이 흘러넘치게 된다. 이것은 간, 뇌, 췌장, 동맥 같은 비지방 기관에 축적되어 증가하는 지방의 전구체가 되며, 이로 인해 해당 기관의 기능이 손상되고 면역 세포의 활동과 염증이 증가할 수 있다. 간에 축적된 지방은 만성 간 질환의 주요 원인이 되는데, 비만에서 비롯된 소위 '침묵의 간' 질환은 간의 염증과 섬유화, 간경화, 간 부전으로 인한 간 이식에서 두 번째로 흔한 원인이 되었다. 간에 축적된 지방은 결국 중성 지방이 되어 혈류를 타고 돌아다니는데, 이 농도가 높으면 심장 질환과 뇌졸중 위험이 높아진다. 췌장에 축적된 지방은 췌장의 베타 세포가 인슐린을 생성하는 방식에도 영향을 미친다. 당뇨병 전문의인 로이 테일러Roy Taylor의 연구에 따르면, 제2형 당뇨병은 가장 단순히 말해 간과 췌장에 처리 가능한 양 이상의 지방이 축적된 상태라고 할 수 있다.[21]

체지방이 15% 줄어들면 췌장 기능이 회복된다. 사실, 체중 감량과 당뇨병 완화 사이에는 정비례 관계가 성립한다. 질병 초기에는 체중을 1% 줄일 때마다 완화율이 약 5%씩 증가한다.

지방이 심장 세포에 침투하는 경우에도 동일한 메커니즘이 작용한다. 지방 세포는 온몸에서 여러 가지 호르몬을 생성하는데, 이 호르몬들이 과다하게 분비되면 관절염, 암, 혈전, 제2형 당뇨병, 고혈압, 혈중 지질 증가, 죽상 경화 심장병, 뇌졸중 같은 질환을 유발할 수 있다. 이 호르몬들은 염증을 악화시켜 국소 면역 세포의 활동에도 영향을 미친다. 손상은 단순히 전신에 미치는 대사적 영향 때문만이 아니라, 지방의 위치와 양, 기계적 힘 때문에도 발생할 수 있다. 목 주변에 쌓인 지방은 수면 무호흡을 유발한다. 관절에 가해지는 중량은 골관절염의 원인이 될 수 있다. 심장 주변의 지방은 심장 기능에 영향을 미치고 더 많은 스트레스를 가해 심장을 더 열심히 일하게 만든다. 콩팥 주변의 지방은 혈압에 영향을 미친다. 과도한 지방은 최소 200가지 이상의 다른 질환에도 관여한다.

글래스고대학교의 대사의학 교수 나비드 새타Naveed Sattar는 이렇게 설명한다. "체중이 증가하면 몸속에 더 많은 체액이 돌아다니는데, 그 결과로 심장 펌프 기능에 영향을 미치고 세포로 과도한 영양소가 들어가 손상을 일으킬 수 있습니다.²² 비만과 코로나19 사이의 가장 강한 연관성 중 하나는 혈전증이었는데, 이것은 체중이 지나치게 무거우면 응고 인자가 과다 생성되기 때문입니다."

혈류역학과 세포 영양, 염증, 혹은 이것들의 조합은 신장 질환과 심부전에 모두 영향을 미친다. "이 각각의 요인이 지닌 상대적 중요도는 아직 명확하게 밝혀지지 않았습니다."라고 새타는 말한다.

이러한 연구 결과를 더 세밀하게 분석하려는 시도도 있다. 오랫동안 질병통제예방센터에서 역학자와 선임 과학자로 일한 캐서린 플리걸Katherine Flegal은 모든 원인 사망률(즉, 어떤 원인으로건 사망한 사례)을 분석한 연구에서, 고도 비만은 유의미한 건강 위험을 수반하지만 과체중 범주는 그렇지 않다는 사실을 알아냈다. 하지만 그녀의 연구는 또한 체질량지수가 30~35인 1도 비만은 통계적으로 더 높은 사망률과 상관관계가 없으며, 과체중은 오히려 모든 원인 사망률 하락과 상관관계가 있음을 보여주었다. 내 동료들 중 일부는 이 결과에 이의를 제기했는데, 이 연구가 기준선에서 만성 질환이나 기존 질환을 앓고 있던 참가자나 흡연자를 제외하지 않았기 때문이다. 나 역시 교통사고나 낙뢰처럼 체중과 관련이 없는 원인까지 포함하는 모든 원인 사망률을 조사한 연구에 회의적인데, 이처럼 범주를 너무 광범위하게 넓히면 분석에 너무 많은 잡음이 끼어들 수 있기 때문이다. 실제로 그 후에 체질량 지수와 모든 원인 사망률 사이의 상관관계를 조사한 글로벌 BMI 사망률 협력Global BMI Mortality Collaboration의 메타 분석에서는 플리걸이 얻은 것과 정반대의 결과, 즉 과체중과 비만 범주 전반에 걸쳐 모든 원인 사망률이 증가하는 결과가 나왔다. 이 결과는 여러 대륙에서 확인되었다.

체중(물론 내장 지방 수치가 더 낫겠지만)과 특정 건강 상태 사이의 관계에 대해 유의미한 일부 통계가 있어 여기에 소개한다. 만약 체질량 지수가 25 이상이면, 거기서 5씩 증가할 때마다 심혈관 질환 위험이 29%씩 증가한다.[23] 체질량 지수가 25 이상이면, 거기서 1씩 증가할 때마다 제2형 당뇨병 위험이 5배 증가한다.[24] 비만이면 열세 가지 암에 걸릴 위험이 1.1~7.1배 증가한다. 체질량 지수가 40 이상이면 남성은 기대 수명이 9년 단축되며, 여성은 7.7년 단축된다. 다음 표는 그 밖의 질환과 비만으로 인한 위험 증가율을 보여준다.[25]

실제로 독성 지방이 수명에 미치는 영향은 아주 크다. 10년 전에 연구자들은 노화의 중요한 특성을 여러 가지 확인했다. 이 특성들은 미토콘드리아 기능 장애, 줄기세포 소진, 유전체 불안정성, 영양소 감지 조절 장애를 비롯해 광범위한 생물학적 현상을 포함한다. 하지만 주변을 둘러보면 노화와 함께 눈에 띄게 나타나는 또 한 가지 변화는 많은 노인에게서 볼 수 있는 복부 지방 증가인데, 이 문제는 과거에 체중 문제

심부전	체질량 지수가 정상치에서 1씩 증가할 때마다 위험 5% 증가
심장사	체질량 지수가 5씩 증가할 때마다 위험 16% 증가
심방 세동	체질량 지수가 5씩 증가할 때마다 위험 29% 증가
확장 심장 근육병증	젊은 여성의 체질량 지수가 40인 경우, 위험 16배 증가
고혈압	위험 2.0~3.7배 증가
관상 동맥병	위험 2배 증가
뇌졸중	위험 1.4~2.7배 증가
말초 동맥 질환	위험 1.2~4.8배 증가
소아 비만/당뇨병	7세부터 성인 초기까지 비만인 사람은 당뇨병 위험 3배 증가
청소년 비만/당뇨병	13세부터 성인 초기까지 비만인 사람은 당뇨병 위험 5배 증가
장기적 위험	비만인 17세 청소년을 10년간 추적한 결과, 심혈관 질환으로 사망할 위험 2배 증가
호흡기 질환과 염증 질환	사르코이드증, 제한성 폐 질환, 폐색전증 위험 2배 증가, 천식 위험은 1.4~1.9배 증가
독감 합병증	위험 1.7배 증가
코로나19 합병증	심각한 합병증 위험 2.0~3.1배 증가
감염	병원 감염 및 수술 후 감염 위험 2.0~4.3배 증가
류마티스 관절염	위험 2.2배 증가

다발 경화증	위험 1.6배 증가
불임	체질량 지수가 높으면 불임 위험 1.3~2.7배 증가

를 겪지 않았던 사람들에게서도 나타난다. 데스프레가 보여주었듯이, 내장 비만은 영양의 질과 신체 활동과 직접적 관련이 있다. 체질량 지수 대신에 허리둘레를 살펴보면, 허리 사이즈와 수명 간의 연관성을 확인할 수 있다.

의학계는 과도한 체중이 초래하는 광범위한 피해에 이제야 눈을 뜨기 시작했다. 40년 이상 당뇨병 전문가로 일해온 랠프 디프론조Ralph DeFronzo는 당뇨병의 원인으로 3인조를 이루고 있는 세 가지 주요 결함—인슐린 분비 장애, 간의 포도당 생산 증가, 근육의 포도당 흡수 감소—에 초점을 맞추었다.[26] 하지만 그는 이제 이러한 영향이 과도한 지방의 결과라고 직설적으로 말한다. "당뇨병 유행은 비만 유행의 부차적 결과입니다."라고 그는 선언한다. "비만은 조직 지방이 과잉된 상태입니다. 세포 내 지방 축적은 독성을 나타내고, 염증을 일으키고, 인슐린 저항을 초래하며, 인슐린 분비를 방해합니다." 그는 독성 지방 혹은 지방 독성lipotoxicity이 "당뇨병과 심혈관 유행병을 이끄는 핵심 요인"이라고 말한다.[27]

루이빌대사죽상경화증연구센터의 의료 책임자이자 소장을 맡고 있는 내분비학자 해럴드 베이스Harold Bays는 이를 '병든 지방'이라고 부른다.²⁸ 다른 사람들은 '기능 장애 지방dysfunctional fat'이라고 부르기도 한다. 뭐라고 부르건 간에, 그것이 끼치는 해는 세포의 핵심 기능을 손상시키는 반응성 지질의 방출에서 비롯된다. 지방 세포의 만성 염증은 갈수록 대사 질환의 한 요소로 간주되고 있다. 얼마 전까지 의학계에서 지방 조직을 단순히 지방 세포로 이루어진 무해한 결합 조직 구조라고 생각했던 것과 비교하면, 이것은 엄청난 변화이다.

우리는 독성 지방을 질병의 근본 원인으로 인식하기 시작했고, 이를 삶의 이른 시기에 치료해야 할 필요성을 느끼고 있다. 새타는 "많은 사람들이 스타틴(혈관 내 콜레스테롤 억제제)과 혈압약을 복용하고 있습니다. 흡연은 줄어들었지만 …… 그 결과로 더 많은 사람들이 비만 상태로 더 오래 살아가고 있습니다. 과도한 체중을 가진 사람들이 계속 증가하고 있어, 많은 사람들이 비만으로 인한 두 번째, 세 번째 합병증을 겪고 있습니다. 우리는 여러 가지 질환을 가진 사람들이 넘쳐나는 유행을 맞이하고 있습니다."라고 말한다.²⁹ "병원의 평균적인 병동은 대여섯 가지 병으로 15~20개의 약을 복용하는 70대, 80대 환자들로 넘쳐납니다. 주요 원인은 높은 체질량 지수입니다. 이것은 정말로 끔찍한 난장판입니다. 과도한 지방 문제를 해결하지 않고서 만성 질환을 치료하려고 시도하면 다중 질환 상태를 조장하게 됩니다." 의학계는 당뇨병과 심혈관 질환과 간 질환에 대한 접근법을 체중에 초점을 맞춘 것으로 전환할 필요가 있다.

드러난 증거는 비만이 질병의 위험을 크게 높인다는 것을 보여주지만, 체중 감량이 위험을 감소시킨다는 것을 증명하기는 쉽지가 않았다.

가장 광범위하고 오랜 기간에 걸쳐 진행된 의학 연구 중 하나가 과체중이나 비만이면서 제2형 당뇨병에 걸린 5000명을 추적 조사했는데, 음식 섭취 감소와 운동량 증가로 체중을 평균적으로 약 6% 줄이는 것만으로는 심혈관 질환을 줄이는 데 큰 효과가 없었다.[30] 반면에 비만 수술을 받고 나서 체중이 크게 감소한 사람들 사이에서는 심장마비, 뇌졸중, 심혈관 질환 사망률이 38% 감소했고, 심부전은 62%나 감소했다. 비만이면서 제2형 당뇨병에 걸린 사람들은 새로운 비만 치료제 사용으로 체중이 감소한 후에 심혈관 질환이 24% 감소했다. 이 결과는 심혈관 질환의 위험을 줄일 수 있다는 것을 보여준다. 또한 체질량 지수가 10% 줄어들면 심부전 위험이 21% 감소하고, 허리둘레가 10% 줄어들면 심부전 위험이 32% 감소한다는 증거도 있다.

2023년에 더 큰 규모로 진행된 연구는, 새로운 비만 치료제를 사용해 체중을 감량했을 경우, 당뇨병이 없는 비만 환자와 과체중 환자의 심혈관 질환이 감소하는지 조사했다.[31] 그랬더니 심혈관 질환으로 인한 사망률이 무려 20%나 감소한 것으로 나왔다. 이 결과는 아주 중요한 의미가 있다. 이 연구 이전에는 심장 전문의들 사이에서 비만과 심혈관 질환 간의 인과 관계를 믿지 않는 비율이 압도적으로 높았다. 하지만 이제 명확한 증거가 나왔고, 또 비만이 오래 지속될수록 심혈관 질환 위험이 높아진다는 사실도 알려졌으므로, 체중을 질병의 근본 원인으로 여기고 거기에 초점을 맞추어 치료하는 방법을 찾아야 한다.

이것은 아직 대사 질환이나 심혈관 질환의 합병증 증거가 나타나지 않은 사람들에게도 해당한다. 체지방이 심각한 질병을 일으키는 정도는 개인에 따라 큰 차이가 있다. 어떤 사람은 과체중이어도 100세까지 사는 반면, 어떤 사람은 마른 체형인데도 40세에 사망한다. 건강과 장수에 영향을 미치는 요인은 유전학을 포함해 아주 많다. 특정 경우에 일부 사람들은 약간 과체중인 편이 더 건강하다고 주장하는 학파도 있다. 비만인 사람 중 약 15~20%는 어느 시점에도 대사 질환이나 심혈관 질환의 합병증이 발생했다는 증거가 없다. 즉, 혈당 수치 증가나 이상 지질 프로필, 고혈압, 심혈관 질환 증거가 전혀 나타나지 않는다. "신진대사가 건강한 비만"이면서 위험 인자가 전혀 없는 남성의 비율은 2~17%, 여성의 비율은 7~28%이다.[32]

비만인데도 신진대사가 건강한 사람들을 어떻게 설명할 수 있을까?

'병든 지방'의 분포는 그에 수반되는 건강 위험을 이해하는 열쇠이다. 네덜란드 마스트리흐트대학교 의료센터의 헤이스 호선스Gijs Goossens는 "체질량 지수가 같은 복부 비만인 사람에 비해[33] 하반신에 지방이 많이 저장된 사람은 심혈관 질환과 당뇨병에 대해 상대적으로 더 많은 보호를 받습니다."[34]라고 말한다. 체질량 지수보다는 지방 분포를 나타내는 측정 지표의 하나인 '허리-엉덩이' 비율이 심혈관 질환 위험을 *예측하는* 정확도가 더 높다. 호선스는 또한 체질량 지수가 높은(예컨대 40~50) 사람들 중 일부는 인슐린 민감성(인슐린 감수성)이 높을 수 있는데, 이것은 신체가 혈당을 조절하는 능력을 좌우하며 낮은 당뇨병 위험과 관련이 있다고 지적한다. 호선스의 표현처럼 "외면이 모든 것을 말해주는 것은 아니다."

지방이 체내에 축적되는 메커니즘은 두 가지가 있다. 하나는 지방 세포의 수를 늘리는 것이고, 다른 하나는 기존의 세포에 더 많은 지방을 저장하는 것이다. 호선스에 따르면, 전자는 어린 시절과 청소년기에, 후자는 성인기에 더 일반적으로 일어난다. "비만인 사람들은 지방 세포들이 이미 식이 지질로 가득 차 있는데, 이 때문에 식이 지질이 음식 섭취 후에 오랫동안 혈중에 높은 농도로 남게 되어 간, 근육, 췌장, 심장 같은 다른 조직뿐만 아니라 내장 지방으로 과도한 양이 흘러갈 수 있다. (식이 지질은 음식을 통해 섭취하는 지질을 말한다.)

아주 중요한 사실이 있는데, 비만이지만 고혈압이나 이상 지질, 당뇨병이 없는 사람들은 지방 세포의 크기가 작거나 큰 지방 세포가 없으며, 독성 지방과 간 지방과 근육 지방이 적고, 무엇보다도 내장 지방이 적다. 하지만 호선스에 따르면, 이러한 특성은 비만이면서 대사 건강이 일정 기간 비교적 정상인 사람들 중 약 10~20%에게만 인슐린 민감성을 정상적으로 유지하는 데 도움이 된다.

이것은 특히 폐경 전 여성들에게서 두드러지게 나타나는 특성인데, 이들은 하체의 피하 조직(피부와 근육 사이에 위치한 조직)에 지방을 저장하는 경향이 있다. "폐경 전 여성들은 인슐린 민감성이 더 높고, 공복 혈당이 더 낮으며, 제2형 당뇨병 발생률도 더 낮고, 지질 프로필도 더 안전한데, 이 모든 것이 합쳐져 심장대사 질환 위험을 낮춥니다."라고 호선스는 말한다.

하지만 그는 신진대사가 건강한 이 여성들이 폐경기를 겪을 때 건강에 나쁜 비만으로 발전할 가능성이 더 높고 그에 따라 심혈관 질환 위험도 높아진다고 경고한다. 이 시기에 지질이 하체에서 상체로 재분포

되는 일이 일어나기 때문이다. 하체와 피하 조직의 지방 저장소는 염증을 유발하지 않고 지방을 더 쉽게 저장할 수 있다. 하지만 시간이 지나면서 지방 저장 장소가 덜 위험한 이곳들에서 신체 중간 부위로 이동하게 되는데, 여기서는 염증과 증가한 지방의 기계적 압력이 콩팥과 심장, 췌장을 포함한 여러 기관에 더 유독한 영향을 미친다.

요점은 체내에 독성 지방이 많을수록 심혈관 질환 위험이 증가한다는 것이다. 유명한 프레이밍햄 심장 연구Framingham Heart Study(장기간 진행 중인 심혈관 질환 코호트 연구)에 따르면, 비만이면서 신진대사가 건강한 사람도 말랐으면서 신진대사가 건강하지 않은 사람보다 당뇨병과 고혈압 위험이 더 높은 것으로 나타났다. 다시 말해서, 대사 질환과 심혈관 질환의 위험을 높이는 것은 바로 과도한 지방이다.[35] 따라서 신진대사가 건강한 비만은 건강 악화로 넘어가기 전의 과도기일 가능성이 높다. 과도한 체중 문제를 겪는 많은 사람들에게 더 심각한 질병이 닥치는 것은 시간문제일 뿐이다.

| 2부 |

에너지와 체중의 새로운 이해

8

여정

 초조제 식품이 뇌의 중독 회로를 자극해 많은 사람에게 체중 문제로 인한 어려움을 겪게 한다는 사실은 잘 알려져 있다. 또한 우리는 과도한 내장 지방이 치명적인 여러 질환의 근본 원인이라는 사실도 알고 있다. 이러한 현실을 감안하면, 체중 관리를 도와줄 현실적인 전략을 개발하는 것이 필요하다. 뇌의 중독 회로, 즉 보상 시스템에 반격하는 데 성공하려면 (푸드 노이즈를 잠재움으로써) 배고픔을 억제하는 포만감을 자극해야 한다. 따라서 보상과 만복감을 유발하는 각각의 요인을 모두 이해해야 효과적인 치료법을 찾을 수 있다.

 음식 중독을 유발하는 다양한 영향과 그것을 상쇄하기 위해 취해야 할 조치를 개념화하는 한 가지 방법은 상반된 이 두 힘 사이에서 균형을 잡는 시소를 생각하는 것이다.

한쪽에는 뇌의 중독 회로를 자극하고 음식을 갈망하게 만드는 단서에 대한 반응성을 증가시켜 음식을 먹도록 부추기는 힘들이 있다. 여기에는 지방과 당분, 지방과 소금, 탄수화물과 소금의 조합으로 만들어진, 항상 손만 뻗으면 닿는 곳에 있는 초조제 식품이 당연히 포함된다. 혈당과 인슐린의 변화도 중요한 역할을 한다. 피로와 수면 부족, 스트레스와 우울, 공복과 배고픔, 체중 증가를 유발하는 약물 복용도 보상 회로를 자극하여 음식에 대한 욕구와 추구를 증가시킨다. 중요한 사실은, 이 힘들이 우리가 음식을 더 좋아하게 만드는 것이 아니라 더 *원하게* 만든다는 것이다.

시소의 반대편에는 만복감을 높이고 보상 회로를 잠재우는 힘들이 있다. 여기에는 새로운 GLP-1(글루카곤 유사 펩타이드-1) 비만 치료제가 포함된다. 이 약들은 위 배출 시간(음식이 위에서 나와 작은창자로 이동하는 시간)을 지연시켜 메스꺼움을 유발하고 뇌의 보상 반응을 약화시키는 방식으로 작용한다. 다시 말해서, 이 비만 치료제들은 사람들을 아프게 해서 음식을 거부하게 만든다. 이 강력한 약들 외에 내인성 장 호르몬인 GLP-1의 분비를 촉진하여 만복감, 즉 배부른 느낌을 유발하는 특정 음식이나 다량 영양소도 있다. 물론 이 모든 힘들이 똑같은 것은 아니다. 이어지는 장들에서는 특정 뇌 메커니즘이 체중과 연결되어 작용하는 방식, 그리고 보상 민감도를 줄이고 만복감을 높여 상황을 바꿀 수 있는(즉, 시소의 균형을 바로잡을 수 있는) 다양한 방법들을 살펴볼 것이다.

중독은 만성적이고 재발이 잦은 질환인데, 비만과 체중 증가 역시 그

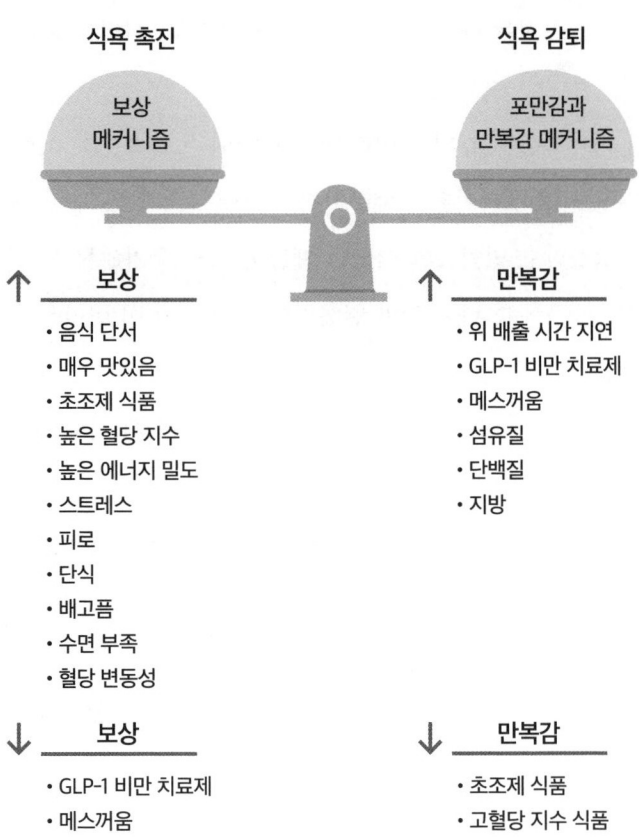

렇다. 이를 감안하면, 체중 감량은 필연적으로 구불구불한 길을 돌아가는 여정이 될 수밖에 없다. 모든 것을 싹 해결할 수 있는 방법도 없고, 이제 '영원히' 벗어났다고 선언할 수 있는 순간도 없다. 더구나 중독과 비만은 둘 다 다양한 생물학적, 심리적, 사회적 인자—개인의 체중에서부터 음식 보상에 대한 감수성, 생활 환경에 이르기까지—에 영향을 받기 때문에, 그 여정은 예측하기 어려울 뿐만 아니라 사람에 따라 제각각 다르다.

앞에서 이야기했듯이, 나는 이러한 경험에 아주 익숙한데, 어릴 때부터 체중과 끊임없이 싸워왔기 때문이다. 체중을 감량하고 새 옷을 사고 마침내 승리했다고 믿었지만 결국은 체중이 다시 증가하는 그 익숙한 사이클에도 불구하고, 나는 얼마 전까지만 해도 나의 이 어려움이 평생 동안 지속될 여정이라고 생각한 적이 없었다. 어쩌면 한평생 이 어려움에서 벗어나지 못할 거라는 예상 자체가 너무 두려워서 아예 생각조차 하지 않으려고 했는지도 모른다. 인생의 이런저런 사건이 나의 집중력을 흐트러뜨리고, 경계심을 늦추고, 새로운 장애물과 방해물을 만들어 냈다. 하지만 어떤 도구나 전략도 완벽하지 않았다. 재발 위험을 완전히 차단할 수 있다고 보장하는 방법은 없었다.

2023년 초, 나는 바이든 행정부의 요청으로 코로나19 팬데믹 기간에 사용된 모든 백신과 의약품을 책임지는 워프 스피드 작전Operation Warp Speed을 공동으로 이끈 지 정확히 2년 만에 정부 공직에서 물러났다. 그 2년 동안 나는 주 7일, 하루 18시간씩 일했다. 길고 고된 나날이었지만, 그럴 만한 가치가 있었다. 우리는 바이러스를 물리쳤고, 나라를 정상 궤도로 올려놓았다. 백신과 자연 감염을 통해 전체 인구 중 대다수 사람들이 면역력을 갖추게 되어 코로나19의 심각한 위험으로부터 보호받게 되었다. 대체로 국가는 정상적으로 돌아갔다. 하지만 개인적으로는 허리둘레가 그 어느 때보다 크게 늘어났다는 생각이 머릿속에서 맴돌았다. 나는 체중이 40파운드(약 20kg)나 늘어났다.

그래서 다시 익숙한 고난의 여정을 시작했는데, 이번에는 방향을 돌려 더 날씬했던 이전의 나로 되돌아가려고 했다. 과거에는 저탄수화물, 고단백 식단과 운동을 병행하면 틀림없이 이전 상태로 되돌아갈 수 있었다. 하지만 이번에는 몇 달간 다이어트를 했는데도 불구하고 겨우 6파운드(약 2.7kg)만 줄어들었고, 점점 조바심이 나기 시작했다. 같은 무렵에 갑자기 신장 결석이 생겨 응급실로 실려가는 일도 있었다. 이 때문에 내분비과 전문의까지 만났는데, 신장 결석은 결국 단순한 검사 오류로 판명되었다. 나는 대화 도중에 그 의사에게 살을 빼려고 노력하고 있는데, 체중 감량이 너무 더뎌 좌절하고 있다는 이야기를 했다. 그런데 때마침 그는 나 자신도 연구하고 있던 몇 가지 비만 치료제로 임상 시험을 진행 중이라고 말했다. 그러면서 혹시 그 약을 써볼 생각이 있느냐고 물었다. 그렇게 해서 나는 그 진료실에서 바로 그의 지도를 받아 그 약을 자가 투여했다.

나는 이 사실에 어느 누구보다도 놀랐다. 1970년대에 의학대학원을 다니던 시절부터 1990년대에 FDA에서 일하던 시절과 그 이후까지, 나는 매우 효과적인 체중 조절 약이 나오리라는 전망을 믿지 않았다. 먹는 것은 뇌의 학습, 기억, 동기 부여, 중독, 에너지, 집행 제어의 각 회로를 포함한 인간의 신경계와 긴밀하게 연관돼 있는 복잡한 생물학적 활동이다.[1] 식욕을 줄이는 약은 이 회로들에 작용해야 한다. 심각한 부작용 없이 식욕만 정밀 타격할 수 있는 약은 불가능할 것 같았다. 그런데 GLP-1 약은 식욕을 정확하게 조준할 수 있다.

나 자신을 위해 변명을 좀 하자면, 역사도 압도적으로 내 편에 서 있었다. 체중을 줄이는 약물을 찾으려는 시도는 적어도 2세기에 살았던 그리스 의사 에페소스의 소라노스Soranos까지 거슬러 올라간다. 그는 설사제 사용을 추천했는데,[2] 아마도 마사지와 열 치료도 병행하라고 권했을 것이다. 인도 아유르베다 의학의 가장 오래된 텍스트인 『수슈루타 상히타Suśruta saṃhitā』[*]는 비만을 심각한 건강 문제로 인식하고, 관장과 마사지, 완두콩 가루를 사용해 치료하라고 제안했다. 거기서 약 2000년을 훌쩍 건너뛰어 18세기가 되어서도 영향력 있는 스코틀랜드 의사 맬컴 플레밍Malcolm Flemyng이 여전히 비만의 생리학을 이해하려고 애쓰며, 그 해독제로 환자들에게 설사제와 이뇨제를 권했다.

현대에 들어오고 나서도 실패는 계속되었다. FDA는 심각한 부작용을 유발하는 것으로 밝혀진 20종 이상의 체중 감량 약물을 시장에서 퇴출시켰다.[3] 다이나이트로페놀은 백내장과 신경 손상을 일으킬 수 있다는 이유로 1930년대에 퇴출되었다. 암페타민은 중독 위험 때문에 1970년대에 퇴출되었다. 펜플루라민(펜터민과 함께 조합한 약인 펜펜fen-phen으로 널리 알려진)은 체중 감량에 매우 효과적이었지만, 심장 판막 질환과 폐동맥 고혈압의 위험성 때문에 1997년에 퇴출되었다. 페닐프로판올아민은 덱세드린Dexedrine 또는 아쿠트림Acutrim이라는 상표명으로 판매되었지만, 뇌졸중 위험을 높인다는 이유로 2000년에 퇴출되었다. 시부트라민은 심장마비와 뇌졸중 위험 때문에 2010년에 퇴출되었고, 2020년

---

[*] '수슈루타의 개론서'라는 의미로, 고대 인도의 의사 수슈루타가 쓴 책이다. 한자로는 '묘문집妙聞集'이라고 한다.

에는 로르카세린이 암 위험을 약간 높인다는 이유로 퇴출되었다.[4]

2000년대 중반에 한 동료가 내게 유럽에서 출시된 체중 감량 신약인 리모나반트를 어떻게 생각하느냐고 물었다. 나는 회의적이었다. 리모나반트는 CB1 길항제라고 불리는데[5] 이것은 대마초(마리화나)에 반응하는 뇌 회로를 차단하거나 길항하는 화학 물질이다. 대마초가 CB1 회로를 자극하면, 그 결과는 배고픔과 체중 증가로 나타난다. 대마초를 피우면 공복감이 생기는 것은 아마도 이 효과 때문일 것이다. CB1 회로를 자극하는 것은 대마초뿐만이 아니다. 대마초 반응 시스템은 비만인 사람들에게서도 크게 활성화된다는 사실이 밝혀졌다. 리모나반트는 이 회로를 억제한다. 임상 시험에서 이 약은 8%의 체중 감량 효과를 나타냈지만, 나는 이 약이 그 밖에 또 어떤 영향을 미칠지 마음을 놓을 수 없었다.

나는 동료에게 주로 뇌에 작용하는 약물의 경우, 심각한 부작용이 나타나는 것은 시간문제라고 말했다. 실제로 유럽에서 진행된 초기 임상 시험에서 자살 위험이 증가하는 결과가 나오면서 2007년에 FDA가 리모나반트의 승인을 거부하자, 나는 선견지명이 있었던 것처럼 보였다. 나는 체중 감량을 겨냥한 약물이 뇌의 다른 중요한 기능, 예컨대 학습과 기억 등에 영향을 미치지 않을 리가 없다고 생각했다. 이것은 FDA가 뇌에 영향을 미치는 체중 감량 약물에 대해 우울증과 자살 유발 위험을 면밀히 살피는 한 가지 이유이다.

현재의 GLP-1 약들이 나오기 전에 승인을 받은 체중 감량 약들도 상당한 문제점이 있었다. 펜터민은 1959년에 최초로 FDA의 승인을 받은 체중 감량제인데,[6] 얼마 전까지도 체중 조절을 위해 가장 흔하게 처방되는 약 중 하나였다. 지금은 단기 사용(최대 3개월)에 한해 승인이 나는데, 가격이 저렴하고 체중을 5~10% 줄이는 효과가 있다. 하지만 펜터민은 이상적인 약과는 거리가 멀다. 이 약은 교감 신경계를 자극해 배고픔을 줄임으로써 효과를 발휘한다. 하지만 하루 중 늦은 시간에 복용하면 불면증이 생길 수 있으며, 떨림, 심박수와 혈압 상승, 불안정을 포함해 여러 가지 부작용이 있다.

펜터민이 심박수와 혈압을 상승시키는 경향이 있다는 사실을 인지한 FDA 연구자들은 이 약이 심혈관 질환의 위험을 높이지 않을까 우려했다. 한 후향 연구에서는 펜터민을 2년 동안 복용한 뒤에도 심장 위험이 증가하지 않는다는 결과가 나왔고, 많은 비만의학 전문가들은 여전히 펜터민을 처방하고 있다. 하지만 확실히 밝혀지지 않은 장기적 효과에 대한 우려는 여전히 남아 있다. 의사들은 법적 책임 가능성과 주 규정에 저촉될 위험 때문에 불안해한다. 펜터민은 철저한 장기간 무작위 대조 시험을 거친 적이 없으며, 이 때문에 부작용에 관한 결정적 증거가 없다.

체중 감량 약물의 효과를 높이고 부작용을 없애기 위해 제약 회사들은 병용 약물 요법을 개발했는데, 이 역시 그 효과는 제한적이다. 예를 들면, 펜터민은 발작 장애 치료제인 토피라메이트와 함께 투여되었다. 하지만 토피라메이트는 태아에게 해를 끼칠 수 있으므로,[7] 가임기 여성은 이 약을 복용하기 전이나 복용하는 중에 임신하지 않은 상태임을 반드시 확인해야 한다. 토피라메이트는 또한 신장 결석을 유발하고, 심박

수 증가와 자살 행동, 기분 장애와 수면 장애를 포함해 많은 부작용이 있다. 무엇보다도 토피라메이트를 복용하는 사람들 중 최대 40%에서 인지 장애가 발생할 수 있다. 어쨌든 펜터민과 토피라메이트 병용 요법은 평균 10.5%의 체중 감량 효과가 있지만, 두 약은 안전한 복용을 담보하기 어렵기 때문에 나는 그 위험성을 우려하지 않을 수 없다. 이 병용 요법은 안전 문제 때문에 유럽에서는 사용하지 않는다.

또 다른 병용 요법은 초조제 식품의 중독성을 억제하기 위해 두 가지 약을 섞어 사용한다. 부프로피온은 금연을 돕는 약이고, 날트렉손은 아편 유사제 중독과 알코올 중독 치료에 사용되는 약이다. 두 약 모두 뇌의 보상 중추에 영향을 미친다. 두 약을 섞은 것은 콘트레이브Contrave라는 상표명으로 판매된다. FDA는 콘트레이브 포장에 어린이와 성인에게 자살 생각과 자살 행동을 유발할 가능성이 있다는 특별 경고문을 집어넣게 했다.⁸ 다른 잠재적 부작용으로는 욕지기, 구토, 현기증, 불면증, 입안 건조, 설사 등이 있다. 평균 체중 감소 비율은 5~6%이다.

체중 감량 약물 중 다른 시스템을 겨냥한 약물들은 각자 나름의 나쁜 성적을 기록했다. 가장 악명 높은 예 중 하나는 1990년대에 처음 승인 받은 오를리스타트인데, 이 약은 지방 흡수를 방해한다. 지방을 분해하는 효소를 차단함으로써 섭취한 전체 지방 중 약 30%를 몸에 흡수되지 않게 한다. 이 약은 널리 홍보되면서 언론의 큰 관심을 끌었는데, 특히 2007년에 처방전 없이 구매할 수 있는 약으로 승인받으면서 더욱 주목을 받았다.

오를리스타트는 주로 위장관 내에서 작용하며, 일반적으로 기름기가 많은 불쾌한 대변을 만든다. 설사, 항문 누출(괄약근 조절 능력이 떨어져 의도치 않게 변이 새는 현상), 고창(위창자 내 공기 참), 지용성 비타민 결핍 등의 부작용을 초래하는 체중 감량 약물은 나로서는 절대로 찬성할 수 없었다. 그런 약을 복용하는 사람은 적어도 이러한 부작용 때문에 지방이 많은 음식을 피하게 될 것이다. 또한 이 약이 췌장염과 심각한 간 손상을 일으킬 수 있다는 보고도 있었다.⁹ 오를리스타트는 여전히 시장에서 판매되지만, 널리 사용되지는 않는다.

GLP-1 약 이전에 출시된 모든 비만 치료제는 이러한 불쾌하거나 위험한 부작용 외에 반드시 행동 수정을 수반해야 했다. 즉, 그 약들은 독립적으로 체중 감량을 해결하는 방법이 아니었다. 하지만 광범위한 연구와 개인적 경험을 통해 행동 수정은 지속하기가 매우 어렵고 그 효과도 크지 않다는 사실이 밝혀졌다. 다이어트는 본질적으로 다이어트를 하는 사람을 칼로리 부족 상태로 만들기 때문에(몸이 섭취하는 것보다 더 많은 에너지를 소비하게 만듦으로써) 결핍 증상을 유발한다.

모든 비만 치료제가 하는 일은 심각한 부작용 없이 결핍으로 인한 배고픔을 최소화하면서 칼로리 부족 상태를 유도하는 것이다. 안타깝게도 GLP-1 약 이전에 나온 모든 비만 치료제는 그 일을 제대로 해내지 못했다.

결국 연구자들은 성공적인 비만 치료제를 만드는 비결은 위장 호르몬을 표적으로 삼는 데 있다는 사실을 알게 되었다. 이 접근법은 우리가 먹는 식품의 양과 종류를 조절하는 보상과 포만감(즉, 생물학적 음양 상태) 사이에서 균형을 잡는 시소를 한쪽으로 기울게 할 수 있다. GLP-

1 약은 보상과 포만감에 직접 영향을 미침으로써 사용자가 칼로리 섭취를 대폭 줄이면서도 결핍 느낌이 거의 들지 않게 해준다. 요컨대, GLP-1 약은 내가 살아 있는 동안 보리라고 기대하지 않았던 비만 치료제에 아주 가깝다.

갑작스러운 돌파구처럼 보이는 많은 사례처럼 GLP-1 약은 실제로는 수십 년에 걸친 과학적 연구의 결과이며,[10] 그 과정에는 많은 좌절과 우회와 실패가 있었다. 그 이야기는 최소한 1982년으로 거슬러 올라가는데, 하버드의학대학원의 조엘 하베너Joel Habener가 아귀의 몸에서 프로글루카곤을 합성하는 유전자를 발견하면서 시작되었다(이 유전자는 펩타이드라는 다른 작은 분자들도 합성한다). 프로글루카곤은 혈액 속의 당분과 지방산 농도를 높이는 데 도움을 주는 단백질이다. 프로글루카곤과 비슷한 분자들은 사람을 포함해 다른 동물들에서도 비슷한 기능을 수행하므로, 이 연구는 전체 생물학 세계를 엿보는 기회를 제공했다. 캐나다 내분비학자 대니얼 드러커Daniel Drucker는 프로글루카곤 유전자의 작용 방식을 자세히 알아내기 위해 그 유전자의 조절 과정을 연구했다. 그리고 그 유전자를 가진 다양한 조직들이 서로 다른 펩타이드를 만든다는 사실을 발견했다. 췌장은 글루카곤을 만드는 반면, 위장관은 GLP-1과 GLP-2라는 별칭으로 불리는 '글루카곤 유사 펩타이드'를 만들었다. GLP-1 분자는 뇌와 창자 하부에서 자연적으로 만들어지지만, 드러커와 그 동료들은 이 분자들을 화학적으로 합성해 생물의 몸에 주입하면 혈당 수치를 인위적으로 조절할 수 있다는 사실을 발견했다.

1996년에 다수의 연구자들이 뇌와 여러 기관(폐, 심장, 췌장, 콩팥 외에

위를 포함한 위장관)에서 GLP-1 수용체를 발견했다. 추가 연구에서 포도당 농도가 높을 때 GLP-1이 췌장에서 인슐린 생산을 자극한다는 사실이 밝혀졌다.[11] 그 시점에서 GLP-1은 당뇨병 치료제로서 유망해 보이기 시작했다.

하버드의학대학원 교수인 제프리 플라이어Jeffrey Flier는 하베너, 매사추세츠종합병원(GLP-1의 제형劑形*에 대한 특허를 갖고 있던), 코네티컷주 그로턴의 화이자 연구팀과 협력해 이 가능성을 탐구하기 시작했다. 이들은 제2형 당뇨병 환자들을 대상으로 GLP-1을 주입하는 임상 시험을 시작했다. GLP-1 주입은 인슐린 분비를 촉진하는 데 성공하면서 혈당 수치를 낮췄지만, GLP-1은 반감기가 몇 분에 불과해 체내에서 빠르게 분해되는 바람에 의학적으로 실용성이 떨어졌다. 화이자는 이 계획에 대한 지원을 철회했다. 플라이어는 화이자는 "또 다른 인슐린은 결코 나오지 않을 것"이라고 믿었다고 내게 말했다. 일시적으로 GLP-1 연구는 막다른 골목에 다다른 것처럼 보였다.

GLP-1을 비만 치료에 사용하자는 아이디어는 인슐린 촉진 효과를 위해 연구한 전략에 비하면 훨씬 나중에 나왔다. 신시내티대학교의 스티븐 우즈Stephen Woods는 GLP-1 작용제를 실험동물의 뇌에 주입하면 섭식 행동에 상당한 변화가 일어난다는 사실을 보여주었지만,[12] 다른 연구자들은 그 결과의 중요성을 인정하려 하지 않았다. 드러커는 이렇

---

*   의약품을 사용 목적이나 용도에 맞게 적절한 형태로 만든 것.

게 설명한다. "생쥐나 쥐의 뇌에 주입했을 때, 음식 섭취를 억제하는 펩타이드, 화학 물질, 생리활성 물질이 수백 가지가 있다는 건 모두가 알고 있습니다.[13] 그중 많은 것은 혐오 반응을 유발합니다. 즉, 동물의 건강 상태가 나빠집니다. 실제로 내 실험실에서 GLP-1을 주입한 동물은 GLP-1의 양에 따라 몇 시간 동안 움직이지 않기도 했습니다. 심지어 우리에서 먹이가 있는 쪽으로 가지도 못했는데, 그 정도로 상태가 좋지 않았기 때문이지요. 그래서 나는 이것이 임상적으로 적절성이 있을까 하고 꽤 회의적이었는데, 그 생각이 틀렸던 겁니다."

그 무렵에 "한 내부 연구팀이 GLP-1을 많이 만드는 종양이 있는 쥐를 가지고 연구하고 있었는데, 이 쥐들은 스스로 굶어죽었습니다. 그 결과를 보고서 나는 이 분자를 [비만 치료에 응용할 용도로] 연구해보자는 동기를 느꼈죠."라고 덴마크 제약 회사 노보 노디스크에서 GLP-1 화합물을 연구하던 로테 비에레 크누센Lotte Bjerre Knudsen이 말했다.[14] 하지만 그 화합물을 연구하자고 동료들을 설득하는 데에는 큰 어려움이 따랐다. GLP-1 유사체는 소화관에서 살아남을 수 없었기 때문에 알약 대신에 주사로 투여해야 했고, 뇌에 침투하기가 쉽지 않아 뇌에서 유의미한 효과를 나타낼 수 없을 것으로 보였다.

1996년, 매드스 탕-크리스텐센Mads Tang-Christensen과 필립 라르센Philip Larsen은 동물 실험을 통해 GLP-1이 혈뇌 장벽으로 보호받지 않는 뇌 영역에 도달할 수 있으며, 그 결과로 동물이 물을 마시는 양에 영향을 미친다는 사실을 확인했다.[15] 1998년에는 코펜하겐대학교의 아르네 아스트룹Arne Astrup과 옌스 홀스트Jesn Holst가 인간을 대상으로 무작위 위약 대조 시험을 했는데, GLP-1 주입이 포만감을 높여 음식 섭취를 12% 감소시킨다는 결과를 얻었다.[16] "무엇보다 중요한 결과는 [피험자들이] GLP-1 주입을 받던 날, 주입받는 내내 포만감 점수가 일관되게 높아졌다는 사실입니다."라고 아스트룹은 말했다. 2002년, 아스트룹과 홀스트는 GLP-1을 투여받은 인간 피험자들 사이에서 체중이 작지만 통계적으로 유의미한 수준만큼 감소했다는 사실을 입증했다. "우리는 GLP-1이 단순히 포만감을 향상시키는 데 그치지 않고 음식 섭취 감소까지 초래한다는 것을 보여주는 두 건의 실험 결과를 얻었습니다."라고 아스트룹은 말했다.

하베너가 프로글루카곤 유전자를 발견한 지 20년이 지났을 때, 마침내 연구자들은 GLP-1 작용제가 비만 치료제로 유용성이 있다는 확고한 증거를 얻었다. 그래도 GLP-1을 안정적이고 안전하며 관리 가능한 약품으로 바꾸는 데에는 추가적인 진전이 많이 필요했다. 제약 산업에서 일하는 개발자들은 그 분자가 체내에서 몇 분이 아닌 며칠 동안 분해되지 않고 지속될 수 있도록 화학적으로 변형해야 했으며, 자연적으로 생성되는 GLP-1 분자의 효과를 증폭시킬 수 있는 수준으로 투여량을 증가시켜야 했다. 또한 부작용, 특히 욕지기와 구토를 줄이는 방법도 찾아야 했다(GLP-1 약도 완벽하지는 않다). 이런 노력에 GLP-1의 새로운 제형이 도움이 되었다. 적은 용량으로 시작해 신체가 약물에 적응하는 것을 봐가며 천천히 용량을 늘려가는 조절 요법도 도움이 되었다.

그 결과는 놀라웠다. GLP-1 약을 사용하면 체중을 25%까지 감량할 수 있는데, 이것은 이전의 대다수 체중 감량 약물에 비해 상당히 개선된 결과였다. GLP-1 약은 체중 감소와 함께 다양한 건강 혜택을 제공한다. 심장병, 신장병, 지방간 질환의 위험이 감소할 뿐만 아니라, 혈압 강하, 지질 장애 중증도 감소, 제2형 당뇨병과 당뇨병 연관 신장병 위험 감소 등의 효과가 있다.

나는 코로나19 팬데믹이 절정에 달한 뒤에 열린 비만의학협회 회의에 참석했는데, 그곳에 온 의사들은 새로운 비만 치료제의 효과에 대해 환호했다. 그들은 상당한 체중 감량과 함께 전통적인 건강 지표에서도 주목할 만한 개선이 나타나는 상황을 목격하고 있었다. 비만의학협회의 최고 과학 책임자인 해럴드 베이스는 "내분비학자이자 임상 연구자로서 제가 전하고 싶은 말은, 이제 완전히 다른 시대가 열렸다는 것입니다. 전에 우리가 있던 곳과는 수 광년이나 떨어진 곳이지요."[17]라고 말했다. 그러고는 끓어오르는 열정을 주체하지 못하고 이렇게 덧붙였다. "오늘을 기억하세요. 그리고 손주들에게 '그때 나는 비만의학협회 회의에 참석했단다.'라고 들려주세요."

최근에 GLP-1 약인 티르제파타이드를 투여한 임상 시험에서 65%의 환자가 체중이 20% 이상 감소한 결과가 나왔다. 피험자 중 약 4분의 1은 체중이 30% 이상 줄어들었다. 이것은 비만 수술을 받는 것과 거의 맞먹는 효과이다. 체중이 5% 미만 줄어든 비율은 3.7%에 불과했다. 반응이 강한 사람은 체중이 얼마나 줄어들었을까? 오클라호마대학교 보건과학센터의 제시 리처즈Jesse Richards는 이렇게 대답한다. "SURMOUNT-1 임상 시험 데이터를 보면, 티르제파타이드에 가장 잘 반응한 사람은 체중이 56%나 줄어들었습니다.[18] 물론 그런 사람은

1000명 중 1명에 불과합니다. 하지만 그 3분의 2만 줄어든다고 하더라도, 그것은 인생을 근본적으로 확 바꿀 만큼 많은 양이지요."[19] 집중 행동 치료와 식단 조절을 포함한 생활 방식 개입으로 얻을 수 있는 감량 효과가 5~7%인 데 반해, 티르제파타이드를 사용한 환자 중 56.6%가 체중이 25%나 줄어들었다.

이것은 실로 놀라운 전환이었다. 나는 사람들이 체중이 아주 빠르게 줄어들어 체중계 위에 *들뜬 마음*으로 올라서는 모습을 상상했다. 사람들이 내가 적어도 5만 번은 해본 것처럼 식품이 가득 채워진 냉장고로 다가가 문을 열고 그 안을 살피면서 무의식적으로 뭔가를 끄집어내는 대신에 "음, 아무것도 먹고 싶은 생각이 안 드네."라고 중얼거리는 모습을 상상했다. 가까운 미래에 *그런* 일이 일상이 되는 모습을 상상했다.

나와 같이 이전에 회의적이었던 사람에게 새로운 GLP-1 약은 비만을 다스리고, 현대의 초조제 식품 환경에서 건강한 경로를 따라 나아가게 해주는 중요한 발전이다. 이 약들은 의학적 현상뿐만 아니라 문화적 현상이 되었다. 2024년 말까지 GLP-1 약의 연간 판매액은 400억 달러를 상회할 것으로 예상된다.[20] 최근의 설문 조사에 따르면, 미국인 8명 중 약 1명이 새로운 GLP-1 약을 사용해보았다고 한다.[21]

비만 치료제의 등장으로 의학 역사상 처음으로 우리는 중독성 신경 경로를 정확히 겨냥해 억누를 능력을 갖게 되었으며, 이를 통해 체중을 크게 재설정할 수 있게 되었다. 이것은 결코 간단하거나 쉬운 일이 아니며, 하룻밤 사이에 일어나지도 않는다. 그럼에도 불구하고, 적절한 의학적 지원과 함께 올바른 도구를 사용하면, 이제 체중 감량을 매우 훌

률하게 달성할 수 있다. 이 약들이 모두에게 적합한 것은 아니며 상당한 위험도 따른다. 이 약들은 사용 중일 때에만 효과가 있다는 게 한 가지 이유이다. 투여를 중단하고 나서 체중 재증가를 막을 수 있는 방법은 알려진 바가 없다. 또한 그 효능도 가변적이며 개인에 따라 편차가 크다. 사람마다 줄어드는 체중에 차이가 있으며, 아예 체중이 줄지 않는 사람도 있고, GLP-1을 투여하는데도 체중이 *증가하*는 사람도 있다. 이 약들을 사용하는 일부 사람들에게 음식은 거의 무의미한 것으로 변한다. 알려진 부작용과 알려지지 않은 부작용도 있다. 또한 이 비만 치료제가 '평생 사용해야 하는 약'으로 간주된다는 사실이 특히 우려스러운데, 건강에 미치는 장기적인 부작용이 아직 완전히 드러나지 않았기 때문이다. 하지만 많은 사람들은 신체적, 정신적 건강에 상당한 이득을 얻을 수 있다.

내가 직접 체험한 것처럼, 체중을 감량하고 그 상태를 유지하는 일은 여전히 복잡한 여정이다. 비만 치료제는 우리 등 뒤에 강력한 바람을 제공해 우리를 올바른 방향으로 나아가도록 밀어줌으로써 몇 년 전보다 그 여정을 훨씬 수월하게 만들었다. 하지만 우리는 여전히 다양한 방법으로 음식 중독 문제를 해결해야만 한다. 비만 치료제는 반짝이는 새 도구이지만, 식단 조절과 운동, 행동 요법처럼 예전부터 사용해온 도구들도 있다. 하지만 달라진 게 있다면, 새로운 음식 중독 시대의 도래와 비만 치료제의 등장으로 이제 이 도구들이 예전만큼 유용하지 않다는 사실이다.

"비만 치료의 기반을 이루는 자기 통제 이론은 이제 행동 치료의 변화 주체로서 그 유용성이 다했습니다."²² 40년 동안 비만에 관한 행동 치료를 연구해온 심리학자 마이클 로Michael Lowe 교수는 2021년에 영국 비만연구협회가 주최한 온라인 세미나에서 이렇게 선언했다. 수십 년 동안 로 교수는 행동 변화에 초점을 맞춘 프로그램을 운영하는 웨이트 워처스 인터내셔널에서 자문 위원으로 일했다. 그런데 이 선언을 통해 그는 이것과 그 밖의 유사한 프로그램들로는 증가하는 비만 문제를 해결하기에 적절치 않다는 사실을 간접적으로 인정했다.

클리블랜드클리닉의 의학 교수 스티븐 니센Steven Nissen은 식단 조절과 운동에 대해 환자들과 상담하는 것이 장기적 효과가 거의 없다는 사실을 더 직설적으로 지적한다. 2013년에 국립보건원이 지원한 룩 어헤드Look AHEAD 임상 연구는 식단 조절과 운동을 통한 생활 방식 개입이 심혈관 건강에 미치는 영향을 조사했는데, 이것은 비슷한 연구 중 가장 오랜 기간에 걸쳐 가장 큰 규모로 진행된 무작위 대조 임상 시험이었다. 니센은 그 결과가 '완전한 재앙'²³이었다고 말했다.

국립보건원은 1억 달러를 지원했다. 니센은 이렇게 설명한다. "코치들도 있었고, 피험자들의 칼로리 섭취를 줄이고 신체 활동을 늘렸습니다.²⁴ 그들은 [피험자들을] 최대 13.5년, 중앙값으로는 9.6년 동안 추적했습니다. 심혈관 질환으로 인한 사망, 비치명적 심근 경색증, 비치명적 뇌졸중, 협심증으로 인한 입원 등이 일어나는지 추적 조사했지요. 그런데 효과가 없었어요. 이러한 개입은 아무런 이득도 없었습니다."

사실, 식단 조절이나 그 밖의 체중 감량 개입은 장기적으로 거의 효과가 없다. 사람들이 영양이나 행동에 기반을 둔 식단을 지속하는 데 어려움을 겪는다는 사실은 잘 알려져 있다. 사람들은 인내심을 잃거나 참고 견디며 노력하지만 그래도 체중을 충분히 줄이지 못하거나, 에블린 트리볼과 엘리스 레시가 그들의 직관적 섭식 프로그램에서 지적하듯이 다이어트가 자신의 몸과 건강하지 못하고 적대적인 관계를 만든다고 느끼게 된다. 이제 이런 선택지들을 다르게 바라볼 필요가 있다. 사람들은 여전히 적절한 영양 섭취에 주의를 기울여야 한다. 자신의 행동을 조절할 수 있어야 한다. 그리고 이 모든 기술은, 심지어 비만 치료제조차도, 모든 사람에게 항상 효과가 있는 게 아니다. 현실적으로는 이러한 선택지―약, 영양, 신체 활동, 행동 요법―에서 자신에게 가장 적합한 것을 택하고, 만약 한 가지 접근법이 효과가 떨어지면 여러 가지를 결합하거나 주된 방법을 다른 것으로 전환하는 법을 이해해야만 이 여정을 제대로 소화할 수 있다. 왜냐하면 각각의 방법은 단독으로는 그 효과를 영원히 지속하지 못하더라도, 전체 협력 시스템에서 중요한 일부를 차지하기 때문이다.

건강한 체중을 달성하고 유지하려면 항상 근면함이 어느 정도 필요하지만, 이 과정에 작용하는 신경학적, 생물학적 힘과 함께 이 새로운 환경에서 체중 감량을 가장 생산적으로 달성하는 방법을 이해한다면, 그 균형을 끝까지 유지할 수 있다.

9

◆◆◆

체중 감소에 저항하는
생물학적 힘

독성 지방을 없애는 것이 왜 그렇게 어려운지 이해하려면, 중독 외에도 체중에 관한 몇 가지 작동 원리를 알아야 한다. 그것이 어려운 이유 중 하나는 단순히 중독만 해결하면 끝나는 것이 아니라, 그와 동시에 체중의 복잡한 생리학 문제도 해결해야 하기 때문이다. 모든 다이어트와 약, 수술은 에너지 적자를 만듦으로써 효과를 낸다. 덜 먹고 운동을 많이 하면 에너지 적자를 만들 수 있다. 예컨대, 내가 하루에 1000칼로리를 섭취하고 1700칼로리를 소비하면 체중이 줄어들 것이라고 예상할 수 있다. 하지만 여기에는 중요한 진실이 숨어 있는데, 바로 단순히 에너지 적자를 만드는 것만으로는 충분하지 않다는 점이다. 신체가 에너지 적자를 감지하면, 항상성 시스템이 가동돼 식욕을 증가시키고 신체가 소비하는 에너지를 줄이기 때문이다. 어느 시점에 이르면 우리 몸은 체중 감소에 *맞서* 싸우도록 설계돼 있다. 하지만 아무도 이 사실을 말해주지 않는다. 그저 덜 먹고 운동을 많이 하라는 단순한 구호만 주문처럼 읊조릴 뿐이다. 아무도 말하지 않는 정확한 금언은 이것이다. "덜 먹고 운동을 많이 하면, 우리 몸의 길항 시스템은 이러한 노력에 맞서 저항한다."

따라서 소비하는 칼로리보다 적게 먹는 행동을 계속하면 결국은 체중이 수평을 그리는 순간이 오는데, 몸이 더 작은 난로로 변해 칼로리를 덜 태우기 때문이다. 간단히 말하면, 덜 먹으면 몸도 칼로리를 덜 태운다. 이에 대해 국립보건원의 케빈 홀은 이렇게 설명한다. "기본적으로 우리에게는 체중 변화에 대응해 칼로리 소비 방식과 식욕에 보상적 변화를 일으키는 한 쌍의 음성 피드백 고리가 있는데, 그 변화는 체중 변화에 *저항하는* 결과를 낳습니다.[1] 이 시스템은 마치 우리가 개입을 시작하기 전에 원래 몸이 가졌던 기준 체중을 유지하려고 작동하는 것처럼 보입니다."

홀의 연구실(홀은 이곳에서 환경이 사람들의 식습관에 미치는 영향도 연구한다)은 이 피드백 고리들의 세기를 정량화하는 수학적 모형을 만들었다. 그는 체중이 1kg 줄어들 때마다 우리 몸은 하루에 평균 25칼로리를 덜 소비한다는 것을 보여주었다. 예를 들어 10kg을 감량한 사람은 이전보다 하루에 250칼로리를 덜 소비하는 셈이다. 식욕을 조절하는 피드백 고리는 이보다 훨씬 강하다. 체중이 1kg 줄어들면, 식욕은 하루에 95칼로리가 더 증가한다. 홀은 이를 다음과 같이 요약했다. "이것은 생활 방식 개입의 지속에 저항하는 거대한 피드백 제어 장치입니다."

이것은 로젠바움의 중요한 연구를 떠올리게 하는데, 그 연구에서는 비만 환자들이 체중을 10~50% 감량하자, 그 결과로 신진대사가 느려져 에너지 소비가 하루에 300~400칼로리씩 감소했다. 그리고 그와 동시에 그들의 식욕이 증가했다.

신진대사 감소와 배고픔 증가가 결합하면 체중이 쉽게 다시 증가한다. 따라서 지속적인 체중 감량을 지원할 수 있는 유일한 희망은 길항적 힘들—항상성 시스템, 중독 회로, 식욕 호르몬 증가, 포만감 호르몬 감소—을 잘 다스리는 데 달려 있다. 이 힘들이 승리하고 있다는 것을 알리는 명백한 신호는 과도한 배고픔과 포만감 감소로 나타난다. 이 두 가지 핵심 증상을 가라앉히지 못하는 체중 감량 방법은 장기적으로 성공할 가능성이 낮다. 카렐 르 루Carel le Roux 박사가 말했듯이, 체중을 감량하고 있거나 감량한 사람이 "나는 배고픔을 느끼지 않고 배부름을 더 많이 느끼며, 늘 음식 생각에 빠져 있지 않습니다."라고 말한다면, 그 치료가 성공하리란 걸 알 수 있다.[2] 식욕 감소와 배부른 느낌의 증가 외에 더 적은 양을 원하거나 고지방, 고당분 식품을 덜 먹으려고 하는 것을 포함한 식품 선호의 변화도 체중 감량 노력에 도움이 된다.

따라서 체중 감량을 실현하고 지속하려면, 중독 회로뿐만 아니라 신체의 기반을 이루는 에너지생물학에도 영향을 미쳐야 한다.

체중 감량을 달성하고
지속하는 데 필요한 것

◆

체중을 상당량(10% 또는 그 이상) 감량하기 위해 하루에 섭취할 수 있는 칼로리는 다이어트나 약물, 수술 등 어떤 방법을 사용하건 모두 동일하다. 개인에 따라 차이가 크고 에너지 소비량에 따라 달라지긴 하지만, 일반적으로 하루에 약 1000칼로리(500~1500칼로리의 범위 내에서)를 섭취함으로써 그 정도의 체중 감량을 이룰 수 있다. 이 수치는 전혀 놀랍지 않다. 정말로 놀라운 *사실*은 펜실베이니아대학교 정신의학과의 앨버트 J. 스텅커드 심리학 석좌 교수인 토머스 와든Thomas Wadden의 연구에서 나온 결과이다. 그에 따르면, 체중 감량을 *유지하*는 데 성공하려면 여성은 평균적으로 하루에 1550칼로리, 혹은 1200~1800칼로리를 섭취해야 한다고 한다.[3] 남성은 이보다 조금 더 높은 하루 평균 1770칼로리를 섭취해야 한다. 이 수치는 다이어트나 약물, 수술 등 어떤 방법을 사용해도 마찬가지이다.

나는 새로운 비만 치료제를 만드는 회사에서 일하거나 그런 회사와 협력하는 여러 과학자들에게 이 약을 사용하면서 체중을 감량할 때 섭취할 수 있는 칼로리가 얼마냐고 물어보았는데, 그들은 평균적으로 하루에 1000칼로리 미만일 것이라는 데 의견이 일치했다. 최저 체중에 도달한 뒤 그 상태를 유지하는 사람들의 경우에는 약 1500칼로리가 될 것이라고 추정했다. 더 구체적으로는, 비만 치료제로 체중 감량에 성공한 사람들은 체중을 감량하는 기간에는 기준선에서 약 50%나 칼로리 섭취를 줄인 반면, 체중을 유지하는 기간에는 약 25%를 줄였다고 한다.

컬럼비아대학교에서 열린 '식이 행동에 관한 세미나'[4]에서, 나는 웨일코넬의학대학원의 대사 연구 교수이자 비만 치료제 사용에 관한 한 가장 훌륭한 임상의 중 한 명인 루이스 아론Louis Aronne에게 다음 질문을 던졌다. "체중을 감량할 때 사람들은 하루에 몇 칼로리를 섭취해야 하나요? 또 감량한 체중을 유지할 때에는 몇 칼로리를 섭취해야 하나요? 그들이 섭취하는 칼로리의 범위는 얼마인가요?" 아론은 다른 과학자들의 연구를 인용해 비만 치료제를 사용하는 사람은 체중 감량 기간에는 약 1000칼로리, 체중 유지 기간에는 약 400칼로리를 줄여야 한다고 추정했다. 여성의 경우, 이것은 체중 감량 기간에는 하루에 약 1000칼로리, 체중 유지 기간에는 약 1600칼로리를 섭취할 수 있다는 이야기가 된다. 그보다 많이 먹으면 체중이 다시 증가할 것이다. 내가 줄어든 체중을 평생 동안 유지하는 것이 현실적으로 가능하느냐고 더 깊이 추궁하자, 아론은 "저도 모릅니다. 곧 알게 되겠지요."라고 대답했다.

앨라배마대학교 버밍햄 캠퍼스에서 체중 관리 분야의 선구적인 임상의이자 전문가로 일하는 홀리 와이엇Holly Wyatt은 체중 유지에 성공하려면 하루 섭취량을 300~500칼로리 줄여야 한다고 추정한다. 물론 감량하려는 체중이 적을수록 줄여야 하는 섭취량은 더 적어진다.

국립보건원 웹사이트의 체중 계획표Body Weight Planner는 키와 체중, 성별, 신체 활동 수준을 입력하면, 목표 체중을 달성하기 위해 줄여야 하는 칼로리 섭취량과 늘려야 하는 신체 활동 수준의 추정치를 제시한다. 나는 거기에 키 약 157cm, 체중 165파운드(약 75kg)의 50세 여성이고,

목표 체중은 125파운드(약 57kg, 내게는 건강한 체질량 지수에 해당하는)라고 입력했다. 그 계산에 따르면, 125파운드의 체중을 유지하려면 하루에 약 2100칼로리를 섭취할 수 있다. 하지만 180일 이내에 목표 체중에 도달하려면, 하루에 1051칼로리만 섭취해야 한다. 그리고 그 계산에 따르면, 목표 체중에 도달한 후에 이를 유지하려면 하루에 1744칼로리를 섭취해야 한다.

하루에 1000칼로리 섭취는 저칼로리 식단으로 간주된다. 고강도 저칼로리 식단은 하루 섭취량이 600~800칼로리까지 내려간다. 중요한 사실은 이러한 식단을 대개 3개월에서 6개월 동안만 지속하면 된다는 것이다. 이 기간의 적극적인 체중 감량은 양성 강화로 작용한다. 반면에 하루에 1600칼로리 또는 1700칼로리를 섭취하면서(체중 감량이라는 인센티브도 없이) 감량된 체중을 평생 동안 유지하는 것은 매우 어려워 보인다.

중독 회로와 에너지 회로라는 두 가지 장벽에 가로막혀 많은 사람들이 체중이 다시 증가하는 경향을 보이는 것은 놀라운 일이 아니다. 하지만 이런 수준의 장기적 칼로리 섭취 감소는 약이나 특별한 식습관의 도움 없이는 대개 달성하기 어렵다는 사실은 그동안 별로 언급되지 않았다.

10
◆◆◆

건강한 체중 목표를
정하는 방법

모든 체중 감량 여정이 제각각 독특하다는 점을 감안할 때, 나는 나 자신의 생리적 필요에 대한 세부 사항, 체질량 지수에 대한 최신 연구 결과, 미래의 질병 위험을 감소시키기 위해 실제로 줄여야 하는 체중 등을 구체적으로 알고 싶었다. 이를 위해 스스로를 실험용 기니피그로 만들어 밀폐된 방에 격리시키고, 기초 대사율, 즉 신체가 휴식 상태에서 소비하는 칼로리의 양을 측정하기 위해 클램프와 관을 몸에 붙였다.

대사율
◆

건강한 대사는 에너지 과잉과 부족 모두에 적응해야 한다.[1] 예를 들면,

1967년에 진행된 유명한 연구(오늘날이라면 비윤리적인 것으로 간주될)에서는 버몬트주 교도소 재소자들에게 과식을 하는 대가로 돈을 지불했다.² 이들은 처음에는 모두 마른 상태에서 하루에 8000칼로리를 섭취했다. 이들은 체중이 증가했지만, 섭취한 추가 칼로리가 모두 다 체중 증가로 전환되지는 않았다. 대신에 이들은 신진대사가 조절되어 과잉 칼로리 중 많은 양을 열로 소모했다. 실험이 끝나고 재소자들에게 더 이상 과식의 대가를 지불하지 않자 이들은 이전의 식습관으로 돌아갔고, 증가한 체중이 도로 빠졌다. 이들의 대사는 체중을 건강한 범위로 유지하도록 작용했다.

체중을 줄이려고 하다가 실패했거나 체중을 줄이는 데 성공했다가 다시 증가한 경험이 있다면, 이 연구 결과가 놀랍게 보일 수 있다. 이런 결과가 나온 것은 우리의 생물학이 체중 증가와 감소를 동일하게 다루지 않기 때문이다. 비만인 사람에게는 이 항상성 균형을 방해하거나 조절을 망가뜨리는 어떤 일이 일어난다.

대사를 측정하는 한 가지 방법은 기초 대사율('휴식 대사율'이라고도 하는)을 측정하는 것이다. 간단히 말해, 이것은 몸이 단지 자신을 유지하기 위해 하루 동안 소비하는 칼로리의 양이다. 비만인 사람이 급격하게 체중을 감량하면 기초 대사율이 크게 감소한다.

예를 들면, 페닝턴생의학연구센터의 다시 조핸슨Darcy L. Johannsen의 연구팀은 2004년에 처음 방송된 리얼리티 TV쇼인 〈더 비기스트 루저 The Biggest Loser〉에 출연한 참가자들을 연구했다.³ 그 쇼에서 비만인 참가자들은 매우 제한적인 식단을 따르고, 강도 높은 운동(매일 90분씩 주

6일 동안)을 하기로 동의했다. 식이 요법과 운동 요법을 따른 참가자들은 대부분 극적인 체중 감소가 일어났다. 하지만 데이터에는 더 우려스러운 수치가 나타났는데, 그들의 기초 대사율이 평균 2600칼로리에서 약 1750칼로리로 크게 감소했다. 하지만 단순히 칼로리 소비량을 낮추는 제지방 조직의 손실만 계산한다면, 참가자들의 기초 대사율은 약 2280칼로리여야 했다. 이 결과는 이들의 대사가 하루에 최대 500칼로리 정도 추가로 더 느려졌다는 뜻이다. 따라서 이들은 단지 동일한 체중을 유지하기 위해 하루에 500칼로리만큼 덜 먹어야 했다. 실제로 체중을 크게 감량한 참가자들 중 다수는 결국 거의 원래의 체중으로 되돌아갔다.

나는 나의 기초 대사율을 알고 싶었다. 기초 대사율을 측정하는 한 가지 방법은 몸이 만들어내는 열의 양을 측정하는 것이다.[4] 이것은 기술적으로 어려운 과제이지만, 과학자들과 공학자들은 다양한 시간 간격(분, 시간, 일 등)에 걸쳐, 그리고 신체가 다양한 상태(휴식 중, 운동 중, 공복 시, 식사 후 등)에 있을 때 만들어내는 에너지를 간접적으로 측정하는 방법을 개발했다.

얼마 후, 나는 워싱턴 DC에 있는 신체 조성 평가 회사인 컴퍼지션 ID의 의자에 앉아 있었다. 이곳은 체지방량, 제지방량, 뼈 밀도를 측정할 수 있으며, 처방전 없이 이용할 수 있다. 나는 검사 8시간 전부터 음식 섭취나 운동을 하지 말라는 지침을 받았고, 이를 따랐다. '간접 열량계'라고 불리는 이 테스트는 휴식 상태의 에너지 소비량을 측정한다. 내가 만들어내는 열의 양은 내가 소비한 산소와 생성한 이산화탄소의 양을 사용해 계산한다. 나는 공기가 콧구멍으로 빠져나가지 않도록 코 클램프를 낀 뒤, 마우스피스를 착용하고 입에 튜브를 삽입해 내가 내뿜는 모든 기체를 수집했다.

놀랍게도 나의 기초 대사율은 겨우 1152칼로리였다. 이것은 성별, 연령, 키, 체중이 같은 사람들과 비교했을 때 '느린' 대사율로 분류되었다. 마우스피스를 꽉 물어 입을 완전히 다물고 코로 기체가 새어나가지 않았는지 확인하기 위해 테스트를 여러 번 반복했다. 테스트 결과는 기초 대사율이 1152칼로리로 나온 것 외에도 '생활 방식과 운동과 활동'을 통해 하루에 462칼로리를 추가로 소비한다고 나와 총 에너지 소비량은 1614칼로리였다. 물론 운동을 더 많이 해 수치를 높일 수 있겠지만, 이 측정 결과는 그 상태에서 내가 하루에 약 1600칼로리를 섭취하면 체중을 안정적으로 유지할 것이라고 알려주었다. 만약 그것보다 더 많이 먹으면 체중이 늘어날 것이고, 덜 먹으면 줄어들 것이다.

그것은 충격이었다. 1614칼로리는 결코 많은 양이 *아니다*. 나는 FDA에서 현대 식품 성분표 작업을 책임지고 진행했는데, 여성의 하루 영양소 섭취 권장량을 계산할 때 평균 2000칼로리를 사용했다. 그런데 하루 동안의 총 에너지 소비량이 1614칼로리에 불과하니, 내가 살이 찌지 않을 수가 없었다.

나는 뉴욕시로 가서 캐스린 화이트Kathryn Whyte와 내 친구이자 동료인 소아과 교수 마이클 로젠바움의 도움을 받아 내 에너지 소비량을 다른 방법으로 측정해보기로 했다. 두 사람 다 컬럼비아대학교 의학대학원에서 근무하는데, 이곳에는 세계적으로 손꼽는 비만 연구 센터인 뉴욕

영양비만연구센터가 있다. 두 사람은 그곳에 완전히 밀폐된 방을 만들었는데, 그 방에서 내가 호흡하는 기체를 모두 측정할 수 있었다. 나는 또다시 8시간 동안 음식과 음료와 운동을 삼가라는 지시에 따랐다. 그러고 나서 이 밀실의 침대에 누워 한 시간 동안 휴식을 취했는데, 다만 잠이 들어서는 안 되었다. 잠시 후, 나도 모르게 깜빡 졸고 있다가 창문 두드리는 소리에 정신이 번쩍 들었다. 동료들이 계산한 내 기초 대사율은 1270칼로리로 이전 측정치보다 약간 높았지만 여전히 비교적 낮은 수치였다. 여기에 운동으로 태운 칼로리를 더하더라도 결과는 별반 다르지 않았다.

나는 세 번째 방법도 시도했는데, 이것은 다소 복잡한 '이중 표지 물 doubly labeled water, DLW'[5]을 사용했다. 일부 과학자들은 이것을 에너지 소비량을 측정하는 현재의 방법 중 '최적 표준'으로 간주한다. 이 검사를 하려면, 비방사성 동위 원소를 섭취하고 소변 샘플을 채취해 실험실로 보내야 한다. 이 검사는 기초 대사율 대신에 하루 동안 내가 소비한 총 에너지를 계산하는데, 그 결과는 2111칼로리로 나왔다. 이전보다 훨씬 높은 수치가 나온 이유는 그 주에 내가 평소와 달리 운동을 많이 했기 때문이다.

루이지애나주 페닝턴생의학연구센터의 에릭 라부신 Eric Ravussin에 따르면, 여러 연구(모든 연구는 아니지만)에서 비교적 낮은 에너지 소비량은 체중 증가를 예측하는 지표가 될 수 있다는 결과가 나왔다고 한다.[6] 라부신의 가장 중요한 연구 중 하나는 현재 애리조나주와 멕시코에 거주하는 아메리카 원주민 부족인 피마족을 대상으로 진행한 것이었는데,

세 집단 중 에너지 소비량이 가장 낮은 집단은 4년 뒤 체중 증가 발생률이 가장 높다는 결과를 얻었다. 그는 비만 소질이 있는 집단에서도 이러한 경향이 마찬가지로 나타난다고 믿는다. 하지만 여러 가지 요인 때문에 이 과정에서 대사율이 담당하는 정확한 역할을 명확히 규명하기가 어렵다. 그런 요인에는 데이터를 수집한 시점이나 연구 당시 피험자의 체중 변화 여정 단계 등이 포함된다.

방정식은 단순해 보인다. 내가 하루에 2111칼로리를 태운다면, 같은 칼로리를 섭취하더라도 체중이 늘지 않을 것이다. 그보다 더 먹으면 체중이 늘고, 덜 먹으면 체중이 줄 것이다. 그렇다면 왜 나는 체중을 조절하기가 그렇게 어려울까? 이것은 많은 사람들이 매일 스스로에게 던지는 질문이다. 자신이 하루에 얼마나 많은 칼로리를 소비하고 얼마나 많은 칼로리를 섭취하는지, 또는 얼마나 많은 칼로리를 섭취해야 하는지를 제대로 모르기 때문일까? 아니면, 단순히 섭취하는 칼로리를 그 한도 내에서 유지하기가 너무 어렵기 때문일까?

체질량 지수에 관한 진실

◆

건강에 관한 한 키가 크건 작건 몸집이 크건 작건, 그것은 중요하지 않다. 중요한 것은 내장 지방의 양이다.[7] 이것은 심장대사 질환, 관상 동맥 질환, 혈중 지질 증가, 제2형 당뇨병에도 모두 해당한다.

그럼에도 불구하고, 의료 현장에서는 키에 대한 총 체질량을 나타내는 체질량 지수를 사용한다. 이것은 체중(kg)을 키(m)의 제곱으로 나누어 구한다. 이 수치를 가지고 그 사람을 저체중, '정상', 과체중, 비만으로 분류한다.[8] 그런데 체질량 지수는 키를 변수로 고려하지만, 근육과 지방을 구별하지 않는다. 그래서 근육량이 아주 많고 체지방이 적은 운동선수는 비만과 관련된 건강 위험이 전혀 없는데도 불구하고, 체질량 지수만 놓고 보면 '비만' 범주로 분류될 수 있다. 또한 체질량 지수는 체성분 분석과 달리 지방의 분포에 관한 정보를 전혀 제공하지 않는데, 지방의 분포는 전체 체지방보다 건강의 위험을 평가하는 데 훨씬 더 중요하다.[9] 더 구체적으로는, 여러 연구에서 전체 체지방은 심혈관 질환의 위험을 예측하는 데 상대적으로 정확도가 낮은 반면, 심혈관 질환은 독성 지방과 상관관계가 매우 높다는 결과가 나왔다.[10] 결국 체질량 지수는 개개인의 비만을 임상적으로 진단하거나 비만의 영향을 평가하기에 신뢰할 만한 도구가 아니다.

사실, 체질량 지수는 애초에 건강 진단이나 치료 기준으로 사용하려고 만든 것이 아니다. 이 측정법은 1832년에 벨기에의 박학다식한 지식인 아돌프 케틀레Adolphe Quetelet가 수학을 사용해 인간의 신체적 특성을 탐구하려는 시도로 처음 제안했다.[11] 이 연구의 일환으로 케틀레는 '평균적인 사람'을 나타내는 공식을 구하려고 했다. 다양한 연령대 남성의 키와 체중을 수집한 방대한 데이터를 가지고 그것을 곡선으로 나타내려고 시도하다가, 체중(kg)을 키(m)의 제곱으로 나눈 비율이 그 관계를 가장 비슷하게 나타낼 수 있다고 판단했다. 즉, 체질량 지수는 애초에 개인의 건강 상태를 진단하기 위한 것이 아니라, 집단 수준의 신체적 경향을 평가하기 위한 지표로 만들어진 것이다. 그러다가 1972년에 생리학자 안셀 키스Ancel Keys가 자신이 진행한 '7개국 연구Seven Countries Study'[12]에서 이 측정법 사용을 제안하면서 그것을 처음으로 '체질량 지수body mass index'라고 불렀다. 키스는 체지방을 직접 측정하기가 어렵다는 문제를 인식하고는, 케틀레의 공식이 인간의 체격과 체지방량을 모두 고려한 유효한 상대 체중 지수라는 그릇된 주장을 펼쳤다.

체질량 지수를 다룬 초기 연구에서도 이것이 모든 사람을 완벽하게 대표하지 못한다는 사실은 명백했다. 예를 들면, 케틀레는 처음부터 체중과 키의 비율이 아동과 청소년 사이에서는 변동성이 크므로, W/H^2(W는 체중, H는 키)라는 공식은 성인기에 접어들어 체중과 키가 모두 안정된 이후에만 적용된다는 사실을 깨달았다.[13] 게다가 케틀레와 키스가 사용한 데이터는 모두 남성 집단에서 수집한 것이었다. 따라서 이 비율은 유럽인 성인 남성에게는 비교적 잘 맞는 반면, 다른 인구 집단, 특히 여성에게는 잘 맞지 않는다.[14] 여성은 높은 체지방률에도 불구하고 남성보다 심혈관계 건강이 더 좋은 경향이 있는데, 폐경 이전 여성은 특히 그렇다. 파티마 스탠퍼드Fatima Stanford는 체질량 지수가 백인 남성에게서 유래해 낙인과 차별의 도구로 사용된 점을 지적하면서 "그 기원을 살펴보면, 체질량 지수는 인종 차별적 요소가 다분히 있습니다."라고 말한다. 캐서린 플리걸은 체질량 지수 30 이상이 비만을 정의하는 기준으로 자리잡은 배경을 추적하다가 1990년대 후반에 활동한 한 의사 집단을 찾아냈는데, 이들은 제약 산업에서 자금을 지원받았다.

비만의 주요 합병증 위험을 예측하는 데에는 허리-키 비율과 체질량 지수를 함께 사용하는 것이 가장 나은 방법으로 보인다. (간단히 말하면,

허리둘레는 키의 절반 이하여야 한다.[15] 이탈리아 파도바대학교 내과학 부교수 루카 부세토Luca Busetto의 연구에 따르면, "제2형 당뇨병 위험 감소는 체질량 지수 감소보다 '허리-키' 비율 감소와 더 밀접한 연관이 있었다. 죽상 경화 관상 동맥 질환의 위험 감소는 '허리-키' 비율의 변화하고만 연관이 있었고, 고혈압과 고관절염 위험 감소는 체질량 지수의 변화하고만 연관이 있었다." 따라서 두 척도를 함께 사용하는 편이 낫다. 체질량 지수가 27 미만이면서 '허리-키' 비율이 0.53 미만이면 저위험군에 속한다.[16] 허리둘레는 그 자체로도 나쁘지 않은 척도이지만, 다양한 키와 체중을 감안해 전 세계적으로 적용하려면 '허리-키' 비율을 사용하는 것이 최선이다.

이와 관련해 훨씬 더 정확한 정보를 제공할 수 있는 방법들도 있는데, 예컨대 DEXA(이중 에너지 X선 흡수 계측법)와 내장 지방 스캔이 그것이다. 소비자가 활용할 수 있다면(많은 나라에서 이 서비스가 점점 늘어나고 있다), DEXA가 내장 지방과 제지방 체중을 모두 측정하기에 좋은 방법이다. 하지만 현재로서는 이 기술들은 비싸고 접근하기가 어렵다. 일상적으로 건강 상태를 모니터링하려면 더 쉽고 저렴한 측정 방법이 필요하다는 점을 감안해, 많은 전문가들은 허리둘레나 '허리-키' 비율을 대체 척도로 권장한다. 일부 전문가는 이제 체질량 지수와 '허리-키' 비율을 함께 고려하는 방법을 추천하기도 한다.

하지만 어떤 간단한 측정치도 과도한 내장 지방으로 인해 발생하는 모든 심장대사 질환과 신체적, 정신적 상태에 초점을 맞춘 철저한 임상 평가를 대체할 수는 없다. 그럼에도 불구하고, 체질량 지수의 개선은 의학에 필요한 시급한 변화를 향해 한 걸음 더 나아가게 해줄 것이다. 그것은 바로 비만으로 인해 발생하는 다양한 질병보다는 비만 자체에 초점을 맞추는 것이다.

대사 질환에 대항하는 체중 감량

◆

건강한 체중 목표를 정하는 또 다른 방법은 긍정적인 생리적 변화를 유발하는 체중 감량 비율에 초점을 맞추는 것이다. 워싱턴대학교 의학대학원 교수이자 대사 건강 분야의 전문가인 새뮤얼 클라인Samuel Klein 은 "점진적인 체중 감량은 대사 건강에 점진적인 이득을 가져다줍니다."[17]라고 말한다. "체중을 2~4% 감량하면 혈당 농도가 낮아지고, 15%를 감량하면 혈당 농도가 더 크게 낮아집니다." 혈압, 지질, 중성 지방, 콜레스테롤도 같은 추세를 따르며, 인슐린 민감성도 개선된다.

체중 감량 목표에 대해 이야기하면서, 클라인은 비교적 건강한 사람에게도 2~5%의 감량은 상당한 효과가 있다고 말한다. 하지만 제2형 당뇨병 환자의 경우에는 "완화에 이르려면 상당한 체중 감량이 필요합니다."라고 덧붙인다. 의료진이 감독하는 식단 개입 방법을 사용한 영국의 당뇨병 완화 임상 시험 다이렉트(DiRECT)에서는 당뇨병 환자의 86%가 15%의 체중 감량으로 완화 목표를 달성했다. 클라인은 "15% 체중 감량은 제2형 당뇨병이 있는 비만 환자에게는 거의 최대의 효과를 얻을 수 있는 매우 좋은 목표입니다."라고 동의한다. 수술을 통한 체중 감량 임상 시험 데이터에 따르면, 최대 20%까지는 체중 감량의 이득이 증가하지만 20% 이상에서는 이득이 수평선을 그린다. 또한 클라인은 이러한 이득은 대사 기능 장애가 있는 사람에게만 나타난다고 강조한다.

심혈관 건강과 관련해 최근의 가장 중요한 임상 시험인 SELECT에서는 당뇨병이 없지만 과체중이거나 비만이고 심혈관 질환 위험이 높은 피험자들을 대상으로 새로 개발된 비만 치료제를 투여했다.[18] 평균 8.5%의 체중 감량이 일어났고, 그 결과로 심혈관 질환 발생률이 20% 감소했다. 이 결과에서 특히 주목할 만한 것은, 비만인 사람들뿐만 아니라 체질량 지수가 30 미만인 과체중 고위험군에서도 체중 감량과 심혈관 질환 발생률 감소 사이의 연관성이 확인되었다는 사실이다. 또한 두 집단 모두 염증 발생도 현저하게 감소했다.

지금까지 드러난 체질량 지수의 한계를 고려한다면, 광범위한 최적의 수치를 정하는 것이 가능할까? 하버드 T. H. 찬 공중보건대학원의 프랭크 후Frank Hu가 진행한 연구에 따르면, 체질량 지수 20부터 다양한 종류의 건강 위험이 증가한다고 한다.[19] 후는 보고서에서 "역학 연구들에서는, 체질량 지수가 20~21 이상이면 남녀 모두 제2형 당뇨병, 고혈압, 심혈관 질환, 담석증, 그 밖의 만성 질환이 발생할 위험과 체질량 지수 사이에 강한 선형적 상관관계가 있다는 압도적인 증거가 나왔다."라고 썼다. 반면에 다른 연구들은 체질량 지수 27 미만과 '허리-키' 비율 0.53 미만을 목표치로 권장한다.[20]

체중계는 많은 이유에서 문제가 있긴 하지만, 코넬대학교의 데이비드 레비츠키David Levitsky 교수는 매일 체중을 측정하는 것이 체중 유지에 매우 효과적임을 보여주었다.[21] 연구 결과에 따르면, 목표 체중 설정이 임상적으로 유의미한 체중 감량을 달성할 가능성을 높이긴 하지만, 목표 달성을 위해 그보다 더 중요한 것은 적극적으로 실천하려는 의지이다.

담당 의사가 내게 체중 감량 목표를 물었을 때 나는 체질량 지수 22~23을 이야기했는데, 그 대신에 혈압, 혈당, 지질 수치가 모두 정상 범위인 체중을 제시했어야 했다. 앞에서 보았듯이, 어떤 경우에는 특정 목표를 달성하는 것이 불가능할 수도 있는데, 체중 감량이 어느 지점에 이르면 수평선을 그리기 때문이다. 이 현상은 모든 방법에서 공통적으로 나타난다. 다이어트, 약물 치료, 수술 등 모든 방법은 일정 기간이 지나거나 체중이 어느 정도 빠지고 나면 효과가 정체되는 구간에 들어선다. 가장 중요한 결정 인자는 각각의 방법이 식욕을 억제하는 정도이다. 우리 몸의 생물학적 힘들은 체중 감량 노력에 저항하면서 식욕을 증가시키고 에너지 소비를 줄이기 때문에, 중독적인 식욕을 이겨내려면 포만감을 만드는 법을 배우는 것이 매우 중요하다.

11
♦♦♦
독성 지방

특정 체중 감량 계획—예컨대 저탄수화물 다이어트—을 가장 강하게 옹호하는 사람들조차 체중을 줄이려면 칼로리 적자가 필수라는 점을 인정한다. 듀크대학교 의학 부교수이자 듀크케토메디신클리닉의 설립자인 에릭 웨스트먼Eric Westman은 이렇게 말한다. "문제는 항상 칼로리였습니다.[1] 우리가 초기에 한 연구에서, 저탄수화물 다이어트를 하는 사람들이 칼로리를 제한하라는 지시를 받지 않았는데도 그렇게 하고 있다는 사실을 발견했습니다. 그래서 칼로리를 전혀 언급하지 않았지만 사실상 저칼로리 다이어트가 되어버렸지요." 게다가 과식 연구(피험자에게 체중을 유지하는 데 필요한 것보다 더 많은 칼로리를 의도적으로 섭취하게 한)들을 분석한 연구에서, 페닝턴생의학연구센터의 명예 교수이자 비만 연구자인 조지 브레이George Bray는 과잉 칼로리와 체중 사이에 약 90%의 상관관계가 있다는 사실을 발견했다.[2]

하지만 칼로리 섭취가 다가 아니다. 지방의 분포를 더 정확하게 파악하기 위해 지방, 뼈, 근육 등 신체 각 부위의 질량을 측정하는 신체 조성 분석은 심장대사 건강에 대해 더 완전한 그림을 제공한다. 알다시피, 내장 지방, 즉 독성 지방의 양이 많을수록 질병 위험이 더 커진다. 실제로 독성 지방이 1파운드 이하인 경우에는 심장대사 질환이 발생할 위험이 더 낮다.[3] 따라서 전반적인 건강 향상을 위해 신체 조성을 바꾸려면, 독성 지방을 어떻게 줄일지 고려하는 것이 중요하다.

독성 지방은 피부 아래에 축적되는 피하 지방보다 대사 활동이 더 활발하다. 콜로라도대학교의 다시 칸Darcy Kahn은 과도한 체중 증가로 생기는 내장 지방과 관련된 변화를 연구하면서 5년을 보냈다. 칸에 따르면, 비만이 증가할수록 내장 지방 조직은 염증 세포가 축적됨에 따라 염증이 더 잘 일어나는 반면에 항염증 세포는 감소한다.[4]

칸은 이렇게 썼다. "대사 질환이 진행되면 건강한 지방 조직의 조성도 크게 변한다. 처음에는 이 조직에 항염증 세포가 포함돼 있다. 하지만 비만과 인슐린 저항이 나타나면서 [혈류와 주변 조직 사이에서 장벽 역할을 하면서 염증을 일으키는 데 관여하는] 내피세포가 증가하고 항염증 세포는 감소하며, 그 자리를 염증 유발 세포가 대체하게 된다. 이러한 변화는 염증을 악화시키고 인슐린 민감성에 부정적 영향을 미친다."

칸과 그 동료들은 비만 환자의 피하 지방과 내장 지방 조직에서 분비물을 채취했다. 그들은 내장 지방 조직이 염증 분자를 더 많이 분비하며 인슐린 작용에 부정적 영향을 미친다는 사실을 입증했다. 이 세포들이 분비한 분자는 또한 "대사 조직의 인슐린 민감성, 신호 전달 그리고 포도당 조절을 방해한다."

비만 상태로 살아가는 것은 만성 염증 상태로 살아가는 것과 같은데, 하버드의학대학원의 피터 리비Peter Libby는 이를 '내부의 불'⁵이라고 표현했다. 염증은 뇌를 포함해 많은 신체 부위에 영향을 미친다. 최근에 나온 증거는 염증이 배고픔을 줄이라는 신호를 보내는 뇌의 시상하부 영역에서 지지 세포의 구조뿐만 아니라 신경 세포의 수에도 영향을 미친다는 것을 보여준다.⁶ 이러한 염증 변화는 포만감과 관련된 호르몬 신호에 신경 세포가 덜 반응하도록 만들 수 있다는 가설이 제기되었다. 동물 모형에서는 비만이 시작되기 전에 이러한 변화가 이미 나타나는 것이 관찰되었다.

게다가 초조제 식품과 내장 지방 사이에는 직접적인 인과 관계가 있다. 나는 텍사스대학교 사우스웨스턴메디컬센터의 제프리 브라우닝 Jeffrey Browning에게 "내장 지방, 더 구체적으로는 간 지방을 줄이려면 어떻게 해야 하나요?"⁷라고 물었다. 앞서 언급했듯이, 내장 지방은 복벽 깊숙한 곳에 위치하면서 위와 다른 장기를 둘러싸고 있는 반면, 간 지방은 오직 간에만 축적되는 지방이다. 미국 인구 중 약 25%가 대사 관련 지방간 질환의 영향을 받는다.

브라우닝은 다양한 다이어트가 내장 지방, 특히 간을 둘러싼 지방에 미치는 효과를 설명하기 위해 베이컨(고지방 저탄수화물 식품)과 토스트(고탄수화물 식품)의 차이를 예로 들었다.

베이컨 조각은 몸속을 통과하다가 창자에서 흡수된 뒤에 입자 상태로 포장되어 림프계를 통해 혈류로 들어가는데, 그 결과로 이 입자에 포함된 지방은 우리 몸의 지방 조직에 먼저 흡수된다. 그리고 나서 남은 지방은 혈류를 통해 간으로 돌아가 혈중 지질 입자, 즉 초저밀도 지질단백질로 재포장되어 체내의 지방 조직이나 필요한 그 밖의 부위로 다시 운반된다.

더 간단히 말하면, 베이컨의 지방 그리고 일반적인 식이 지방은 간에 거의 쌓이지 않는다.

브라우닝은 이어서 다음과 같이 설명한다. "저탄수화물(고지방) 다이어트를 하는 사람은 식이 지방 섭취량이 크게 늘어나더라도 간 지방 함량을 충분히 줄일 수 있습니다." 기본적으로 칼로리 제한은 체중 감량에 도움을 주지만, 저탄수화물 고지방 다이어트는 간 지방, 즉 '독성 지방'을 줄이는 데 도움이 된다.

하지만 토스트를 먹으면 "몸은 탄수화물을 분해해 포도당으로 바꿉니다."라고 브라우닝은 설명한다.

근육에서는 포도당이 분해되어 에너지로 사용된다. 하지만 인슐린 저항이 있는 사람은 상황이 다소 나빠질 수 있다. 포도당이 분해된 산물이 너무 많으면, 그것은 에너지로 사용되지 않고 지방을 만드는 데 쓰인다. 몸은 이 분해 산물에 더 많은 탄소 분자를 추가해 결국 지방산을 만든다.

"만약 제가 과체중이고 인슐린 저항이 있으며 늘 과식 상태라면, 지방간을 유발하는 가장 큰 원인은 무엇인가요?" 내가 브라우닝에게 물었다.

"탄수화물은 분명히 지방간을 만들고 지속시키는 문제의 원인 중 하나입니다. 건강한 사람은 식사 직후에 인슐린 분비 급증 때문에 지방 생성이 즉시 증가했다가 곧 멈추면서 사라집니다. 하지만 지방간을 가진 사람의 경우에는 지방 생성이 증가한 상태가 계속 유지되며, 시간이 한참 지나도 거의 변동이 없습니다."

"그렇다면 지방이 주요 원인이 아니군요?"

"저는 식이 포도당이 주요 원인이라고 생각합니다."라고 브라우닝이 답했다.

따라서 브라우닝은 내장 지방을 줄이려면 저탄수화물 다이어트가 가장 효과적인 방법이라고 믿는다. "제 경험에 따르면, 다량 영양소 함량을 바꾸면(즉, 저탄수화물 다이어트로) 다이어트를 시작하고 나서 처음 몇 주 동안 간 지방과 내장 지방에 즉각적인 효과가 나타납니다(저탄수화물 다이어트를 2주 동안 하면 간 지방이 50% 감소하는 반면, 저칼로리 다이어트를 하면 30% 감소합니다). 저탄수화물 그룹과 저칼로리 그룹 모두 체중은 5% 감소했습니다."

나는 체중이 비슷하게 빠졌는데도 사람에 따라 간 지방 감소량에 차이가 나는 이유를 설명해달라고 했다. 그는 이렇게 대답했다. "간에 지방이 저장되는 장소의 크기와 관련이 있습니다. 간의 평균 무게는 1500g입니다. 만약 간 지방 함량이 처음에 50%라면, 이론적으로 줄일 수 있는 지방의 양은 750g입니다. 이 양의 50%를 줄이면 375g, 30%를 줄이면 225g이 됩니다. 두 값의 차이는 150g에 불과하며, 이것은 전체 체중이 5% 줄어든 것과 비교하면 아주 작은 수치입니다." 간 지방 감소가 전체 체중에 큰 감소를 가져오진 않지만, 대사 건강에는 아주 큰 이득을 가져다준다. 즉, 독성 간 지방이 감소하는 양은 전체 체중과 비교하면 상대적으로 적지만, 건강에는 엄청난 혜택을 준다는 것이다.

그런데 독성 지방이 있거나 허리둘레 사이즈가 크고 인슐린 저항이 있는 사람도 저탄수화물 다이어트를 해야 하느냐고 묻자, 그가 한 대답이 나를 놀라게 했다.

"그 답은 '아니요'입니다. 저는 자신이 가장 잘 지킬 수 있는 식단을 선택해야 한다고 생각합니다. 하지만 무엇보다 케토시스ketosis(몸이 에너지를 얻기 위해 포도당 대신 지방을 태우는 상태[8])에 도달하는 것이 중요하다고 봅니다. 이것은 칼로리 제한을 약간만 하고도 어느 정도 이룰 수 있습니다(이때 케토시스 수준은 낮지만, 하룻밤 동안 단식 후 체중이 안정된 사람보다는 높습니다). 케토시스 도달을 위한 다른 선택지로는 저탄수화물 다이어트, 시간 제한 식사, 일종의 간헐적 단식이 있습니다. 저는 인간이 평생을 식사 상태나 식후 상태에 머물러 있도록 설계되지 않았다고 믿습니다. 그것은 우리가 인간이라는 종으로서 세렝게티 평원에서 살아온 방식이 아닙니다. 우리는 배불리 먹다가 한동안 굶기도 하고, 때로는 기아에 허덕이는 시절을 겪어왔습니다."

앨라배마대학교 버밍햄 캠퍼스의 바버라 가워Barbara Gower는 칼로리 섭취를 줄이지 않고도 탄수화물을 제한하면 췌장 베타 세포의 기능(인슐린을 만드는)이 개선되고, 체중 감량과 상관없이 간 지방이 감소한다는 사실을 밝혀냈다.[9] 탄수화물 섭취를 줄이면 호르몬이 간에 미치는 영향이 달라진다고 가위는 설명한다. 구체적으로는, 공복 중이건 식사 직후이건 상관없이 인슐린 수치가 떨어지고 글루카곤(혈당을 올리는 또 하나의 췌장 호르몬) 수치는 상승한다. 이러한 호르몬 변화는 간이 포도당과 지방을 대사하는 방식에 큰 영향을 미친다. 인슐린 수치가 높으면, 몸은 포도당과 지방을 만드는 데 집중하게 되어 지방간과 제2형 당뇨병이 생길 수 있다. 반면에 글루카곤 수치가 높으면 몸이 지방을 저장하는 대신에 자원 중 일부를 케톤을 만드는 데 사용함으로써 간의 건강을 유지하고 간에 지방이 축적되는 것을 막는 데 도움이 된다.

결국 우리가 잃는 지방의 종류가 전반적인 건강에 중요한 차이를 만들어낸다.

폐경기 여성의 독성 지방 문제

◆

대다수 여성은 폐경기에 접어드는 것을 알리는 변화를 너무나도 잘 아는데, 난데없이 갑자기 체중이 늘어나는 것도 그중 하나이다. 심지어 평소와 똑같이 먹고 운동하더라도 그런 일이 일어난다. 하지만 이러한 전환이 신체 조성 변화와 지방 분포 재배치를 가져와 대사 기능 장애와 심혈관 질환 위험을 크게 높인다는 이야기는 거의 들어보지 못했을 것이다. 2020년, 미국심장협회는 폐경기를 노화와 상관없이 심혈관 질환의 위험 인자로 인정하고, 의사들에게 에스트로겐 감소로 인한 손상에 대응하는 상담을 권고했다.[10] 이 발표는 나름의 중요성을 지니고 있지만, 일부 전문가들은 모든 여성이 폐경을 경험하고 나서 30~40년을 에

스트로겐 고갈 상태로 살아가야 한다는 점을 고려하면 때늦은 발표라고 이야기한다.

폐경기의 호르몬 변화는 폐경 전후기 동안에 시작되는데, 폐경 전후기는 30대 중반부터 50대 중반 사이에 언제든지 일어날 수 있고 3~4년간 지속된다. 다만, 이 전환기는 짧게는 1년 정도로 그칠 수도 있고, 길게는 10년까지 지속될 수도 있다. 연구에 따르면, 50세부터 60세까지 60~70%의 여성은 체중이 연평균 약 1.5파운드(0.7kg)씩 증가한다고 한다.[11] 하지만 실제 체중 증가는 이 통계 수치보다 더 흔하게 일어날 수 있는데, 일부 연구는 폐경기가 시작될 때 건강한 체질량 지수와 허리둘레를 가진 여성들을 제외하지만, 이들 역시 대개는 그 후 몇 년간 체중이 증가하기 때문이다.[12] 체중이 증가할수록 건강 위험도 커진다. 예를 들면, 한 종단 연구에서는 여성의 체중이 8~20파운드(3.6~9kg) 증가할 경우, 심혈관 질환 위험이 27% 높아지는 것으로 나타났다.[13]

폐경기와 노화가 동시에 일어나기 때문에 의학계는 어느 쪽이 체중 증가의 원인인지를 놓고 오랫동안 논쟁을 벌였다. 메이요클리닉의 내분비학자 마리아 다니엘라 우르타도 안드라데Maria Daniela Hurtado Andrade는 "체중 증가의 주요 근본 원인이 나이라는 것은 확립된 사실"이라고 믿는다.

에스트로겐이 배고픔 호르몬을 조절하고 그 감소가 배고픔과 음식 갈망을 강화하는 반면, 남성은 테스토스테론이 감소하면서 같은 효과를 경험하며 중년기에 체중이 증가한다. 나이가 들수록 신진대사는 느려지고, 근육량이 감소하면서 지방량은 증가한다. 그와 함께 앉아 지내는 시간이 점점 많아지고, 소비하는 칼로리가 줄어드는 경향이 있다.

하지만 여성은 폐경이 촉발하는 신체적, 생화학적, 대사적 변화가 다르게 나타난다. 폐경은 정상적인 노화 과정의 일부이지만, 이러한 변화들은 심각한 건강 문제를 일으킬 수 있는데, 과체중이거나 비만인 여성에게는 특히 그렇다. 프로게스테론과 에스트로겐이 감소함에 따라 근육량 감소와 지방량 증가가 가속화되는데, 심지어 체중이 증가하지 않는 여성도 그렇다.[14] 또한 지방 저장 장소가 주로 허벅지, 엉덩이, 궁둥이의 피부 아래에서 복부 깊숙한 곳, 즉 간, 췌장, 콩팥, 폐, 심장과 다른 장기가 있는 복강으로 이동한다.

과학자들은 지방 분포가 임신에 필요한 에너지와 기계적 요구에 대응하기 위한 진화적 반응이라는 이론을 세웠다.[15] 특히 하체와 둔부에 위치한 피하 지방은 임신 동안 태아의 하중과 육아 시 아기를 들 때의 하중의 부담을 덜어준다. 이 부위들은 염증이나 다른 문제를 일으키지 않고 더 많은 지방을 저장할 수 있다.

하지만 충분히 쌓인 지방이 더 이상 필요가 없어지면, 지방은 복벽 안쪽과 복강 깊숙한 곳에 쌓이게 된다. 폐경 전에는 내장 지방이 전체 체지방의 5~8%를 차지하지만, 폐경 후에는 15~20%로 증가한다.[16] 이것은 복부 지방 증가를 알려주는 명백한 징후이다. 폐경 이후 6년 동안 허리둘레는 평균적으로 약 5cm 늘어난다.

이것이 왜 문제가 될까? 앞에서 다루었듯이, 과도한 내장 지방은 '나쁜' 저밀도 지질단백질 콜레스테롤 수치를 높이고, 중요한 기관에 위험할 정도로 가까운 곳에서 염증 유발 단백질을 분비하며, 그 기관들에 물리적 압력을 가한다. 이 지방 역시 인슐린 민감성이 낮아 인슐린 저항을 촉진하는데, 인슐린 저항은 다시 내장 지방 축적을 증가시키는 악순환을 만들어내 혈당 조절을 방해할 수 있다.[17] 허리둘레 증가는 체중과 체질량 지수가 정상인 여성에게도 위험 신호이다. 실제로 체질량 지수는 건강한 범주에 속하지만 복부 비만이 있는 여성은, 체질량 지수가 비만 범주에 속하더라도 복부 비만이 없는 여성보다 심혈관 질환 위험이 더 높을 수 있다.

폐경이 지방 축적을 촉진하는 장소 중 하나는 심장을 감싸는 막인 심장막 주변 조직이다. 이 부위의 지방 축적은 심장 혈관에 칼슘이 축적되는 것과 관련이 있는데, 이것은 관상 동맥 질환을 시사하는 주요 지표이다. 미국심장협회는 심장 근육 바로 바깥에 염증 유발 단백질을 분비하는 지방 조직이 있으면 "특히 해로울 수 있다고" 지적한다.[18] 과학자들은 이것과 같은 변화(그러한 변화는 아주 많다)를 폐경 이후에 여성의 심혈관 질환 위험이 급격히 증가하는 주요 이유로 보고 있으며, 특히 체질량 지수가 높을 경우 이런 변화들이 여성의 주요 사망 원인이 된다고 생각한다.

"많은 사람들은 폐경 후 비만인 여성의 심혈관 질환 위험이 남성과 비슷한 수준이라는 사실을 잘 모릅니다.[19] 그래서 그런 위험을 흔히 간과하지요. 저는 실제로 그 위험을 간과한 임상 사례를 많이 들려줄 수 있습니다." 웨일코넬의학대학원의 임상의학 부교수 레카 쿠마르Rekha Kumar는 이렇게 말한다.

위험에 처한 기관은 심장뿐만이 아니다. 대사 기능 장애와 연관된 지방간 질환steatotic liver disease(예전에는 '비알코올성 지방간 질환nonalcoholic fatty liver disease'이라고 불렸는데, 이 책에서는 그냥 '지방간 질환fatty liver disease'이라는 용어를 사용하기로 한다)은 만성 간 질환, 간경화증, 간암의 주요 원인으로, 폐경 후 여성 사이에서 발생률이 두 배로 증가한다.[20] 반면에 50세 이상 남성에서는 이러한 증가가 나타나지 않는다.

칠레 산티아고의 첨단대사의학영양센터 소장 아다 쿠에바스Ada Cuevas는 이렇게 경고한다. "여성에게 노화와 폐경으로 인해 발생하는 병리학적 변화를 그런 일이 일어나기 *전에* 미리 설명해주어야 합니다."[21] 하지만 이 메시지는 아주 느리게 전파되어 충분히 널리 전달되지 않았다. 이와 관련해 타라 아이어Tara K. Iyer와 헤더 허시Heather Hirsch는 2020년에 미국심장협회가 폐경기에 접어들거나 폐경기를 겪고 있는 여성의 심혈관 질환 위험에 관해 발표한 내용이 임상에 미친 영향을 검토해 "현재 폐경과 관련된 건강 위험에 대해 여성을 교육할 기회를 놓치는 상황이 광범위하게 펼쳐지고 있다."[22]라고 결론지었다.

폐경으로 인한 에스트로겐 감소와 기타 호르몬 변화가 초래하는 영향에 대해 더 많은 것이 밝혀졌는데도 불구하고, 이와 관련된 건강 위험에 대한 여성의 지식은 오히려 감소했다. 2009년에는 온라인 설문 조사에 응답한 여성 중 65%가 심혈관 질환이 여성의 주요 사망 원인임을 인지했지만, 2019년에는 그 비율이 44%로 감소했다.[23] 이 감소 현상은 65세 이상 여성을 제외한 모든 연령대에서, 그리고 모든 인종과 민족에 걸쳐 나타났는데, 특히 히스패닉과 흑인 여성 사이에서 두드러졌다. 이와 비슷하게, 이 문제는 의사들 사이에서도 심각한 것처럼 보인다. 전국

조사에서 1차 진료 의사 중 단 22%,[24] 심장 전문의 중 42%만이 여성의 심혈관 질환 위험을 잘 평가할 수 있다고 응답했다.

여러 연구에 따르면, 여성들은 폐경에 관한 정보를 주로 친구나 온라인 자료에 의존해 얻는 것으로 나타났다.[25] 의사들이 폐경과 관련된 건강 지식을 더 잘 교육받는다면, 이러한 지식 격차를 메우는 데 도움이 될 것이다. 명성 높은 한 대학병원의 전공의들을 대상으로 한 설문 조사에서 응답자 중 70%는 수련 과정이나 강의에서 성차性差 의학 개념에 관한 교육을 거의 또는 전혀 받지 못했다고 답했다.[26]

폐경기 여성에게 제공하는 체중과 복부 지방에 관한 일반적인 지침은 모든 성인에게 제공하는 조언과 동일하다. 또한 우르타도 안드라데는 폐경기 증상을 완화할 목적으로 가바펜틴과 클로니딘처럼 체중 증가를 유발할 수 있는 약물을 복용하는 것을 피하라고 조언한다. 가바펜틴은 일반적으로 발작이나 만성 신경통에 처방되지만 폐경기 홍조 완화에도 효과가 있으며, 클로니딘은 혈압 강하제이지만 홍조 발생 빈도를 줄이는 효과도 있다.

호르몬 요법은 폐경기 증상을 완화하는 데에도 효과적이다. 에스트로겐만 사용하는 치료나 프로게스틴을 함께 사용하는 병용 치료는 폐경기의 신체 조성 변화(내장 지방 축적, 복부 비만, 포도당 대사 장애를 포함해)를 막는 데 효과가 있다. 1999년부터 2020년까지 호르몬 요법 사용이 대폭 감소했는데, 연방 차원에서 진행한 대규모 연구인 여성 건강 이니셔티브Women's Health Initiative의 초기 연구에서 호르몬 요법이 심장마비, 뇌졸중, 유방암 위험을 증가시킨다고 시사하는 결과가 나왔기 때문이다.[27]

하지만 후속 연구에서는 호르몬 요법을 60세 이전 또는 마지막 생리 이후 10년 이내에 시작하면(이전에 처방하던 시기보다 더 일찍 시작하면), 해당 여성에게 심혈관 질환이나 특정 암, 그 밖의 금기contraindication(특정 의료 행위나 치료가 환자에게 오히려 해로울 수 있어 해서는 안 되는 것)가 없는 한, 위험이 낮을 뿐만 아니라 해보다는 이득이 훨씬 크다는 사실이 밝혀졌다.[28]

무작위 임상 시험에서는 호르몬 요법이 심장 위험 인자를 완화한다는 결과가 나왔지만, 실제로 관상 동맥 심장병 자체가 감소한다는 증거는 발견하지 못했다. 하지만 많은 임상의들은 40건이 넘는 관찰 연구에서 호르몬 요법의 이득을 뒷받침하는 증거를 발견했다. 이 연구들은 결과에 영향을 미치기 위한 목적으로 개입하는 것을 피하고, 사람들의 건강 지표를 장기간에 걸쳐 추적했다. 그리고 호르몬 요법을 받은 사람들이 그렇지 않은 사람들에 비해 심장병 발생률이 30~50% 감소했다는 결과를 얻었다.[29]

호르몬 요법이 직접 체중을 줄이지는 않지만, 우르타도 안드라데 박사의 연구는 호르몬 요법이 비만 치료제에 대한 반응을 높일 수 있다고 시사한다. 그녀는 세마글루타이드를 사용한 여성 106명을 추적했다.[30] 그중 16명은 에스트로겐이나 '에스트로겐-프로게스틴' 패치 또는 알약을 사용했는데, 이들은 체중 감량이 더 크게 일어나는 경향을 보였다. 이것은 GLP-1 약과 호르몬 요법을 병용한 효과를 처음으로 연구한 사례인데, 우르타도 안드라데가 지적했듯이, 체중 감량 효과가 호르몬 요법이 신체 조성에 미치는 영향 때문이라고 단정하기에는 아직 이르다. 호르몬 요법은 주로 불편한 폐경기 증상을 치료하는 목적으로 권장되며, 수면과 신체 활동, 삶의 질을 개선하는 데 도움이 된다. (이러한 이득은 체중 감량 계획을 꾸준히 유지하는 데 큰 도움을 준다.) 호르몬 요법이 점점 더 많이 수용되고, GLP-1 약 사용이 급증함에 따라 이 병용 치료법은 앞으로 점점 더 흔해질 것이다. 장점과 잠재적 위험을 조사하기 위해 더 큰 규모의 연구가 필요하다.

12

♦ ♦ ♦

체중 재설정

랜디 실리Randy Seeley는 미시간대학교 외과 교수이자 미시간영양비만연구센터 소장이다. 나는 그가 이 분야에서 체중 감량에 대해 어느 누구보다도 많은 것을 알고 있다고 생각한다. 나는 그의 강연을 들으려고 보스턴으로 갔는데, 이 강연은 약품과 수술을 사용한 개입으로 체중 고정점을 효과적으로 변화시키는 방법에 초점을 맞추었다.

나는 고정점 개념을 전혀 믿지 않았다. 앞에서 말했듯이, 상충하는 여러 가지 힘들이 균형을 이루는 범위 내에서 체중이 '정착되며', 그 결과로 그것이 고정점처럼 보이는 것이라고 늘 믿어왔다. 또한 고정점이나 정착점이나 그 밖의 어떤 이론적 모형도 모든 데이터를 설명하지는 못한다는 것도 잘 알고 있다. 실리는 강연에서 자신이 '고정점'이라는 용어를 체중 감량에 대항하는 신체의 방어 반응이라는 의미로 사용한다는 점을 분명히 했는데, 그것은 항상성 시스템이 수행하는 역할이다. 그는 욕조 사진을 보여주면서 물의 수위를 우리 몸의 지방량에 비유했다. 수도꼭지는 입력, 배수구는 출력에 해당하므로, 그것은 에너지 유입(수도꼭지)과 유출(배수구)을 보여주는 그림이기도 했다. 고정점의 또 다른 예는 체온이다. 우리 몸은 체온을 능동적으로 조절한다. 우리는 혈관을 수축하거나 확장하고 땀을 흘리고 떨면서 체온을 적정 범위로 유지한다. 하지만 36.5°C는 실제로 '고정'된 것이 아니라는 사실을 잘 아는데, 체온은 우리 몸에 들어오는 입력에 따라 변하기 때문이다. 체온은 감염에 맞서 싸울 때 올라가고, 잠을 잘 때에는 내려간다. 체온은 하루 중 시간과 상황에 따라 가변적이다.

이 온도 비유를 적용해 실리는 체중 고정점도 실제로 고정된 것이 아니라고 주장했다. 그는 우리가 먹는 것, 음식에 대한 접근성, 유전학, 나이 등이 모두 이 고정점에 영향을 미칠 수 있다고 주장했다. 따라서 이를 고정점이나 정착점, 또는 상충하는 압력이나 힘들의 결과로 나타나는 항상성 등 무엇이라 부르건 간에, 드러난 증거는 그 수준이 가변적이라고 시사한다. 그리고 바로 이 점이 중요하다.

실리가 주장한 두 번째 요점은 이 고정점을 조절하는 주역이 뇌라는 것이다. 그는 동물들에게 먹이를 과도하게 먹이거나 덜 먹이거나 다양한 약물과 수술을 시도하는 실험을 했는데, 동물들이 원래 가져야 할 체중(즉, 자연적인 체중 변화 경로를 기반으로 한)으로 자연적으로 되돌아가는 경향을 반복적으로 발견했다. 이 고정점을 정하는 곳이 정확하게 어디냐고 묻자, 실리는 체중 감소에 맞서 방어하는 것은 신경 회로의 속성이라고 답했다. 여기서 그는 케빈 홀의 연구와 궤를 같이하면서, 체중이 감소할 때 나타나는 식욕 증가와 기초 대사율 감소라는 길항적 힘들을 언급했다.

만약 그러한 고정점이 정말로 *있다면*, 그것을 바꿀 수 있을까? 실리는 그 회로를 바꿀 수는 있지만, 그러려면 집중과 노력이 필요하다고 설명한다. "만약 구명구를 물 밖으로 나오지 못하게 하려고 한다면, 당신이 힘이 충분히 세거나 주의를 집중하는 한은 그렇게 할 수 있습니다. 하지만 지루함을 느끼거나 힘이 충분히 세지 않으면, 그것은 부력을 되찾아 수면 위로 떠오를 것입니다. 원래 상태로 돌아가려는 압력은 항상 존재하므로, 단 한 번의 약한 순간만 있어도 원래 위치로 되돌아갑니다." 약을 사용하거나 비만 수술을 받으면 시스템의 입력이 변경되고, 몸은 이전과 다른 체중을 방어하기 시작한다. 하지만 그 입력을 제거하면(약 사용을 중단하거나 식단에 주의를 기울이길 멈추면), 시스템은 이전 상태로 되돌아간다.

나는 실리에게 체중 감량 후 줄어든 체중을 영구적으로 방어할 수 있도록 시스템을 재설정하려면 무엇이 필요한지 물었다. 그는 이렇게 설명했다. "빛을 보는 상황을 생각해보세요. 빛을 볼 때마다 뇌는 똑같은 방식으로 반응합니다. 신경 세포가 발화하고, 신호가 시신경을 통해 전달되고, 다른 신경 세포들이 활성화됩니다. 이 과정이 뇌의 배선을 바꾸지는 않습니다. 하지만 그 빛이 전기 충격과 결합되면, 당신은 빛을 볼 때마다 두려움이 떠오릅니다. 이제 빛이 불안을 촉발하는 이유는 뇌의 회로가 이 두려움을 기억하도록 변했기 때문이지요. 따라서 감각계가 일관된 반응을 보이게 하는 뭔가를 입력하거나, 뇌의 회로에 지속적인 변화를 만들어내야 합니다."[1]

다시 말해서, 만약 신경 회로를 변화시킬 수 있을 만큼 충분히 '입력'을 변화시킨다면(예컨대 칼로리를 극단적으로 제한함으로써), 먹는 것을 계속 제한해 높은 압력을 유지해야만 그렇게 낮아진 체중에서 시스템이 제대로 돌아가게 할 수 있다. 실리는 다음과 같이 설명했다. "그 압력이 사라지면 시스템은 원래대로 되돌아갑니다. 그것을 영구히 변화시키려면, 일단 그 신호나 압력이 사라진 후에도 더 영구적인 변화가 일어나도록 회로를 바꿔야 합니다." 목표는 단지 더 낮은 체중을 유지하도록 몸에 자극을 주는 데 그치지 않고, 지속적인 노력이 없더라도 그 체중을 유지하기 쉽게 만드는 인자들, 예컨대 칼로리 섭취량 감소나 근육량 증가 같은 인자들을 찾아내는 것이다. 실리는 다음 말로 결론을 지었다. "비만을 치료하는 효과적인 요법은 뇌를 표적으로 삼아 고정점을 바꾸는 것입니다."

중독 회로와 포만감 회로는 먹고자 하는 욕구에 영향을 미치지만, 우리가 섭취하고 소비하는 에너지의 양에 영향을 미치는 추가적인 힘들이 있다. 그중에서 나이와 키, 생물학적 성, 유전적 장애 같은 일부 요인은 우리가 통제할 수 없는 부분이다. 해럴드 베이스는 비교적 변경이 가능한 것들—영양, 운동 습관, 행동, 환경적 요인, 신체적 건강과 정신적 건강—이 우리가 노력을 통해 바꿀 수 있는 부분이라고 지적한다. 그는 거기에 포만감 호르몬과 배고픔 호르몬도 포함시킨다.

줄어든 체중을 지속하는 비결은 포만감과 만족감을 느끼는 방식으로 음식을 먹는 것인데, 그러면 음식의 정서적 매력을 감소시키고 그 보상 가치를 낮출 수 있다.

핵심은 포만감

◆

GLP-1 비만 치료제의 도입은 식욕에 대해 우리가 알고 있던 것을 확 바꾸어놓았다. 수십 년 동안 과학자들은 체중에 영향을 미치는 두 가지 조절 시스템을 구별했다. 하나는 항상성 시스템, 즉 에너지/배고픔 회로이고, 다른 하나는 쾌락 시스템, 즉 보상/중독 회로이다. 하지만 사실 우리는 이 둘을 제3의 시스템인 포만감 시스템과 함께 고려했어야 했다. 비록 40년이 넘는 과학 연구가 필요하긴 했지만, 이제 우리는 글루카곤 유사 펩타이드(GLP-1)를 포함한 위장 호르몬이 식욕을 조절하는 데 중요한 역할을 한다는 사실을 알게 되었다. 약의 형태로 만든 GLP-1은 시소의 균형을 보상에서 포만감으로 기울일 수 있는 독특한 능력을 지니고 있다.

"가장 간단한 개념화는 고도로 통합된 일반적인 회로 시스템이 세 가지 있다고 보는 것인데, 그것은 항상성 시스템, 포만감 시스템, 보상 시스템입니다."[2] 록펠러대학교의 분자유전학자로 렙틴(배고픔을 억제해 에너지 조절을 돕는 다른 위장 호르몬)을 발견한 제프리 프리드먼Jeffrey Friedman은 이렇게 말한다.

나는 현대의 식품 환경에서 중독 회로가 항상성 시스템을 압도하는 바람에, 항상성 시스템이 우리가 먹는 음식의 양을 결정하는 주도권을 놓고 포만감 시스템과 경쟁하는 상황에 놓였다고 생각한다. 불행하게도 현대의 식품 환경은 여기서도 중독 회로를 도와준다. 빠르게 흡수되는 탄수화물로 이루어진 초조제 식품은 거의 포만감을 주지 않는다. 그렇다면 체중을 조절할 수 있는 주요 기회 중 하나는 포만감 시스템을 강화하여 뇌의 중독 회로를 압도하게 만드는 것이다.

위장관은 주요 내분비 기관이다. '대사 전달자'로 불리는 호르몬 중 장에서 생성되는 것들은 식욕과 포만감, 포도당 조절에 중요한 역할을 한다. 그렐린 같은 일부 호르몬은 위에서 생성되어 섭식과 중독 회로를 자극할 수 있다. (실제로 그렐린은 '배고픔 호르몬'이란 별명으로 널리 알려져 있다.) 반면에 위장계에서 생성되는 호르몬(예컨대 자연적으로 생성되는 GLP-1)은 포만감 시스템을 강화할 수 있다. 다른 호르몬들에 대한 이들 호르몬의 상대적 농도는 신체의 생리적 균형을 음식 섭취 촉진과 억제 중 어느 쪽으로 기울어지게 할지 결정하는 중요한 요소이다. (바로 이 점 때문에 제약 회사들은 자연적으로 생성되는 GLP-1 호르몬을 변형해 체내에 자연적으로 존재하는 수준을 훨씬 초과하는 양을 투여할 수 있는 비만 치료제로 만들었다.) 포만감 호르몬은 끊임없이 보상 시스템과 소통한다. 그럼으로써 신체의 생리적 상태—배가 고픈지 부른지, 공복인지 만복인지—에 대해 중요한 정보를 제공하는데, 이것은 뇌의 동기 회로에 필수적인 정보이다. 이 회로들은 매 순간 신체에 필요한 자극에 집중하면서, "포식자로부터 도망쳐야 하는가?"에서 "내 몸에 연료가 필요한가?"에 이르기까지 다양한 요구를 만들어낸다. 이러한 신호, 즉 목표는 뇌가 보상 시스템이 집중해야 할 대상의 우선순위를 정하도록 돕는다. 일리노이대학교 시카고 캠퍼스의 미첼 로이트먼 박사는 이런 목표는 "역동적이며 가변적"이라고 말한다.³ 그것은 학습뿐만 아니라 우리의 생리적 상태에 따라서도 달라질 수 있다.

이처럼 배고픔은 끊임없이 변하고 서로 연관된 다양한 힘들의 작용에서 비롯된다. 로이트먼 박사는 이렇게 말한다. "이 호르몬들은 모두 고전적인 항상성 시스템에 영향을 미칠 뿐만 아니라, 긍정적 쾌락 시스템에도 영향을 미칩니다. 마지막 식사를 하고 나서 시간이 지날수록 위장 호르몬 중 하나인 그렐린 수치가 높아지기 시작하지요. 몸에 칼로리가 필요하든 그렇지 않든, 중뇌변연계의 도파민 회로를 조율하는 것이지요. 몸이 에너지 항상성 상태에 있더라도, 그렐린의 힌트나 단서의 변화를 비롯해 모든 것이 상호 작용합니다."

2011년, 《뉴잉글랜드 저널 오브 메디슨》에 발표된 한 연구는 과체중과 비만인 피험자들에게 매우 적은 에너지를 섭취하는 식단을 따르게 했다.⁴ 그 결과, 그들은 10주 동안 체중이 14% 줄어들었다. 연구자들은 이 피험자들을 통해 처음으로 체중 조절에 관여하는 것으로 알려진 호르몬들을 모두 다 연구할 수 있었다. 2023년 봄에 열린 비만의학협회 회의에서 뉴욕장로병원의 비상근 의사이기도 한 루이스 아론은 체중 조절에 관여하는 핵심 호르몬이라고 생각하는 것을 논의하기 위해 이 연구를 인용했다.

그는 두 세로줄이 늘어선 슬라이드를 보여주었다.⁵ 첫 번째 세로줄에는 체중 감량으로 인해 감소한 호르몬들이 나열돼 있었다. 그중에는 만복감 신호를 보내는 호르몬인 렙틴이 포함돼 있었는데, 그 수치는 무려 65%나 감소했다. 두 번째 세로줄에는 증가한 호르몬들이 나열돼 있었다. 배고픔 호르몬인 그렐린도 여기에 포함돼 있었다. 실제로 이 연구는 체중이 10% 감소하면, 체중 재증가를 촉진하는 여덟 가지 호르몬에 변화가 생긴다고 시사했다.

이 호르몬들이 식욕과 어떤 관련이 있는지 더 잘 이해하기 위해 나는 오스트레일리아 모내시대학교의 프리야 수미트란Priya Sumithran에게 연락했다. 수미트란은 아론이 강연에서 언급한 연구의 책임 연구원이었다. 그녀는 그 연구에서는 이러한 호르몬 변화가 식욕 변화와 어떻게, 그리고 어느 정도 상관관계가 있는지 명확히 밝히지 못했다고 말했다.[6] "지금은 이 호르몬들이 식욕과 포만감과 어떤 연관이 있는지 그때보다 더 확신이 없어요."라고 수미트란은 털어놓았다. "우리는 단지 혈액 속에 포함된 이 호르몬들의 농도만 측정할 뿐이고, 뇌에서 이 호르몬들이 각각 어떤 비율만큼 존재하고 어떻게 작용하는지 정확히 모릅니다. 따라서 그것들이 식욕과 그 밖의 것에 어떤 기여를 하는지도 모르지요. 분명히 이 호르몬들은 신체 내에서 그런 일을 하기 때문에 식욕과 관련이 있겠지만, 혈중 농도 측정치만으로 그 사람의 식욕을 정확히 알 수 있다고 말할 수 없어요."

따라서 자연적으로 분비되는 위장 호르몬의 역할은 아직 명확하게 밝혀지지 않았다. 이것은 길항적 힘들의 다양성과 복잡성을 고려하면 놀라운 일이 아니다. 내가 배가 고픈 것은 포만감 호르몬의 감소 때문일까, 아니면 초조제 식품에 중독되었기 때문일까? 예일의학대학원의 타머스 호배스 교수는 우리의 모든 생물학적 회로들의 "근본적인 결함", 즉 "기본 배선과 기본 욕구는 배고픔을 촉진하는 것"이라고 주장했다.7 바꿔 말하면, 우리 몸은 기본적으로 항상 우리에게 "확신이 서지 않으면 그냥 먹어라."라고 말한다는 것이다.

그럼에도 불구하고, 이 문제가 여전히 수수께끼로 남아 있다고 해서, 우리가 포만감을 높일 수만 있다면(약물, 다이어트, 운동 등을 통해), 초조제 식품에 대한 중독을 끊고 지속 가능한 체중 감량에 성공할 수 있다는 사실을 경시해서는 안 될 것이다.

| 3부 |

지속 가능한 체중 감량을 향한 길

13

♦ ♦ ♦

새로운 시대

2023년 봄에 나는 한 내분비내과 의사의 진료실에 앉아 GLP-1 약을 스스로 처음 주사했는데, 그 효과는 며칠 만에 나타났다. 식욕이 싹 사라졌다. 그와 동시에 배가 꽉 찬 느낌도 들었다. 그다음 몇 차례는 주사할 때마다 24시간 이내에 심한 오한이 몰려와 일하는 동안 전기담요로 몸을 감싸야 했다. 몸이 아픈 것은 아니었지만, 무력감과 불편함이 느껴지는 불쾌감이 지속되었다. 원인을 알 수 없는 날카로운 복통도 몇 차례 느꼈다. 그러고 나서 음식과 섭식에 대한 관계에 변화가 일어나기 시작했다.

   그 경험 중 특히 한 순간은 비만 치료제를 사용할 때 일어나는 중요한 변화를 상징하는 것처럼 느껴졌다. 가족과 함께 저녁 식사를 하고 있었는데, 식탁 위에는 세이지와 브라운 버터 폴렌타를 곁들이고 리코타 치즈로 속을 채운 유기농 닭가슴살 구이가 있었다. 다른 때였더라면 나는 행복하게 손을 뻗었을 것이고, 아마도 두 번째 접시까지 먹었을 것이다. 하지만 그날 저녁, 나는 거의 한 입도 제대로 먹지 못했다. 나는 거의 먹는 척 시늉을 해야 했는데, 눈앞에 있는 음식이 전혀 당기지 않았기 때문이었다.

변한 것은 식욕뿐만이 아니었다. 갈망도 변했다. 나는 더 이상 소금과 지방, 설탕이 당기지 않았고, 대신에 단순한 식품을 먹었다. 때로는 버터 바른 빵 몇 조각만 먹기도 했다. 평생 처음 채소를 정기적으로 먹기 시작했다. 나는 마침내 거의 끊임없이 시달리던 갈망에서 자유로워진 느낌이 들었고, 매일 끊임없이 울려퍼지던 푸드 노이즈에서 벗어났다.

GLP-1 약은 이전의 비만 치료제와 차별화되는 독특한 점이 있다. 이 새로운 비만 치료제를 여러 차례 연구한 리즈대학교의 존 블런델John Blundell 교수는 이 약이 우리가 음식에 반응하는 방식을 근본적으로 바꾼다고 설명한다. 그는 이렇게 말했다. "사람들이 먹는 것을 멈추는 것은 아닙니다. 여전히 먹긴 하지만 적은 양만 먹는데, 그 적은 양의 음식으로 예전에 훨씬 많은 양의 음식에서 얻던 것과 동일한 만복감을 느낍니다."[1] 그는 계속해서 이렇게 말했다. "전체 시스템이 증폭되었다고 말하거나 혹은 축소되었다고 말할 수도 있지만, 이 사람들은 이제 소량의 음식을 기반으로 한 식습관을 보여주며, 그것으로도 매우 큰 만복감을 느끼지요. 맛을 느끼는 감각의 특별한 변화까지 있을 필요는 없다고 생각합니다."

음식이 위에 더 오래 머물수록 포만감 신호가 강해진다. 그 결과로 배부른 느낌이 들고 더 먹고 싶은 욕구가 줄어든다. 블런델은 GLP-1 약을 투여하는 사람이 먹는 소량의 음식이 이전에는 만족감을 주지 못했지만, 이제는 배고픔을 충분히 억제하는 능력이 생겼다고 주장한다. 이것은 마치 식욕이라는 전체 시스템의 배선이 확 바뀐 것과 같다. 이제 적은 양의 음식으로도 예전에 많은 양의 음식에서 느꼈던 것과 동일한 수준의 만족감을 느낀다. 이 결과는 체중 고정점을 놓고 오랫동안 지속된 논쟁에 새로운 관점을 제시한다. GLP-1 약은 체중 고정점 대신에 표적 치료를 통해 조절 가능한 식욕 고정점이 존재할 가능성을 살펴보라고 알려주고 있는지도 모른다.

직접적인 경험을 포함해 GLP-1 약을 사용할 때 나타나는 극적인 결과에 깊은 인상을 받은 나는 이 약의 생리학적 효과에 대해 더 자세히 알고 싶었다. 가장 일반적인 차원에서 이 약은 다이어트나 비만 수술과 마찬가지로 칼로리 섭취를 줄임으로써 효과를 나타내지만, 그 방식은 완전히 다르다. 블런델과 나는 GLP-1 약의 효과가 주로 위 배출 시간을 지연시킴으로써(즉, 음식이 위에서 작은창자로 이동하는 속도를 늦춰 위에 음식이 더 오래 머무르게 함으로써) 나타나는지를 놓고 토론을 벌였다. 음식이 위에 오래 머물면 뇌에 오랫동안 포만감 신호를 보내겠지만, 이게 다가 아닐 것이다.

"사람들이 여전히 음식을 즐긴다는 사실은 의심의 여지가 없지만, 뭔가 근본적인 것이 변했습니다."라고 블런델은 말한다. "배고픔과 포만감, 먹고 싶은 욕구 등 식욕과 관련된 감각을 측정해보면, 모든 것이 변했다는 사실을 알 수 있습니다. 이것은 포만감에서 비롯된 결과이고, 그래서 음식이 덜 매력적으로 느껴지지요. GLP-1 약은 그 수준을 24시간 내내 높게 유지하기 때문에, 배가 부르거나 더욱 배가 부르거나 식욕이 사라진 느낌이 계속 지속되는 것이지요. GLP-1 약이 장기적으로 하는 일은 음식에 대한 갈망을 줄이고, 늘 음식에 자극을 받는 느낌을 없애고, 식사를 통제할 수 있다는 느낌을 높이는 것입니다. 그래서 배고픔 충동을 통제하는 데 도움을 주지요."

GLP-1 약을 사용하는 사람들의 개인적인 증언에 따르면, 식사량이 줄어들고 식사 간격이 길어지며 배고픔을 더 효과적으로 억제할 수 있게 되었다고 한다. 사용자들은 음식과의 관계가 확 달라졌다고 이야기한다. 즉, 먹는 것에 무관심해지거나 욕구가 없어져, 예전처럼 음식에 끌리는 마음이 사라졌다고 한다. 마치 그들의 내면에서 일어나는 음식에 관한 대화가 변한 것처럼 보인다. 분명히 GLP-1 약은 장과 뇌의 메커니즘에 다 영향을 미친다. 그럼으로써 우리의 섭식 방식을 재설정한다. 음식은 여전히 기분 좋게 느껴지지만, 더 이상 우리의 주의를 사로잡지 않는다. 이렇게 원함과 갈망이 사라진 상태가 지속된다(적어도 약을 사용하는 동안은).

비만 치료제 캐비닛

◆

미국에서 현재 체중 감량 약물로 승인받은 GLP-1 약은 두 가지가 있다. 하나는 노보 노디스크가 내놓은 세마글루타이드이고, 또 하나는 일라이 릴리가 내놓은 티르제파타이드인데, 둘 다 일주일에 1회씩 주사를 통해 투여한다. (노보 노디스크가 더 오래전에 개발한 GLP-1 약인 리라글루타이드도 있는데, 이 약은 매일 주사해야 한다.) 직접 비교 임상 시험에서, 티르제파타이드를 사용한 환자들은 체중이 평균 20.2% 줄어든 반면, 세마글루타이드를 사용한 환자들은 평균 13.7% 줄어들었다.[2] 티르제파타이드를 사용한 환자들은 평균 50.3파운드(약 22.8kg) 감량했고, 세마글루타이드를 사용한 환자들은 평균 33.1파운드(약 15kg) 감량했다. 전반적으로 티르제파타이드가 세마글루타이드보다 체중 감량 효과가 더 크다.

티르제파타이드는 GLP-1 수용체와 인슐린 분비를 촉진하는 또 다른 분자인 GIP gastric inhibitory polypeptide(위 억제 폴리펩타이드) 수용체에 결합하는 약물이다. 반면에 세마글루타이드는 GLP-1 수용체만 표적으로 삼는다. 이 약들의 작용을 연구한 매슈 헤이즈 Matthew Hayes와 티토 보너 Tito Borner는 GIP가 GLP-1 분자가 위장에서 일으키는 영향을 일부 가림으로써 더 높은 용량 투여와 더 큰 체중 감량을 가능하게 한다고 생각한다.[3]

모든 비만 치료에 대한 반응에는 상당한 개인차가 있다. GLP-1 약도 마찬가지다. 워싱턴 DC에서 비만의학 전문의로 일하는 스콧 카한 Scott Kahan은 평균 체중 감량 수치는 조사한 대상자 수십 명, 수백 명 혹은 수천 명의 데이터를 합쳐서 나온 것이라고 강조한다.[4] 그는 이렇게 말했다. "본질적으로 평균인 사람은 아무도 없으며, 평균에 해당하는 결과를 얻는 사람은 아무도 없습니다. [이 약을 써도] 체중이 전혀 줄지 않거나 오히려 늘어나는 사람도 있습니다. 또 비만 수술보다는 약으로 체중이 더 많이 빠지는 사람도 있지요." 그리고 이렇게 결론지었다. "그 결과들은 사실상 평균을 중심으로 종형 곡선으로 나타납니다. 따라서 제약 회사들이 전체 환자 중 50%가 체중을 25% 이상 감량한 결과를 보고한다 하더라도, 15% 감량조차 이루지 못한 사람도 많다는 사실을 알아야 합니다." 이 연구들은 또한 피험자들이 체중 감량 단계나 체중 유지 단계에서 칼로리를 얼마만큼 섭취했는지도 명확하게 밝히지 않았다.

휴스턴에 있는 텍사스헬스대학교 비만의학대사수행센터의 데버러 혼Deborah Horn은 GLP-1 약을 사용하는 사람들 중에서 다른 사용자들보다 체중이 훨씬 더 많이 줄어드는 경우를 조사했다.[5] 티르제파타이드 임상 시험들을 분석한 혼은 체질량 지수가 높은 사람과 낮은 사람의 체중 감량 비율에 반드시 차이가 나진 않지만, 처음 8주 동안 체중이 5% 이상 줄어든 사람은 임상 시험이 끝날 무렵에 체중이 더 많이 빠질 가능성이 높다고 지적한다. 한편, 제2형 당뇨병 환자는 당뇨병이 없는 사람보다 체중이 덜 줄어드는데, 확실한 이유는 아직 밝혀지지 않았다.

더 많은 투여 용량과 15% 이상의 체중 감량 사이에는 상관관계가 있다. 24주 동안 체중이 많이(약 18~19%) 줄어든 사람들은 대개 계속해서 체중이 더 빠진다. 혼은 "초기의 반응이 최종 결과를 좌우합니다."[6]라고 말한다. 전반적으로 여성이 남성보다 체중이 더 많이 빠지지만, 티르제파타이드와 세마글루타이드 모두 부작용도 여성이 더 많다.

GLP-1을 사용할 때, 평균 체중 감소 속도는 처음 12주 동안 가장 빠르고, 나중 단계에서는 느려진다. 12주째에는 사용자 중 20%가 정체 단계에 접어들고, 24주째에는 40%, 48주째에는 80%가 정체 단계에 접어든다. 혼에 따르면, 더 젊은 사람들, 여성, 티르제파타이드를 고용량으로 사용하는 사람들은 정체 단계에 접어들기 전까지 체중 감소가 더 긴 시간에 걸쳐 일어난다.

제약 산업은 더 강력한 비만 치료제를 개발하려고 치열한 경쟁을 벌이고 있다. 이들은 비만 수술과 비슷한 수준인 20~30%의 체중 감량 목표를 달성하기 위해 노력 중이다. 세마글루타이드와 티르제파타이드 이후의 차세대 비만 치료제는 이 목표에 매우 가까이 다가갈 것으로 보인다. 일라이 릴리는 레타트루타이드의 2상 임상 시험(치료의 유효성을 확립하는 단계)을 마쳤다.[7] 이 약은 세 가지 호르몬 수용체에 작용하는 단일 분자로, 몸속의 GLP-1과 GIP 그리고 글루카곤 수용체와 결합한다. 2상 임상 시험 결과에 따르면, 임상에 참여한 환자들은 48주 후에 최대 24.2%의 체중 변화가 일어났다. 체질량 지수가 35 이상인 환자들은 48주 후에 체중이 평균 26.5% 감소했다.

이 새로운 GLP-1 약들은 효과가 매우 뛰어나지만, 이득뿐만 아니라 위험까지 철저히 파악해야 할 큰 책임이 따른다.

혐오감

♦

GLP-1 약이 체중 감량에 놀랍도록 효과적인 이유는 보상 시스템을 압도할 만큼 효능이 강력해 음식을 많이 먹지 않아도 포만감을 유발하기 때문이다. 그와 동시에 이 약들은 음식에만 선택적으로 작용하기 때문에, 학습과 기억을 비롯해 그 밖의 중요한 뇌 회로에 부정적 영향을 미치지 않는다. 이 화합물들이 포만감을 만들어내는 주요 메커니즘은 위 배출 지연, 즉 음식이 위에서 작은창자로 이동하는 속도를 늦추는 것이다. GLP-1 약은 우리를 불쾌하거나 위험한 자극에서 멀어지게 하는 혐오 시스템을 표적으로 삼는데, 위 배출 지연도 이러한 혐오 반응의 일부이다.

혐오감은 생존에 매우 중요하다. 생물은 살아남기 위해 환경 속의 독소를 피해야 하고, 어떤 식품이 질병을 일으키는지 배워야 한다. 위장관을 불편하게 만드는 식품을 먹으면 식욕이 떨어지는데, 감염이 되거나 식중독에 걸리면 식욕이 떨어지는 것도 이 때문이다. GLP-1 약이 발견되기 전에 체중 감량을 위해 혐오감 회로를 표적으로 삼을 생각을 한 사람은 아무도 없었다. 식욕 감소는 이 계열의 약을 개발하는 과정에서 의도한 것은 아니었지만, GLP-1 약을 강력하면서도 때로는 불쾌하게, 혹은 그보다 더 나쁘게 만드는 중요한 원인 중 하나이다.

이 약의 발견 과정 초기에 연구자들은 GLP-1 분자들이 내장 질환과 불쾌감을 유발한다는 사실을 알게 되었다. 일부 실험동물은 이 분자를 주사로 투여받고 나서 거의 움직이지 못했다. 앞에서 언급했듯이, 2018년에 이 화합물에 대한 초기 연구에서 큰 역할을 한 캐나다의 내분비학자 대니얼 드러커는 GLP-1을 투여한 실험동물들은 건강 상태가 너무 나빠져서 먹이가 있는 곳까지 걸어가지도 못했다고 보고했다.[8] 2024년에 나는 인간에게 미치는 영향에 대해 드러커와 다시 이야기를 나누었다. 그는 "오랫동안 욕지기와 구토, 제한적인 위장관 효과가 제약 요인이었지요. 우리는 사람들의 상태가 나빠지는 것을 늘 보아왔습니다."라고 말했다.

욕지기나 구토를 유발하는 약은 당연히 식욕도 떨어뜨린다. 제약 회사들은 자신들의 GLP-1 약이 적어도 일부 사람들에게는 몸을 아프게 함으로써 효과를 발휘한다는 점을 인정하길 꺼린다. 이 약들은 뇌의 보상 중추에 영향을 미치는 것 외에도, 욕지기와 구토 중추가 있는 후뇌를 자극한다. 서던캘리포니아대학교의 혐오 시스템 전문가인 티토 보너는 이렇게 말한다. "이 약들의 특징이 그 부작용에 있다는 것은 의심의 여지가 없으며, 식욕 억제의 한 가지 요소가 혐오 상태를 유도하는 데 있다고 말할 수 있습니다. 혐오 상태라 부르건, 불쾌감이나 불쾌한 상태라 부르건, 어쨌든 그것이 중요한 역할을 한다는 것은 분명합니다."[9]

GLP-1 약은 특히 뇌의 한 영역인 맨아래구역area postrema에 있는 독소 감지 수용체를 자극하는 것으로 보인다. 취리히대학교에서 후뇌의 신경 회로를 연구하는 토마스 루츠Thomas Lutz는 "다양한 실험 결과들에 따르면, GLP-1 분자가 혐오 반응을 일으킨다는 명백한 증거가 있습니다."[10]라고 말한다.

앰버 알하데프Amber Alhadeff는 GLP-1이 혐오 반응을 유발하는 특정 방식에 흥미를 느꼈다.[11] 그녀는 이렇게 말한다. "이 약들은 체중 감량에 매우 효과적이지만, 모든 게 장밋빛은 아닙니다. 부작용이 아주 많은데, 그중에서도 가장 큰 문제는 위장관에 미치는 부작용입니다." 한 비만 치료제 임상 시험에서는 피험자 중 약 3분의 2가 욕지기를 경험했다고 한다.

알하데프는 모넬화학감각연구소에서 주로 '장-뇌' 연결에 관한 연구를 하는데, GLP-1 약의 치료 효과를 신경 회로 수준에서 부작용과 분리할 수 있는지 연구했다. 알하데프가 맨아래구역의 활동을 억제하자 실험동물들은 욕지기, 먹이 회피, 섭취 감소 징후가 나타났는데, 이것은 혐오 시스템이 이 약의 메커니즘 중 일부임을 시사한다. 반면에, 뇌에서 혐오 반응을 담당하는 또 다른 부위인 고립로핵 nucleus tractus solitarius 을 활성화하자, 동물들은 여전히 먹이 섭취가 줄어들었지만 욕지기 증상은 나타나지 않았다. 이것은 이 약의 효과가 혐오 시스템에서만 비롯되는 것이 아님을 시사한다. 나는 알하데프에게 후뇌에서 어느 회로가 섭취 감소에 더 큰 역할을 하느냐고 물었다. 그녀는 두 회로가 거의 동일하게 관여하는 것으로 보인다고 답했다.[12] 따라서 GLP-1 약은 혐오 회로 이외의 다른 뇌 부위에도 영향을 미치는 것으로 보인다.

보너와 헤이즈는 혐오 증상이 스펙트럼처럼 존재한다고 설명한다.[13] GLP-1 약은 이 시스템을 스펙트럼에서 혐오 증상이 극심한 쪽으로 밀어내 결국 욕지기와 구토를 유발하는 경향이 있다. 이 약이 체중 감량 효과를 나타내도록 하기 위해 제약 회사들은 환자가 견딜 수 있는 최대 한도까지 투여 용량을 높여야 했다. 그들은 부작용을 완화하기 위해 몇 주일에 걸쳐 서서히 용량을 높일 필요가 있음을 알게 되었다. 그럼에도 불구하고, 심한 욕지기와 구토에서부터 견딜 만한 수준의 메스꺼움, 낮은 수준의 욕지기, 그리고 위장의 '불편함'까지 다양한 증상이 보편적으로 나타난다.

헤이즈는 "배고픔과 포만감, 욕지기는 우리의 섭식 행동에서 상호 연결된 요소들입니다."라고 지적한다. 따라서 포만감을 높이는 바람직한 효과는 원치 않는 욕지기와 긴밀하게 얽혀 있어 다양한 반응들의 스펙트럼을 만들어낸다. 헤이즈는 계속해서 말했다. "배고픈 상태에서 식사를 시작하면 부정적 연상이 떠오릅니다. 식사를 시작했는데 음식이 맛있으면 배고픔이 줄어들고, 음식을 더 먹도록 자극하는 긍정적 반응이 일어납니다. 소화계에서 오는 우리 몸의 내부 피드백은 결국 만복감으로 이어지고 식사를 마치게 합니다. 하지만 우리는 이 시스템을 짓누를 수 있습니다. 예를 들면, 추수감사절 저녁 식사 자리에서는 배가 고프지 않은데도 사회적, 문화적 기대 때문에 호박 파이를 먹게 되는데, 만복감을 넘어 불편할 정도로 배가 부르거나 심지어 욕지기가 날 때까지 계속 먹지요. 이런 일은 우리 몸의 내부 조절 기능이 방해를 받아서 일어나고, 그 결과 우리는 불편함을 느끼고 구토 반응을 통해 과도한 섭취를 거부하게 됩니다." GLP-1 약은 포만감 반응을 높여 배부름을 더 빨리 느끼게 하고 덜 먹게 하기 때문에, 결국 욕지기와 구토를 유발하는 속성이 있다.

GLP-1의 부작용을 지각하는 정도는 사람에 따라 큰 차이가 있다. 체중을 상당히 많이 감량하면서도 욕지기를 전혀 보고하지 않는 사람도 있다. 나는 영국 유니버시티칼리지런던에서 비만 연구자로 일하다가 지금은 일라이 릴리에서 일하는 레이첼 배터햄Rachel Batterham에게 이 약의 불쾌한 부작용을 전혀 겪지 않는 것처럼 보이는 사용자들은 뭐가 다르냐고 물어보았다. 배터햄은 "그런 사람들은 만복감을 절대로 느끼지 못해요. 그들의 뇌가 반응하는 방식이 그렇기 때문입니다."라고 대답했다.

"그러니까 임상적으로 관찰되지 않는 수준의 욕지기는 일어나지만, 당사자가 그것을 지각하지 못한다는 뜻이군요?" 내가 다시 묻자 배터햄은 "바로 그거예요."라고 답했다.

욕지기를 겪는 사람들에게는 그 감각이 단순한 부작용에 그치지 않는 것으로 느껴진다. 이것은 GLP-1 약이 효과를 발휘하는 한 가지 방법이다. 사용자는 음식을 과도하게 섭취하면 욕지기를 느낀다. 그리고 그 불쾌한 느낌을 피하기 위해 적은 양을 먹는 법을 터득하게 된다.

GLP-1 약을 판매하는 회사들은 위장 관련 부작용이 시간이 지나면 줄어든다고 주장한다. 이것은 사실인 듯 보이지만, 부작용이 완전히 사라지는 것은 아니다. 게다가 보너는 부작용이 줄어들기 시작하는 시점이 체중 감량이 멈추는 시점과 거의 일치한다고 지적한다.[14] 나는 GLP-1 약의 임상 시험 결과를 살펴보았는데, 시간 경과에 따른 체중 감량 곡선과 욕지기 보고 곡선이 서로 일치하는 것처럼 보였다. 즉, 체중 감량이 둔화될 때 욕지기도 줄어들었다. 보너는 "욕지기에 대한 내성이 발달하는데, 그 때문에 약의 효과가 떨어집니다."라고 말한다. 이러한 시간 관련성을 인과 관계의 증거로 받아들여서는 안 되지만, 위장 관련 부작용이 실제로 작용 메커니즘의 일부임을 부인하는 것은 수긍하기 어렵다.

나는 GLP-1 약이 조건화된 맛 반응을 유발하는지, 즉 음식 맛을 느끼는 방식을 바꾸는지도 궁금했다. 그래서 이 질문을 펜실베이니아대학교의 비만 전문가 하비 그릴Harvey Grill에게 던졌다. 그는 맛 혐오 조건화가 실험동물에게서 어떤 반응을 이끌어내는지 설명해주었다.[15] 이 실험에서는 동물에게 설탕처럼 즐거운 자극을 염화리튬(짠맛이 아주 강한 염)처럼 불쾌한 자극을 연상시키도록 조건화한다. 이러한 연상을 떠올린 동물은 반응이 바뀌어, 이전에 즐거운 것으로 지각했던 먹이에 대해 혐오감이 생긴다. 그릴은 내 추측이 옳다고 확인해주었다. "GLP-1을 주사해 새로운 맛을 연상하게 하면, 동물들은 혐오 반응을 보입니다." 그는 새로운 GLP-1 약이 사람도 음식 섭취를 덜 먹게 하는(회피) 동시에 특정 식품을 피하도록(혐오감) 조건화할 수 있다고 설명했다.

나는 그릴에게 다시 물었다. "GLP-1 약을 사용한 처음 3일 동안 내장에 이런 불편함이 유발된다면, 이것이 체중 감량으로 이어지는 음식 섭취 감소에 어떤 잠재적 영향을 미칠까요? 지속적인 혐오 반응을 조건화하는 것이 가능할까요?"

그릴은 "저는 동물 실험에서 그런 결과를 얻었고, 다른 연구자들도 마찬가지입니다."라고 대답했다.

이 약을 사용하는 사람들은 불쾌감을 피하려면 더 적은 양의 음식을 먹어야 한다. 또다시 부정적인 혐오 효과는 GLP-1 약의 긍정적 비만 치료 효과와 떼려야 뗄 수 없는 관계에 있는 것처럼 보인다. 이 약을 사용하는 사람들에게 욕지기를 유발하는 식품은 지방과 설탕, 지방과 소금, 또는 이 세 가지 조합의 함량이 높은 식품(즉, 체중 증가와 밀접한 관련이 있는 식품)이다. 욕지기와 불쾌감을 유발하는 식품을 피하는 법을 배우는 것이 식품 선택과 행동의 변화를 낳는 열쇠이다. GLP-1 약은 배부른 느낌을 높임으로써, 특히 지방 함량과 에너지 밀도가 높은 식품에 대해 배부른 느낌을 높임으로써 사람들이 신체의 내수용 감각 신호를 이해하고 욕지기 없이 먹거나 멈추는 법을 배우도록 도울 수 있다. 간단히 말해, 이 약들은 섭식 행동의 기본 배선을 바꾸는 데 도움을 준다.

GLP-1 약을 투여하면서 나 자신의 체중 감량 진행 상황을 모니터링하는 동안 이 모든 생각이 머릿속에서 맴돌았다. 처음에 나는 시작 체중보다 상당히 낮은 175파운드(약 79kg)까지 체중을 줄이겠다는 목표를 세웠다. 예상보다 빨리 그 목표를 달성했고, 곧 목표를 155파운드(약 70kg)로 수정했다. 그 목표에도 도달하자 또다시 목표를 수정했는데, 이번에는 체질량 지수 20을 목표로 삼았다. 내 키로 체질량 지수 20을 달성하려면, 체중이 137파운드(약 62kg)이어야 했다.

GLP-1의 도움으로 나는 전혀 꿈꾸지도 못했던 체질량 지수에 이르렀다. 더 중요한 것은(그리고 내 인생이 확 바뀐 것 같은 느낌을 준 것은) 나와 음식의 관계가 완전히 달라졌다는 사실이다.

포만감을 작동시키다

◆

아르네 아스트룹과 그 동료들의 연구에 따르면, 식단에서 탄수화물을 단백질로 대체하면 포만감이 증가하며, 그것도 용량 의존적 방식으로 증가한다.[16] 즉, 단백질을 더 많이 섭취할수록 포만감 수준도 더 높아진다. 아스트룹은 "우리는 [천연] GLP-1에서도 정확하게 똑같은 용량 반응 자극을 보았습니다. 음식에 단백질이 많을수록 GLP-1과 위장 호르몬 반응이 더 높게 나타났습니다."라고 말한다. 고단백질(그리고 고지방)

식품은 위 배출을 지연시키는 경향이 있어 이러한 관계를 설명해준다. GLP-1 약을 사용하는 것은 고단백질 식단의 자연스러운 효과를 모방하는 것이다. 소화의 초기 과정이 느려지는 현상은 GLP-1 약을 사용하는 사람들이 흔히 보고하는 복부 팽만감 증상과도 일치한다.

위에서 작은창자로의 음식 이동이 지연되는 현상은 GLP-1 호르몬의 또 한 가지 중요한 효과, 즉 혈당과 인슐린 수치를 낮추는 작용과 관련이 있는 것으로 보인다. GLP-1이 처음 발견되었을 때, 옌스 홀스트는 이 호르몬이 췌장을 자극해 인슐린 생산을 증가시킨다는 것을 보여주었다. 하지만 아스트룹이 인간 피험자 집단에게 GLP-1 약을 투여한 뒤 식사를 하게 했을 때, 그들은 대조군에 비해 혈당과 인슐린 수치가 모두 낮은 결과가 나왔다.[17]

아스트룹은 GLP-1 때문에 위 배출이 지연되면 포도당이 작은창자로 이동하는 속도가 느려지고, 그 결과로 위장계에서 포도당이 흡수되는 속도가 느려지며, 이것이 다시 혈중 포도당 최고 수치와 인슐린 수치 증가도 낮춘다고 추측했다. 그는 "위 배출이 느려지면 탄수화물 소화와 흡수가 모두 상당히 감소하거나 지연되기 때문에 혈당 반응이 훨씬 낮아지고, 그 결과로 인슐린 반응도 훨씬 낮아집니다."라고 설명한다. "치료를 시작하고 나서 5주가 지난 뒤에 환자들과 이야기를 나눠보면, 그들은 위 배출이 느려지는 느낌이 여전히 남아 있다고 말하지요."

아스트룹은 GLP-1 약의 혈당 강하 효과가 저탄수화물 식단으로 전환했을 때 나타나는 효과와 흥미로운 유사성을 보인다고 지적한다. "이 GLP-1 분자들은 혈당 부하가 낮은 식단의 효과를 모방합니다. 혈당 변동성이 줄어들면 염증이 감소하는데, 염증 감소를 체중 감량 효과, 인슐린 저항 감소와 함께 묶어서 생각하면 심혈관에 미치는 영향을 쉽게 설명할 수 있습니다." 그는 GLP-1이 위 배출을 늦추고 인슐린 분비를 줄임으로써 간접적으로 작용하는 측면이 있다고 결론짓는다. "순환계를 돌아다니는 인슐린 수치가 낮아지면 인슐린 저항이 감소하고, 체중 감소와 염증 완화로 이어질 수 있습니다." 하지만 GLP-1이 뇌에 영향을 미침으로써 직접적으로 작용하는 측면도 있는 것으로 보인다고 지적한다. 이 약들이 어떻게 이런 효과를 나타내는지는 아직 완전히 밝혀지지 않았다.

여러 연구는 GLP-1 약이 방정식의 양변에서 포만감 쪽에만 영향을 미치는 것이 아니라, 보상 쪽도 조정한다고 시사한다. 연구자들은 뇌에서 보상 반응 시스템과 밀접한 관련이 있는 두 영역인 복측 피개 영역과 측좌핵에 GLP-1 수용체가 있다는 생리학적 증거를 발견했다. 이곳에 GLP-1 수용체가 있다는 사실은, GLP-1 약이 보상 시스템뿐만 아니라 그 시스템이 조절하는 충동과 갈망에 영향을 미칠 수 있음을 강하게 시사한다. 동물 실험도 이 결론을 뒷받침한다.[18] GLP-1 작용제를 동물의 뇌에 주입하면 먹이를 추구하는 행동이 감소하는데,[19] 특히 먹이 보상을 얻으려고 가장 열심히 노력하는 '고반응군'에서 이 효과가 두드러지게 나타난다.[20]

GLP-1 약이 보상 시스템을 통해 섭식 행동에 영향을 미칠 수 있다면, 보상과 관련된 다른 행동(예컨대 약물이나 알코올 섭취)에도 영향을 미칠 수 있다고 보는 게 타당하다. 동물 실험 결과는 실제로 이를 뒷받침한다. 미국 국립보건원 산하 내부연구프로그램에서 일하는 수석 연구원 로렌조 레지오Lorenzo Leggio는 수십 년 동안 알코올 중독의 효과적인 치료법을 찾아왔다.[21] GLP-1 약이 강력한 보상 효과를 방해할 수 있다는 증거에 흥미를 느낀 그는 동료들과 함께 연구를 진행해, GLP-1 약이 설치류[22]와 비인간 영장류[23]에서 알코올로 인해 조건화된 장소 선호도를 감소시킨다는 사실을 밝혀냈다. 또한 이 약들이 실험동물의 알코올 자가 투여 행동을 감소시킨다는 사실도 입증했다.

레지오는 세마글루타이드가 알코올 섭취를 줄이고 알코올 중독과 관련된 뇌화학을 조절한다는 사실을 밝혀냈다. 그와 공동 연구자들은 동물 실험에서 GLP-1 약이 폭음을 용량 의존적 방식으로 감소시킨다는 점을 입증했다. 흥미롭게도 연구진은 GLP-1 약의 효과가 단지 알코올에만 국한되지 않고, 옥수수기름, 사카린, 말토덱스트린 같은 물질에 대해서도 나타난다는 사실을 발견했다. 레지오는 GLP-1 효과가 아편 유사제, 코카인, 암페타민, 니코틴에도 미친다는 증거를 발견하고 있다. 스웨덴의 연구자 카이사 아라네스Cajsa Aranäs와 그 동료들이 진행한 연구에 따르면, GLP-1 약은 수컷과 암컷 쥐 모두에서 유의미한 수준의 알코올 섭취 감소 효과를 나타냈으며, 투여 용량을 늘릴수록 그 효과가 더욱 뚜렷하게 나타났다.[24] 이 약은 또한 알코올이 보상 회로의 일부인 측좌핵에서 도파민 수치를 높이는 능력을 떨어뜨렸다.

게다가 최근의 여러 코호트 연구는 GLP-1 약을 사용하는 사람들이, 비슷한 조건을 가졌지만 사용하지 않은 사람들보다 아편 유사제 중독이나 알코올 중독, 또는 알코올 관련 입원 빈도가 더 낮다는 것을 보여준다.[25] 이러한 초기 연구 결과들은 GLP-1 약이 단순히 푸드 노이즈를 약화시키는 데 그치지 않고, 전반적인 중독 잡음을 약화시키는 데에도 지속적인 효과가 있음을 뒷받침한다. 펜실베이니아주립대학교 의학대학원의 수 그릭슨-케네디Sue Grigson-Kennedy와 스콧 번스Scott Bunce를 포함한 여러 연구자들은 GLP-1을 아편 유사제 중독을 치료하고 알코올 사용 장애를 줄이는 데 사용할 수 있는지 연구하고 있다.

그리스의 위장병 전문의 크리스토스 트리안토스Christos Triantos는 소화 호르몬에 관한 최근의 여러 연구를 검토했다. 그리고 그 결과를 다음과 같이 요약했다. "PYY[펩타이드 YY라고도 부르는 호르몬]와 GLP-1을 포함해 자연적으로 생성되는 이 호르몬들은, 건강한 대조군과 비만인 당뇨병 환자들, 알코올 사용 장애 환자들 모두에서 음식과 알코올 관련 단서에 반응하는 뇌의 보상 영역 활성화가 감소되는 현상과 관련이 있다."[26] 그는 GLP-1과 그와 관련된 분자들이 "뇌가 다양한 자극에 유인 가치를 부여하는 방식을 조절함으로써 쾌락 추구 행동을 형성한다."라고 결론지었다.

트리안토스의 평가는 약의 형태로 만든 GLP-1이 우리 몸의 아주 중요한 평형 시소―만복감과 보상에 대한 민감도 사이에서 미묘한 균형을 잡는―에 어떻게 강력한 영향력을 행사하는지 명확하게 설명한다. 중독 회로를 조절하는 비결은 이 시소의 균형을 재조정하여 포만감을 높이고 보상에 대한 반응성을 낮추는 것이다. GLP-1 호르몬이 바로 그런 일을 한다. GLP-1 호르몬은 위 배출을 지연시키고, 욕지기를 유발하며, 보상 민감도를 억제하고, 혈당 변동성을 줄인다. 이 모든 효과가 결합되어 GLP-1 약은 중독 회로를 잠재우고, 궁극적으로는 식욕을 통제하는 데 매우 강력한 효과를 발휘한다.

하지만 옌스 홀스트는 GLP-1 약의 작용에 필수적인 욕지기와 기타 혐오 반응이 결국에는 장기적 효과에 부정적으로 작용하지 않을까 우려한다. 그는 이렇게 묻는다. "왜 체중이 줄까요? 왜 음식을 그만 먹게 될까요? 그것은 식욕과 먹는 즐거움을 잃었기 때문입니다. 훌륭한 식사의 즐거움이 사라진 것이죠. 당신은 그런 상태를 얼마나 오래 견딜 수 있을까요?" 이것은 레타트루타이드 같은 차세대 약에 갈수록 더 적절한 질문이 될 것이다. 초기의 임상 시험 결과로 판단할 때, 레타트루타이드는 현재 사용 중인 GLP-1 약인 세마글루타이드와 티르제파타이드보다 식욕을 떨어뜨리는 효과가 더 크며, 비만 수술로 얻는 식욕 감소 효과와 비슷한 결과를 낳는다.[27] 나는 티르제파타이드를 투여받는 사람들이 한창 체중 감량 단계에 있을 때 하루에 1000칼로리 정도만 섭취하는 것을 본 적이 있다. 레타트루타이드의 경우, 임상 시험에서 더 큰 체중 감량을 보였으니 그 사용자들의 섭취 칼로리는 이보다 훨씬 더 낮을 것이다.

임상 연구자인 도나 라이언Donna Ryan은 이렇게 말한다. "사람들의 식욕을 완전히 차단하는 효과 면에서 세마글루타이드는 티르제파타이드만큼 강력하지 않습니다. 주의해야 할 약은 레타트루타이드입니다. 체중이 너무 빠르게 줄어드는 사람들에게서 문제가 나타나기 시작할 것입니다. 사람들의 칼로리 섭취량, 단백질 섭취량, 수분 섭취량을 지속적으로 모니터링할 필요가 있습니다."[28]

나는 라이언에게 비만 수술을 받은 환자들이 체중이 훨씬 더 많이 감소하니, 그들은 레타트루타이드 같은 약을 사용하는 사람들보다 훨씬 덜 먹지 않겠느냐고 지적했다. 그런데 왜 그들에 대해서는 그렇게 염려하지 않는가? 이에 대해 라이언은 이렇게 대답했다. "비만 수술의 경우에는 체계적인 식단이 정해져 있어요. 하지만 요즘 나오는 일부 신약들을 사용하는 경우에는 사람들이 그냥 먹길 멈춰요. 음식을 먹길 멈추고 [물] 마시기도 멈추는데, 그게 자신에게 좋지 않다는 걸 몰라요. 그들은 식욕이 없어요. 그러면서도 행복해해요. 체중이 줄고 있으니까요. 저는 레타트루타이드의 식욕 억제 효과가 굉장히 강력하다고 봐요. 충분히 먹지 않고, 충분히 마시지 않는 것, 이게 제가 정말로 염려하는 부분입니다."

라이언과 이야기를 나눈 뒤, 나는 레타트루타이드의 2상 임상 시험에서 보고된 부작용들을 다시 살펴보았다. 가장 많은 용량을 투여한 치료군에서는 심장 부정맥 사례가 증가했으며, 위약군과 비교했을 때 24주간의 치료 후 평균 심박수가 분당 10회 증가한 것으로 나타났다. 현재로서는 이러한 신호가 심각한 문제를 시사하는 것인지 아닌지 알 수 없다. 하지만 이 약들은 효과가 아주 강하기 때문에, 우려할 만한 여러 문제가 나타날 잠재성이 있다. 이것은 GLP-1 약들을 면밀히 모니터링해야 할 여러 가지 이유 중 하나이다.

욕망과 욕구의 상실

◆

새로운 비만 치료제들의 주목할 만한 효과 중 하나는 임상적으로 무욕증無欲症이라 부르는 현상인데, 넓게는 욕망이나 의욕이 상실된 상태를 뜻한다. GLP-1 약의 많은 측면과 마찬가지로 무욕증 역시 양날의 검과 같다. 무욕증은 체중 감량에 효과적인 메커니즘인 동시에 바람직하지 않은 잠재적 부작용이다. 무욕증은 우울 증상을 보이는 환자들에게 흔히 나타나는 쾌감 상실증보다는 덜 극단적인 증상이다. 쾌감 상실증은 이전에 즐겁게 느꼈던 활동에서 즐거움을 거의 느끼지 못하는 증상이다. 무욕증은 친구와 함께 공원을 산책하는 것처럼 예전에 좋아했던 일들이 여전히 즐겁게 느껴지긴 하지만, 막상 그것을 하려는 동기가 생기지 않는 상태를 말한다.

무욕증은 GLP-1 약이 초래하는 식욕 급감의 부정적 측면을 보여준다. 욕구 상실은 마치 불꽃이 꺼지는 것처럼 느껴질 수 있으며, 심지어 인간 경험의 본질적인 뭔가가 사라진 것처럼 느껴질 수도 있다. 중독을 전문으로 다루는 정신과 의사 오마르 마네즈왈라는 마약이나 알코올 중독에서 초기 회복 단계에 있는 사람들에게서도 비슷한 현상이 나타난다고 말한다. "그들은 도파민 활성화 수준이 너무 낮아 아무것도 즐겁게 느껴지지 않고, 그 기간에는 그렇게 비참한 상태가 계속 이어질 것처럼 느껴지기 때문입니다." 그는 덧붙여 이렇게 말한다. "비만 치료제를 사용하고 나서 무욕증이 부작용으로 나타나는 환자가 얼마나 많은지에 대해서는 신뢰할 만한 데이터가 아직 없습니다. 하지만 일화적 사례를 보면, 관리 가능한 수준이지만 분명히 눈에 띄는 무기력감에서부터 진단 가능한 수준의 우울증까지 다양한 보고가 있습니다. 다만 지금까지의 연구에서는 GLP-1 약과 심각한 우울증 사이의 명확한 연관성은 드러나지 않았습니다."[29]

새로운 비만 치료제 사용자들에게서 무욕증이 자주 나타나는 이유는 아직 명확하게 밝혀지지 않았다. 켄트 베리지가 내게 설명한 이론에 따르면, 우리의 보상 경로는 '배고픔-포만감' 시스템과 매우 밀접하게 연결돼 있다. "진화적으로 볼 때, 이것은 음식이 원래 중뇌변연계가 우선적으로 추구한 보상이었기 때문일 수 있습니다." 그런데 현대에 들어와 "이 시스템은 표적 범위를 넓혀 그 밖의 많은 보상에도 반응하게 되었지요." 다시 말해서, 우리는 뭔가를 원하도록 조건화되었다는 것이다. 지금은 대다수 사람들이 당장 음식을 구하거나 짝을 확보해야 한다는 압력을 느끼진 않지만, 그럼에도 불구하고 우리의 보상 시스템은 여전히 어떻게든 작동할 방법을 찾으려고 시도한다. 그런데 GLP-1 계열 약을 사용할 때처럼 이 시스템이 무력화되면, 그 변화로 인해 모든 욕망이 감소하는 효과가 나타날 수 있다.

언론인인 셰일라 러브Shayla Love는 새로운 비만 치료제로 인한 무욕증 부작용을 우려하는 여러 연구자들을 인터뷰했다. 그중 몇몇은 무욕증 반응이 단순히 칼로리 섭취 감소로 인한 에너지 저하와 관련이 있을지 모른다고 추정했다. 펜실베이니아주립대학교의 신경과학자 카롤리나 스키비카Karolina Skibicka는 인터뷰에서 강한 갈망에 익숙한 사람은 갈망이 갑자기 사라지는 일이 일어나면 일종의 실존적 상실감을 느낄 수 있다고 말했다.[30] "갑자기 그게 [그 느낌이] 사라지면, 이제 자신의 행동을 이끌 원동력을 새로 정립해야 합니다."

하지만 GLP-1 계열 약이 마치 마법과 같은 효과를 내는 비결은 바로 이 상실에 있다. 이 약을 사용하면, 갈망―극심한 갈망은 물론이고 많은 사람들이 이야기하는 낮은 수준의 푸드 노이즈까지―이 사라질 가능성이 높다. 갈망이 사라지거나 최소한 크게 줄어들면, 우리의 식습관과 생활 방식 자체를 바꾸기가 훨씬 수월해질 수 있다.

심각한 부작용

◆

GLP-1 계열 약에 대해 의학적으로 크게 우려되는 문제 중 하나는 이 약들이 그렇게 큰 효과를 나타내는 메커니즘인 위 배출 지연과 관련이 있다. 앞서 말했듯이, GLP-1 약은 음식이 위에서 작은창자로 이동하는 속도를 늦춤으로써 배부른 느낌을 유발한다.[31] 과식을 유발하는 핵심 요인 중 하나는 배부른 느낌, 즉 만복감을 느끼지 못하는 것이다. 배부른 느낌이 없으니, 초조제 식품은 끝없이 뇌에 보상 신호를 보내게 된다. GLP-1 약은 이 유해한 중독 과정을 끊는 데 도움을 준다. 하지만 이 약들이 새로운 의학적 문제를 만들어낼 수도 있다.

의사들은 위 배출 지연을 전문 용어로 '위 마비gastroparesis'라고 부르는데, 이는 말 그대로 위가 마비되는 상태를 뜻한다. 장폐색이 없는 상태에서 위 배출 지연은 전통적으로 만성 질환으로 간주된다. 이 질환은 주로 당뇨병 환자에게서 나타나며, 위장관의 신경과 근육, 창자 세포들의 기능 장애로 인해 발생하는 것으로 보인다. 증상에는 욕지기, 구토, 복부 팽만감, 트림, 복부 불편감, 영양실조, 통증 등이 포함된다. 치료약으로는 메토클로프라미드가 있고, 때로는 특정 뇌 영역을 표적으로 하는 약물을 사용하기도 한다. 음식이 위에서 장으로 얼마나 빨리 이동하는지 확인하기 위해 환자에게 방사성 추적자가 포함된 음식을 먹게 하기도 한다.[32] 일정 시간이 지난 뒤 위에 남아 있는 음식의 비율이 기준치를 초과하면, 위 마비 진단이 나올 수 있다.

이렇게 이야기하고 보니, GLP-1 약의 사용은 완전히 잘못된 것은 아니더라도 이상해 보일 수 있다. 비만인 사람에게 어떤 의학적 상태를 유발함으로써 비만을 치료하다니?

GLP-1 약을 홍보하는 제약 회사들은 이 약물이 위장에 미치는 영향이 대체로 경미하거나 적정 수준에 그치며, 놀라운 것이 아니라는 식으로 이야기한다. 회사들은 이러한 부작용이 주로 용량을 점차 늘리는 초기 몇 주 동안에만 나타난다고 주장한다. 티르제파타이드의 SURMOUNT-4 임상 시험에서는 전체 환자의 81%가 부작용을 경험했으며, 그중 68%가 약물과 관련된 부작용으로 드러났다.[33] 하지만 회사들은 치료를 중도에 포기한 환자는 오직 7%뿐이라고 반박한다.[34] 루이스 아론은 "사람들이 부작용을 호소하긴 하지만, 치료를 중단하길 싫어합니다."라고 말했다. 그는 이 임상 시험 결과를 유럽당뇨병연구학회 회의에서 발표했다.

세마글루타이드의 SELECT 임상 시험에서는 GLP-1 약을 사용한 환자 중 16.6%가 부작용 때문에 치료를 중단했는데, 그중 10%는 위장 관련 부작용 때문이었다.³⁵ 이 임상 시험에 참여한 환자 중 33%가 욕지기를 보고했다. 티르제파타이드의 또 다른 임상 시험인 SURMOUNT-3에서는 환자 중 39.7%가 욕지기를 보고했다.³⁶ "예상 밖의 일은 아닙니다." 제이미 아드Jamy Ard는 비만학회 회의에서 그 결과를 발표하면서 이렇게 말했다. 그는 환자들이 보고한 위장 관련 부작용 발생률이 치료 시작 후 처음 몇 주에 집중돼 있고, 24주 이후에는 안정세에 접어든다는 것을 보여주었다. 그 추세는 GLP-1 약의 권장 용량이 점진적으로 증가한 것과 일치했다.

임상 시험을 진행한 의사들에게 위 배출 지연에 대해 물었을 때, 그들은 몇 주 후면 원래 상태로 돌아온다고 장담했다. 한 임상 시험 연구자는 "환자 중 80%는 부작용이 전혀 없습니다."³⁷라고 말했다. 하지만 나는 그 말이 사실이 아니란 것을 알고 있었다.

나는 데이터를 파고들기 시작했다.³⁸ 내가 만난 제약 회사 임상 시험 연구자들은 모두 GLP-1 약을 투여했을 때 위 배출 지연이 소화가 시작되고 나서 처음 한 시간 동안, 그리고 치료를 시작한 후 몇 주 동안만 지속된다고 말했다. 나는 대표적인 GLP-1 약 제조 회사인 노보 노디스크와 접촉했는데, 회사 측은 임상 시험 데이터에 따르면 위 배출 지연은 처음 한 시간 동안만 나타났고, 전체적인 위 배출 속도는 GLP-1 약 치료군과 위약군 사이에 통계적 차이가 없었다는 말을 되풀이했다.³⁹

도대체 무슨 일이 벌어지고 있는 것일까? 마이클 카밀레리Michael Camilleri가 당뇨병이 없는 환자들을 대상으로 진행한 무작위 대조 시험에서는 GLP-1 약을 투여한 환자들은 5주째에 절반 이상(57%)이 상당히 지연된 위 배출[40]을 경험한 것으로 나타났다.[41] 16주째에 임상 시험을 종료할 때에도 30%의 환자들은 여전히 위 마비에 해당하는 지속적인 위 배출 지연 증상을 보고했다. 카밀레리가 학술지 《오비시티Obesity》에 발표한 데이터는 대다수 환자가 첫 5주 동안 위 배출 지연을 겪었으며, 일부는 임상 시험 종료 시점인 16주째에도 위 배출 지연이 지속되었다고 시사했다.[42] 16주가 지난 뒤에도 위 마비가 지속될까? 우리는 아직 그 답을 모른다.[43]

2023년에 류블랴나대학교의 모이차 옌스테를레 세베르Mojca Jensterle Sever가 진행한 연구에서 GLP-1 약을 투여한 환자들은 식후 네 시간이 지나도 위에 고형 음식의 37%가 남아 있었던 반면, 위약군에서는 음식 잔류가 전혀 관찰되지 않았다.[44] 이렇게 위에 음식이 장시간 머물면, 욕지기를 유발하고 식욕을 감소시킬 수 있다.

연구 결과들의 해석을 복잡하게 만드는 사실이 하나 있는데, 위 마비는 심한 칼로리 부족에 대해 일반적으로 나타나는 반응이기도 하다는 점이다. 기아 상태에서는 뇌를 위해 에너지를 아끼려고 소화관의 기능처럼 비필수적인 기능들이 느려진다. 들어오는 음식이 없는 상황에서 위장관이 에너지를 소비하는 것은 불필요하다. 나는 기아와 위 마비에 관한 책[45]을 쓴 섭식 장애 전문가 제니퍼 가우디아니Jennifer Gaudiani에게 GLP-1 약과 기아, 마비 사이의 연결 관계에 대해 물었다. 가우디아니는 이렇게 대답했다. "체격과 상관없이 순수한 칼로리 제한만으로도 대개는 위 마비가 발생할 수 있습니다. GLP-1 약은 독립적으로도 많은 사람에게서 위 마비를 일으키지요. 따라서 위 마비의 원인은 기아와

GLP-1 약, 두 가지가 있다고 봐야 합니다."[46]

환자들은 위 마비를 심각하게 여길 필요가 있다. 위 마비는 탈수, 전해질 불균형, 영양실조로 이어질 수 있다. 또한 GLP-1 약이 장운동에 미치는 영향은 변비 같은 일반적인 문제로도 장폐색 발생 위험을 높인다. 드물긴 하지만, 변비는 치명적일 수 있다. 변비는 장폐색, 장 천공, 감염을 유발할 수 있는데, 제때 진단받고 치료받지 않으면 특히 위험하다. 현재 GLP-1 약의 처방 정보에는 위 마비에 대한 경고가 빠져 있다. 이것은 반드시 시정되어야 한다.

더 광범위하고 중요한 메시지가 있는데, 그것은 바로 식욕 감소가 위험할 수 있다는 것이다. 제약 회사들은 GLP-1 약 사용에 따르는 잠재적 위험을 전부 완전하고 명확하게 공개해야 하며, 환자들은 그러한 위험을 충분히 인지한 상태에서 반드시 전문 의료진의 감독하에 치료를 받아야 한다.

14

비만 치료제 사용

나는 새로운 비만 치료제를 사용하겠다는 결정을 빨리 내렸지만, 이것은 결코 가볍게 내린 결정이 아니었다. 처음으로 GLP-1 약 주사를 스스로에게 놓기 전에 나는 이미 이 약이 내 건강에 미칠 의학적 의미와 잠재적 결과에 대해 매우 신중하게 생각했다. 이처럼 강력한 약은 반드시 건강에 미칠 모든 영향을 자세히 알고 난 다음에 사용해야 한다. 제약 산업을 감독하는 위치에서 경력을 쌓은 사람이건, GLP-1이나 음식 중독의 신경생물학을 전혀 모르는 상태에서 이 책을 읽기 시작한 사람이건, 그것은 아무 상관이 없다. 당신이 어떤 배경을 가졌건, 당신과 음식의 관계를 근본적으로 바꾸고 보상과 만족감 사이의 신체 균형을 바꿀 수 있는 약물을 사용하기 전에는 신중하게 판단할 필요가 있다.

인간을 대상으로 한 GLP-1 약 임상 시험 중에 아주 놀라운 사실이 드러났다. SURMOUNT-3 임상 시험에서는 강도 높은 생활 방식 수정과 행동 치료를 병행했는데, 전체적인 체중 감량 결과는 이러한 개입이 전혀 없이 진행한 임상 시험 결과와 평균적으로 동일했다. 이 결과는 다이어터들이 꿈꾸는 판타지처럼 들린다. 정말로 비만 환자들이 이 약을 사용하면, 평소와 똑같이 생활하면서도 체중을 20%나 감량할 수 있을까?

안타깝게도 현실은 그렇게 단순하지 않다. GLP-1 약은 효과가 아주 강력하지만, 평생 동안 체중을 관리하는 데에는 충분하지 않을 수 있다. 설령 환자들이 몇 년이 지나도 약이 효과적이고 견딜 만하며 저렴하다고 느낀다 하더라도(반드시 그럴 것이라고 보장할 수는 없지만), 오로지 약에 의존해 체중을 조절하는 방법은 인간 생물학의 나머지 모든 측면을 다 해결할 수 없다. 최선의 체중 조절 방법은 생활 방식과 행동, 식단을 포함한 모든 화살이 같은 방향을 향하도록 하는 것이다. 즉, 더 낮은 체중과 독성 체지방 감소, 더 나은 건강이라는 표적을 향해야 한다.

그 과정의 일환으로, 체중 감량을 위해 의학적 도움을 구하는 것도 괜찮다는 점을 이해하는 게 중요하다. 도움을 구하는 것은 약하다는 신호가 아니라 강하다는 신호이다. 도처에 널려 있으면서 우리의 자연스러운 식습관을 무너뜨리는 초조제 식품을 피하는 것은 결코 쉽지 않다. 이 식품들이 뇌의 중독 회로를 활성화시키고, 보상에 대한 반응성을 높이고, 포만감을 감소시키는 것을 막기란 쉽지 않은데, 그 이유는 그러한 자극 앞에서 식욕을 억제할 수 있을 만큼 우리의 식이 호르몬이 충분히 강하지 않기 때문이다. 현대 식품 산업 전체가 건강을 해치는 방식으로 우리의 식욕 조절을 교란시키려고 공모하고 있다. 더 건강한 길로 나아가는 데 도움을 줄 약을 찾는 것은 아주 합리적이다.

이 여정에서 당신은 혼자가 아니며, 혼자여서도 안 된다는 점을 기억하는 것도 중요하다. 비만은 고혈압이나 제2형 당뇨병과 비슷한 만성 질환이다. 적어도 어느 정도 장기간의 모니터링과 치료가 필요하다. 만약 비만 치료제를 사용하기로 결정한다면, 이는 자신의 건강을 개선하기 위한 장기적 노력의 일부가 되어야 하며, 그런 노력은 전문 의료진의 지도를 받으며 영양 변화와 생활 방식 수정, 행동 변화를 포함해 진행해야 한다. GLP-1 약만으로 모든 것을 다 치료할 수 있다고 생각해서는 안 된다.

나는 이 여정을 시작하려는 사람에게 비만 치료에 대해 잘 알고 장기간에 걸쳐 포괄적인 지원을 제공할 준비가 돼 있는 자격 있는 의사를 선택하라고 권하고 싶다. 비만 치료는 단순히 수치에만 초점을 맞추는 것이 아니다. 효과적인 전략은 간단히 SMART 전략이라고 부를 수 있다. 즉, 체중 감량 목표뿐만 아니라 영양 변화, 운동 지속 시간과 빈도, 생활 방식 개선에 대해 구체적이고$_{Specific}$, 측정 가능하고$_{Measurable}$, 달성 가능하고$_{Achievable}$, 현실적이고$_{Realistic}$, 시간이 정해진$_{Timed}$ 목표를 세우는 전략이다.[1] 무엇보다도 푸드 노이즈를 줄이고 음식과의 관계를 개선하는 자신만의 해결책을 찾는 것이 중요하다.

약의 생애에는 두 가지 주요 단계가 있다. 첫 번째는 임상 시험의 성과이고, 두 번째는 현실 상황에서의 성과이다. GLP-1 약을 당신의 여정에 포함시킬지 결정하기 전에 반드시 고려해야 할 중요 사항이 몇 가지 있다.

비만이나 간 질환, 진행성 당뇨병 전기, 제2형 당뇨병, 심혈관 질환이 있거나 이러한 문제들이 복합적으로 나타나는 대사 증후군이 있는 사람들에게 GLP-1 약은 특히 매력적이다. 이 약으로 이룰 수 있는 큰 폭의 체중 감량은 질병 위험을 크게 낮출 수 있다. 반면에 갑상선 수질 종양이나 내분비 종양증 2형의 개인적 병력이나 가족력이 있는 사람은 GLP-1 약을 피하는 것이 좋다.[2] 만성 신장 질환, 췌장염, 염증성 장 질환, 통제할 수 없는 설사나 변비, 위 마비, 섭식 장애가 있는 사람도 마찬가지이다. 임신 중인 사람도 사용해서는 안 되며, GLP-1 약이나 그 중 일부 성분에 알레르기 또는 과민 반응이 있는 사람도 사용하지 말아야 한다. (이 약의 사용으로 생식 능력이 높아졌다는 보고도 있다.)

GLP-1 약을 사용할 때 추가로 주의해야 할 점들이 있다. 이 약을 사용하는 사람은 음식 섭취 감소(특히 탄수화물 감소)나 대사 변화로 인해 저혈당이 나타날 수 있다. 또한 심한 식욕 감소로 음식과 수분 섭취가 모두 감소해 탈수 증상이 발생할 수 있다. 탈수는 매우 실질적인 위험이다.[3] 드물게 탈수는 급성 신부전으로 이어질 수 있는데, 특히 만성 신장 질환이 있는 사람은 이 위험이 더욱 크다. GLP-1 약은 높은 혈당량에 반응해 췌장의 인슐린 분비를 촉진하기 때문에 췌장염 발생 가능성을 높인다. 특히 과도한 음주를 하는 사람은 이 위험이 더 높으므로, 이 약을 사용하는 사람에게는 음주를 피하거나 제한하라고 권고한다.

GLP-1 약이 자신에게 적합한지 여부를 결정하는 데에는 체질량 지수도 일부 관련이 있다. FDA는 처음에는 체질량 지수가 30 이상(비만으로 분류되는)이거나, 체질량 지수가 27 이상이면서 비만 관련 질환이 한 가지 이상 있는 사람에게만 비만 치료제 사용을 승인했다.[4] 체질량 지수가 과체중 범위에 있지만 과체중과 관련된 의학적 문제가 없는 사람에게도 이 약이 최선의 1차 치료법인지는 논란의 여지가 있다. 그런 사람은 식단 조절과 운동만으로 체중 감량을 시도하는 편이 더 나을지 모른다. 잠재적 건강 이득과 사용 금지 사유, 체질량 지수와 관련해 고려해야 할 사항 등은 그 목록이 아주 긴데, 이것은 비만 치료제를 사용하기 전에 반드시 전문가의 상담을 받아야 하는 또 하나의 이유이다. 담당 의사는 또한 어떤 약으로 먼저 시작하는 것이 좋은지 조언을 제공할 수 있다.

주요 GLP-1 약인 세마글루타이드와 티르제파타이드는 작용 메커니즘이 대체로 비슷하며, 둘 다 대개 일주일에 한 차례 투여한다. 세마글루타이드는 체중 감량용으로 위고비Wegovy(당뇨병 치료용으로는 오젬픽Ozempic)라는 상품명으로 판매되며, 티르제파타이드는 체중 감량용으로 젭바운드Zepbound(당뇨병 치료용으로는 마운자로Mounjaro)라는 이름으로 판매된다. 오젬픽 주사기에는 한 달 치 용량이 들어 있어 '중간' 투여 시 용량을 유연하게 조절할 수 있으며, 이는 특정 환자에게 유리할 수 있다. 반면에 위고비와 티르제파타이드 제품들의 주사기에는 사전에 정해진 단일 용량만 들어 있다. 부작용은 일반적으로 비슷하지만, 개인별 반응에는 차이가 있다.

지금까지 세마글루타이드가 티르제파타이드보다 더 광범위하게 연구된 이유는 단순히 시장에 나온 지 더 오래되었기 때문이다. 이 글을 쓰고 있는 현재, 심혈관 위험 감소를 입증한 임상 시험[5]을 거친 것은 세마글루타이드뿐이다. (티르제파타이드의 심혈관 임상 시험 결과는 곧 발표될 예정이다.) 앞에서 언급했듯이, 티르제파타이드는 임상 시험에서 평균적으로 세마글루타이드보다 더 큰 체중 감량을 촉진하지만, 개인에 따라 상당한 차이가 있다. 제약 회사들이 더 강력한 체중 감량 효과와 혈당 조절 개선 효과를 위해 신약 개발에 막대한 자원을 투입하면서 GLP-1 약의 선택지도 빠르게 변하고 있다. 레타트루타이드는 곧 주역으로 부상할 것으로 보이는 여러 삼중 작용 GLP-1 약물들 중 하나에 불과하다.

비만 치료 이외의 혜택

◆

GLP-1 약으로 상당한 체중 감량이 일어나면, 체중 관리를 통해 노화와 관련된 이환율과 사망률을 낮출 수 있을 것이다. 수명은 점점 길어지고 있지만 반드시 삶의 질이 나아지는 것은 아닌데, 노년기에는 특히 그렇다. 1960년부터 2020년까지 생애 말기의 기대 장애 기간은 5년에서 10년으로 두 배로 늘어났다. 남성과 여성 모두 수명은 거의 10년 가까이 증가했지만, *건강 수명(건강하게 살아가는 기간)*은 남성은 3년, 여성은 2년 증가하는 데 그쳤다.

장애의 주된 원인은 과도한 체중이다. 비만인 사람들은 건강한 체중을 가진 사람들에 비해 장애 기간이 평균적으로 약 3년 더 길다.[6] 알다시피, 대다수 사람은 나이가 들면서 과도한 체중이 누적된다. 40~50파운드(약 18~23kg)나 과체중이면서 허리 통증, 관절통, 심각한 심혈관 질환으로 고통받으며 살아가는 주변의 노인들을 생각해보라. 체중을 줄이면, 이동성이 회복될 뿐만 아니라 삶의 질도 개선된다.

터프츠대학교에서 에너지와 대사를 연구하는 수 로버츠Sue Roberts에 따르면, 건강한 체중은 여러 기관계에서 많은 질병의 발병을 늦춘다.[7] 근골격계의 경우, 건강한 체중은 관절염과 근육 손실 위험을 줄여준다. 뇌 건강 측면에서는 인지 기능 저하가 느려지고 치매 위험도 감소한다. (제2형 당뇨병과 치매에서 관찰되는 기본적인 생리학적 변화는 서로 밀접하게 연결되어 있어, 치매를 가끔 '뇌의 인슐린 저항' 또는 '제3형 당뇨병'이라고 부르기도 한다.) 시력 상실도 덜 흔하며, 중심 시력 상실과 백내장 발생 빈도도 낮다. 청력 상실, 제2형 당뇨병, 여러 가지 심장병과 암 역시 건강한 체질량 지수를 가진 사람들에게서 더 적게 발생한다.

이러한 질환들의 초기 증상이 시작된 이후에도 체중 감량을 통해 그 진행을 늦추거나 예방할 수 있다. GLP-1 약이 노인들 사이에서 노화와 관련된 이환율을 낮추는 데 얼마나 효과가 있는지 밝히는 연구가 더 필요하다. 지금까지의 임상 연구 데이터는 대부분 활동적인 중년을 대상으로 한 것이었다. 노인층에게 돌아가는 위험과 편익을 파악하는 것이 매우 중요한데, GLP-1 약이 근육과 뼈에 미치는 영향에 대한 우려가 남아 있기 때문에 특히 그렇다.

GLP-1 약 치료에 대한 기대

◆

GLP-1 약으로 치료를 시작할 때, 흥분과 불안을 동시에 느낄 수 있다. 사람들은 종종 "어떤 일이 일어날까요?" 또는 "기분이 어떨까요?"라고 묻는다.

일반적으로 GLP-1 약의 이득과 부작용은 점진적으로 나타날 수 있는데, 이는 제약 회사들이 용량 점증 방식(즉, 약물에 대한 환자의 내성을 높이기 위해 서서히 용량을 늘리는 방식)으로 투여하길 권장하기 때문이다. 제조사의 지침에 따르면, 세마글루타이드의 초기 용량은 주 0.25mg,[8] 티르제파타이드는 주 2.5mg[9]이다. 이처럼 낮은 초기 용량으로도 일부 환자는 상당한 체중 감량을 경험할 수 있다. 일반적으로 한 달 동안 초기의 낮은 용량을 유지한 뒤, 매달 점진적으로 용량을 높여 유효한 수준에 도달하는 것을 권장한다. 지침에 따르면, 세마글루타이드의 최대 권장 용량은 주당 2.4mg(위고비) 혹은 2mg(오젬픽)이며, 티르제파타이드 제품들은 15mg이지만, 많은 환자는 이보다 낮은 용량으로 적절한 효과를 얻을 수 있다. 모든 비만 치료제는 용량을 천천히 증가시키면서 개인의 사정에 맞게 적절히 조절하는 것이 매우 중요하다고 권고한다. 주디스 코너 Judith Korner는 투여 용량[10]에 대해 "낮게 시작해서 천천히 높여 가세요."라고 말한다.

임상 시험 결과[11]에 따르면, 세마글루타이드를 투여받은 환자들은 치료 시작 후 3개월, 6개월, 12개월이 지난 시점에 체중이 평균 6%, 11%, 16% 줄어들었다.[12] 티르제파타이드를 투여받은 환자들은 같은 기간에 평균 8%, 15%, 22% 줄어들었다.¹³ 하지만 이 수치들이 대규모 임상 시험 집단의 평균값이라는 점에 유의해야 한다. 다른 연구들에서는 이보다 적은 체중 감소가 나타나기도 했다. 연령, 성별, 신진대사, 유전학, 다이어트, 당뇨병 유무 등의 요인이 체중 감소 결과에 영향을 미칠 수 있다. 세마글루타이드 사용자 중 약 3분의 1은 체중이 20% 이상 감소해 '슈퍼 반응자'¹⁴라 불린다. 반면에 약 15%는 체중 감소가 5% 미만에 불과해 '무반응자'¹⁵라 불린다.

GLP-1 약을 투여하면서 체중 감소가 정체 상태에 이르는 것은 흔한 일이며,¹⁶ 이런 일은 일반적인 체중 감량 과정에서도 흔히 나타난다. 어떤 경우에는 사람들이 각각의 용량 단계마다 이러한 정체기를 비교적 자주 겪기 때문에, 계속 잘 조정해나가야 할 필요가 있다. 반면에 같은 용량을 오랫동안 유지하면서도 지속적으로 체중이 줄어드는 사람도 있다. 체중 감량을 위해 GLP-1 약을 사용할 때에는 지속적인 체중 모니터링이 필요하며, 목표 체중에 도달할 때까지 용량과 식단, 생활 방식을 계속 조정하고 개선해나가야 한다. 목표 체중에 도달한 후에는 체중 유지를 위해 적절한 용량을 찾는 것이 중요하며, 만약 체중이 다시 증가하면 그에 맞춰 다시 조정을 해야 한다.

GLP-1 약을 처음 사용하는 사람들은 일주일에 체중이 얼마나 줄어드느냐는 질문을 자주 한다. 그 답은 개인에 따라 차이가 크지만, 일반적으로 일주일에 1파운드(약 0.45kg) 혹은 그 이상의 감량은 전형적인 치료 반응으로 간주된다. 주당 2~3파운드(0.9~1.4kg) 감량도 드문 일이 아니다. 다만, 주간 체중 감소량은 거의 항상 요동친다는 사실을 명심해야 한다. 어떤 주에는 4파운드가 줄었다가 다음 주에는 1파운드밖에 줄지 않을 수도 있지만, 전반적으로는 시간 경과에 따라 체중이 감소하는 추세를 보인다. 치료를 시작하기 전에 감량 목표를 설정하는 것은 기대치를 관리하고, 현실적이면서 균형 잡힌 감량 계획을 세우고, 특히 힘든 날에도 동기를 유지하는 데 매우 중요하다.

기분 변화에 대해 말하자면, 사람마다 느끼는 것이 제각각 다르다. 부작용의 일반적인 성격에 대해서는 이미 앞에서 언급했지만, 나는 전직 FDA 관계자로서 환자가 겪을 수 있는 부작용과 그것을 어떻게 인식할 수 있는지에 대해 매우 직접적으로 설명하는 것이 중요하다고 생각한다. 환자들이 자주 호소하는 증상 중 하나는 피로이다. 이것은 에너지 섭취량이 크게 줄어든 데에서 비롯될 가능성이 높다. 섭취 영양소 변화나 미량 영양소 결핍도 일부 원인이 될 수 있다. 탈수도 원인이 될 수 있다. 임상 시험에서 이 약을 투여한 사람들은 식욕 감소뿐만 아니라 갈증 감소도 경험하는 경우가 많았다. 마지막으로, 급속한 체중 감소 자체가 피로를 유발할 수 있다. 개인적으로는 주당 2파운드 이상의 감량은 영양 결핍 가능성 때문에 우려한다. 하지만 체중 감소로 인해 오히려 에너지가 *넘친다*고 보고하는 사람도 있다.

GLP-1 약을 사용하는 사람들은 대부분 이런저런 위장 관련 문제를 겪는데,[17] 그중에서 가장 흔한 증상은 욕지기이고 그다음은 변비이다. 전체 사용자 중 약 절반이 욕지기를 경험한다. 위 배출 지연 때문에 일부 식품에 대한 기호가 변하는 경향이 있으며, 위 배출 지연의 결과로 욕지기, 구토, 속쓰림 등이 생길 수 있는데, 과식을 하거나 지방이 많은 음식을 먹었을 때 특히 그렇다. 반면에 고단백질, 고섬유질 음식을 비교적 적게 먹으면 구토나 역류가 발생할 가능성이 낮아진다. 많은 사람들은 GLP-1 약을 사용하는 동안 과식으로 인한 부작용을 피하기 위해 식습관을 조정하거나 적은 양을 먹도록 스스로를 길들인다. GLP-1 약 사용자 중 최대 40%는 변비를 경험할 수 있다. 이 약은 위와 장의 운동성을 감소시킨다. 다시 말해서, 창자 내에서 대변이 더 천천히 이동하는데, 이로 인해 장운동 빈도가 감소하고 결장에서 재흡수되는 수분이 증가해 대변이 더 단단해진다.

GLP-1 약의 가장 두드러진 효과 중 하나는 식욕 감소인데,[18] 이것은 전체 칼로리 섭취를 줄이고 체중 감소를 유발하는 핵심 요인이다. 식욕 억제 효과와 여러 가지 부작용은 일반적으로 주 1회분의 약을 투여하고 나서 1~2일 사이에 가장 강하게 나타나며, 용량을 높일 때에도 아주 강하게 나타난다. 어떤 사용자들은 보통 과식을 하게 되는 주말 동안 식욕을 억제하기 위해 금요일에 약을 투여하는 것을 선호하는 반면, 반대로 부작용을 피하려고 주말에는 투여하지 않는 사람들도 있다. 이러한 증상은 대개 몇 주 또는 몇 달에 걸쳐 점차 완화된다. 일부 사람들은 다음번 투여일 며칠 전에 식욕 억제와 음식에 대한 갈망 감소 효과가 완전히 사라진 것을 느끼는데, 이것은 용량을 높일 필요가 있음을 시사한다.

GLP-1 약을 처음 사용하는 사람들은 위에서 작은창자로 음식물이 이동하는 속도가 느려짐에 따라 복부 팽만감을 느끼는 경우가 많다.[19] 어떤 경우에는 이 효과가 너무나도 심해 위 내용물이 거의 비워지지 않는 '위 마비'가 발생하기도 하며, 이로 인해 지속적인 욕지기, 구토, 속쓰림 외에 그 밖의 다른 증상이 나타날 수 있다. 잠재적으로 또 한 가지 심각한 부작용은 담석증인데,[20] 이것은 GLP-1 약, 초저칼로리 다이어트,[21] 비만 수술 등으로 인해 체중이 급속하게 감소한 환자들에게서 비교적 흔하게 나타난다. 비만과 급격한 체중 감소가 결합되면 담낭 슬러지가 축적될 수 있고, 기존의 담석이 자극을 받아 담관이 막히고 담낭염이 생길 수 있다.

GLP-1 약 사용자에게서 가장 우려되는 증상 중 하나는 영양실조이다.[22] 의료진의 철저한 감독이 중요한 이유가 여기에 있는데, 많은 사람들이 자신도 모르는 사이에 건강을 해칠 수 있기 때문이다. 하루 1000칼로리 미만을 섭취하는 경우에는 반드시 엄격한 의료 모니터링이 필요하다. 하지만 현재 GLP-1 약을 사용하는 대다수 사람들은 이러한 모니터링을 받지 않고 있다. 개인적 의견으로는 적절한 관리가 이루어지지 않는 상황에서 이 약을 투여하는 것은 부적절하다고 생각한다.

사실, 대다수 의사들은 영양학에 대한 교육이나 전문성이 부족하며, GLP-1 약의 처방 정보도 적절한 지침을 제공하지 않고 있다. GLP-1 약을 판매하는 제약 회사들은 의사와 환자가 이 약을 안전하게 사용할 수 있도록 적절한 영양 정보를 제공할 책임이 있다. 지금은 이 중요한 세부 사항이 누락돼 있다.

의약품을 책임 있게 사용하는 법

◆

미용적 이유로 새로운 비만 치료제를 사용하고 싶은 생각이 드는 사람도 있을 것이다. 하지만 그것은 GLP-1 약의 임상 목적이 아니다. 체중 감량으로 자신에 대한 긍정적 느낌이 커지고, 안전하고 의학적으로 올바른 방법으로 체중 감량을 달성하고, 그 결과로 전반적인 건강이 개선된다면, 충분히 성공했다고 할 수 있다. 결국 사람들은 자신이 중요하다고 여기는 이유가 있을 때에만 행동을 변화시킨다. 하지만 정말로 중요한 체중 감량 이유(내게 동기를 부여하는 이유)는 체지방, 특히 염증과 심각한 질병을 유발하는 독성 내장 지방을 줄이는 것이다.²³ 허리둘레가 늘었다면, 체중을 줄이고 내장 지방을 감소시킴으로써 동기에 상관없이 건강에 큰 이득을 얻을 수 있다.

이제 FDA는 위고비와 젭바운드의 처방을 위한 적응증indication*을 변경하면서 구체적인 체질량 지수 기준을 없앴다.²⁴ 라벨에는 이 약이 "비만인 성인 또는 최소한 한 가지 체중 관련 동반 질환이 있는 과체중 성인의 과도한 체중을 감량하고 감량한 체중을 장기적으로 유지할" 목적으로 승인되었다고 명시돼 있다. 하지만 일부 의사들은 이 지침을 넘어서는 행동을 한다. 그들은 비만이 아닌 사람들, 동반 질환이 없는 사람들, 그리고 평생 동안 의존하기보다는 간헐적으로 시험해보려는 사람들에게도 GLP-1 약을 처방한다. 일부 환자들은 GLP-1 약을 평생의 약속이 아닌 유용한 단기적 조력자로 여긴다.

최근에 나는 처방 지침의 경계에 있는 사람과 대화를 나누었다. 키가

---

* 　특정 약물을 사용하기 위한 조건, 목적, 질환, 대상 등을 명시한 것.

185cm에 체중이 86kg이었던 제이슨 앳워터Jason Atwater[25]는 서서히 체중이 증가하기 시작한 50대 중반까지 자신에게 체중 문제가 있다는 걸 느끼지 못했다. 마침내 체중이 100kg에 이르자, 옷이 몸에 맞지 않았고 건강이 좋지 않다는 느낌이 들기 시작했다. 여러 가지 다이어트를 시도해보았지만 아무 소용이 없었다. 그때 GLP-1 약이 등장했다. 앳워터는 마운자로가 할인가로 판매되며 첫 달은 무료라는 사실에 주목했다. 그는 자신의 일반 내과의에게 연락했다. "물론이지요. 아무 문제 없어요." 내과의는 앳워터가 그 약을 사용하겠다고 하자 기꺼이 동의했다.

앳워터는 "저는 비만은 아니었지만 체질량 지수가 약 28이었고, 동맥에 석회화가 일부 일어나고 있었습니다."[26]라고 말했는데, 그래서 그 약을 사용할 자격 요건을 갖추었다. 그는 2.5mg으로 시작해 점차 5mg으로 늘렸다가, 그다음에는 7.5mg으로 용량을 늘렸다. 3개월 동안 체중은 약 88kg으로 감소한 뒤 그 수준에서 안정되었다. 목표를 달성한 앳워터는 마운자로 사용을 중단했지만, 5개월 뒤에 체중이 다시 증가하기 시작했다. 그는 또 다른 처방전을 받아 처음부터 곧장 5mg 용량으로 시작했고, 한 달 만에 다시 88kg으로 돌아갔다. 거기서 또다시 마운자로 사용을 중단했다. 6개월 동안 체중은 비교적 안정을 유지했지만, 93kg으로 다시 증가하자, 그는 마운자로를 한 달 더 사용하면서 88kg으로 돌아왔다. 20개월에 걸쳐 그는 총 6개월 동안 마운자로를 사용했는데, 치료를 처음 시작할 때 4개월 동안 사용했고, 그 후 체중 유지를 위해 용량을 높여 한 달씩 '추가 투여'한 기간이 두 차례 있었다.

앳워터는 "이런 식의 간헐적 약물 사용은 아주 큰 도움이 되었습니다."라고 말하면서, 그것이 식사량과 식습관을 조절해야 한다는 사실을 상기시키는 데 도움이 되었다고 설명했다. "식욕 감소는 매우 뚜렷하게 나타났습니다. 전혀 배가 고프지 않았어요. 어떤 날은 음식을 좀 먹어야 한다는 사실을 스스로에게 상기시켜야 할 정도였지요." 그는 약을 사용할 때 느꼈던 배부름을 기억함으로써 식습관을 더 잘 조절할 수 있었다고 믿으며, 약을 중단했을 때 '반등' 효과를 전혀 경험하지 않았다고 보고했다.

비만 치료제를 간헐적으로 사용하는 것은 특이한 일이 아니다. 비만의학협회 전 회장도 이 약을 이렇게 사용하고 있다. 데이터는 비만 치료제 사용을 중단한 사람 중 30%가 다시 사용할 것이라고 시사한다.[27] 하지만 앳워터는 더 나아가 GLP-1 약 사용을 비만인 사람에게만 제한해서는 안 되며, 단순히 7~9kg을 감량하려고 하는 과체중인 사람에게도 제공해야 한다고 생각한다.

의료계의 주류 견해는 FDA 지침을 엄격하게 준수하는 것이지만, 많은 의사들이 규정을 유연하게 적용하려고 한다. 나는 동반 질환이 있건 없건 복부 비만의 증거만 있으면 환자에게 GLP-1 약을 처방하려는 성형외과 의사들과 대화를 나눈 적이 있다. 최근에 FDA가 구체적인 체질량 지수 기준을 없앴기 때문에, 의사와 환자는 이 약을 사용할 자격이 있는 사람을 결정하는 데 더 많은 유연성을 발휘할 수 있게 되었다. 문제는 예컨대 7~9kg을 감량하고자 하는 환자를 대상으로 GLP-1 약을 투여해 진행한 연구가 없다는 점이다. 결국 보험 회사가 자격이 있는 사람이 누구인지를 결정하는 데 상당한 영향력을 행사할 것이다. 또한 미용적 이유로 건강에 해로운 수준으로 체중을 줄이려는 사람들도 나올 수 있으며, 이것은 식욕 부진 같은 섭식 장애로 이어질 수 있다. 개인적으로, 나는 이러한 사용에 대한 데이터가 충분하지 않다는 우려 때문에 지침에서 벗어나는 처방은 하지 않을 것이다.

나는 GLP-1 약이 치료 면에서 큰 진전을 가져왔다고 생각한다. 내가 생각하는 가장 큰 문제는 이 약을 안전하게 사용하는 방법이다. 나는 초기의 체중 감량 기간이 지난 뒤에 의사들이 환자를 어떻게 다루는지 경청하려고 노력했다. 의사들이 주로 다른 의사뿐만 아니라 제약 회사 영업 사원으로부터 배우는 경우가 많다는 점을 이해해야 한다. 최근에 미국 성형외과학회 회의의 한 전문가 토론에서는 여러 의사들이 나와 자신만의 독특한 약물 투여 방식을 설명했다. 한 의사는 이렇게 말했다. "우리는 한 달에 주사를 네 번 놓는 대신에 세 번 투여하고, 그다음에는 두 번, 그다음엔 한동안 한 번만 투여합니다." 또 다른 의사는 자신의 방식으로 직접 혼합 조제한 GLP-1 약을 미량 투여한다고 말했는데, 이 방법은 아직 승인되지 않았고 임상 시험에서도 시도된 적이 없다.

많은 의사와 환자가 자신만의 방법을 개발하고 있는데, 이것은 심각한 문제이다. 유튜브와 소셜 미디어에는 환자가 GLP-1 약을 혼자서 사용하는 방법에 대한 설명이 많이 올라와 있으며, 이것들은 용량과 간헐적 사용에 대해 개인적인 생각을 제시한다. 이들은 환자가 비만 치료제를 어떻게 사용하는지 면밀히 모니터링하지 않고 처방하는 의사에게 접근할 수 있는 것처럼 보인다. 의사가 약물 용량을 즉흥적으로 변경한다면, 그것은 최적의 치료를 보장할 데이터가 충분하지 않다는 뜻이다.

이것은 사실상 강력한 신약들을 가지고 전국적인 실험을 하는 것이나 다름없다. 제약 산업은 수백억 달러의 매출을 올리고 있다. FDA는 장기적 사용에 관한 적절한 데이디도 없는 상대에서 GLP-1 약이 시장에 유통되도록 허용함으로써 자신들의 책임을 저버렸다. 신약들을 버리는 것은 해결책이 아니다. 이 약들은 음식 중독의 굴레를 끊고 건강을 개선하는 데 중요한 역할을 할 수 있다. 하지만 의학계는 환자들이 이 약들을 더 효과적이고 안전하게 사용할 수 있도록 돕는 데 더 나은 역할을 해야 한다.

아동의 GLP-1 약 사용에 대한 우려

◆

미국에서 소아청소년 비만 문제는 심각성이 점점 커져가고 있다. 질병통제예방센터의 통계에 따르면,[28] 2세부터 19세 사이의 소아청소년 다섯 명 중 한 명이 비만이다. 하지만 아동에게 비만 치료제를 투여하겠다는 생각은 큰 논란이 되고 있는데, 2023년 1월에 미국소아과학회가 소아청소년 비만 치료에 관한 지침을 발표했을 때 쏟아진 거센 반발이 이를 잘 보여준다. 포괄적인 검토 끝에 미국소아과학회는 소아과 의사들이 "12세 이상 비만 청소년에게 약물의 적응증과 위험, 이득을 고려해 …… 체중 감량 약물 요법을 제공해야 한다."[29]라고 결론지었다. 미국소아과학회는 또한 중증 비만(체질량 지수 95백분위수의 120% 이상인 체질량 지수로 정의된다[30])을 겪는 13세 이상의 청소년에게는 비만 수술(위절제술)을 권해야 한다고 권고했다.

학부모 옹호자들은 미국소아과학회가 체질량 지수처럼 문제가 있는 지표에 의존한다고 강하게 비판하며, 의학적 치료를 권장하는 것은 비만 아동에게 가해지는 낙인을 더욱 심화시킬 것이라고 주장했다. 언론인 버지니아 솔-스미스Virginia Sole-Smith는 "체중 변화를 더 큰 건강 문제나 어려움의 한 가지 증상 또는 요인으로 보는, 체중 포괄적 접근법으로 패러다임의 전환"이 일어나야 한다고 촉구했다.[31] 일부 심리학자들은 아동의 체중에 지나치게 초점을 맞추다 보면 섭식 장애가 생길 위험이 커진다고 우려했다.[32] 미국 질병예방특별위원회는 미국소아과학회의 지침을 따르지 않고, 소아청소년 비만은 오직 집중적인 행동 치료를 통해 접근해야 한다고 권고했다. 의장인 완다 니컬슨Wanda Nicholson은 인터뷰에서 "아동과 청소년에게 약물 사용을 권장하거나 반대하려면,[33] 더 많은 증거가 필요하다고 생각합니다."[34]라고 밝혔다.

하지만 현장에서 비만을 치료하는 의사들은 미국소아과학회의 새 지침을 지지했다. 그들은 GLP-1 약을 사용한 아동들이 좋은 결과를 보였다는 연구들을 인용했고, 보고된 부작용(성인과 마찬가지로 주로 위장 관련 문제[35])은 심각성이 중간 정도였다고 밝혔다. UCLA 매텔아동병원의 소아청소년비만 부문 책임자인 비바 싱할Vibha Singhal은 "비만 청소년 환자가 이 약을 사용해 효과적인 체중 감량을 경험하면, 그것은 그들의 삶에 큰 영향을 미칩니다. 건강이 좋아지고 더 빨리 움직이고 생활 습관을 건강하게 변화시키려는 동기도 더 강해지지요."[36]라고 말한다. 미국소아과학회 지침을 지지하는 사람들은 특히 아동에게 장기적으로 약물을 투여하는 데 대한 우려를 반박했다. 그들은 이렇게 되묻는다. 모든 사람이 필수적이라고 동의하는 약(예컨대 제1형 당뇨병 치료를 위한 인슐린)을 어린이에게 투여하는 것과 만성 질환을 예방할 수 있는 비만 치료제를 투여하는 것이 무슨 차이가 있는가? 소아청소년 비만 전문가인 아론 켈리는 "비만의학을 실행하는 데 이중 잣대를 적용하면" 안 된다고 말한다.[37]

이 논란을 이해하기 위해 나는 친구인 마이클 로젠바움에게 전화를 걸었다. 그는 자신은 비만 아동에게는 대개 메트포르민(혈당을 낮추는 제2형 당뇨병 치료제)을 먼저 사용하며, 많은 아이들이 "메트포르민만으로도 아주 좋은 결과"를 보였다고 말했다. 그는 또한 아이들에게 영양사와 상담하도록 하고, 혈액 검사를 통해 비타민과 미네랄 수치를 모니터링하며, 생활 방식 개입에 대해서도 논의한다고 했다. 로젠바움은 비만 치료제 처방을 완전히 배제하지는 않지만 매우 신중한 태도를 보인다. 그는 이렇게 말한다. "이 약들은 효과적인 도구이지만, 훨씬 더 예리하고 훨씬 더 위험합니다. 성장과 발달에 미칠 수 있는 영향이 클수록 더 신중하게 접근해야 합니다." 그는 가능하면 낮은 용량을 처방하려 하고, 되도록 빨리 약 사용을 줄이려고 노력한다.

GLP-1 약에 대한 종합적 견해를 묻자, 그는 자신의 의료 철학에 부합하는 보수적인 평가를 내놓았다. "약을 처방하기 전에 나는 그것이 어떻게 작용하는지, 무슨 일을 하는지 최대한 많이 알려고 합니다. 그런데 아직 이 약들이 어떻게 작용하는지 우리가 충분히 안다고 생각하지 않아요."

나 역시 GLP-1 약이 정확하게 무엇을 표적으로 해 작용하는지 아직 충분히 알지 못한다는 로젠바움의 우려에 공감한다. 이 약들이 어떤 일을 하는지 어느 정도는 알고 있지만, 내분비계와 위장관계 외에 뇌를 포함한 신체의 다른 계에 어떤 영향을 미치는지는 우리는 잘 모른다. GLP-1 약이 체중 감량뿐만 아니라 체중 유지에도 효과가 있다는 사실은, 이 약이 각 과정에서 서로 다른 계들에 작용할 가능성을 시사한다.[38] 하지만 이것 역시 우리는 잘 모른다. 이러한 정보 공백은 아직 신체가 발달 중이고 이 약을 앞으로 수십 년간 사용할 수도 있는 아동에 대해 이야기할 때 특히 두드러진다. 위고비(현재 12세 이상 아동에게 사용 승인을 받은 유일한 GLP-1 약)의 경우, 소아를 대상으로 진행한 연구는 최대 2년간의 추적 관찰밖에 없지만,[39] 약의 유해한 효과는 그보다 훨씬 더 긴 시간이 지난 뒤에 나타날 수 있다. 예컨대, 펜펜이 전체 환자 중 최대 3분의 1에서 심장 손상을 유발할 수 있다는 사실을 의사들이 깨닫기까지는 약 5년이 걸렸다.[40]

중독성 식품 환경에 해를 입은 청소년에게 효과적인 치료를 거부해서는 안 된다. 그와 동시에, 이 위기를 해결할 수 있는 유일한 길은 자신들이 제시하는 길뿐이라는 의학계와 제약업계의 주장을 무조건 받아들여서도 안 된다. 소아청소년 비만 위기에 대처하기 위해서는 다면적 접근법이 필요한데, 그것은 약물 치료의 여지를 남겨두되 아이들이 약물에 의존하지 않고도 건강을 유지할 수 있는 미래를 지향하는 것이어야 한다.

수술의 대안

◆

최근의 의학사에서 비만으로 고통받는 사람에게는 비만 수술이 결정적인 치료법이었는데, 고혈압이나 당뇨병 같은 질환이 있는 사람에게는 특히 그랬다. GLP-1 약이 비만 치료제로 승인받기 전에 나는 어떤 환자들은 좀 더 일찍 이런 수술을 받았으면 좋겠다고 생각한 적이 많았다. 나는 위중한 환자들을 심장 이식 수술을 하라고 보낸 적이 있지만, 그들은 비만 때문에 위험이 너무 크다는 이유로 수술을 거부당하는 경우가 많았다.

GLP-1 약 덕분에 비만 환자들의 의료 환경이 빠르게 변화하고 있다. 이 약들의 효과는 아직은 비만 수술 수준의 체중 감량에는 미치지 못하지만,[41] 곧 그 수준에 도달할 것이다. 한편, 지난 30년 동안 비만 수술 기술은 크게 발전하면서 매우 안전해졌다. 이제는 외과의가 위 우회술*을 한 뒤에 환자 혼자서 헤쳐나가라고 방치하는 일은 없다. 지금은 전체 팀이 함께 협력해 체중 감량 수술을 받은 환자를 돌보는 것이 일반적이다.[42] 이러한 학제적 치료는 새로운 비만 치료제를 사용하는 사람들에게도 제공되어야 한다. 수술이나 약물로 빠르게 체중을 감량하는 환자들은 세심한 모니터링이 필요하다.

오늘날 비만의학에서 가장 시급한 질문 중 하나는 약으로 동일한 효

---

* 체중 감량을 위한 수술로, 음식물이 위와 작은창자 일부를 우회함으로써 정상적인 소화 과정을 거치지 않도록 한다.

과를 일부 제공할 수 있는 상황에서 어떤 사람을 비만 수술 대상자로 간주해야 하는가이다. 최근에 미국대사비만수술학회와 국제비만대사장애수술연맹이 발표한 지침[43]에 따르면, 비만 수술은 다음 세 집단에 권장된다.[44] (1) 관련 대사 장애 유무와 상관없이 체질량 지수가 35 이상인 모든 사람. (2) 체질량 지수가 30 이상이면서 관련 대사 장애가 있는 사람. (3) 체질량 지수가 27.5 이상인 아시아계 사람(인슐린 저항 발생률이 높기 때문).

비만 수술은 에너지 적자를 유발하여 체중을 최대 30%까지 줄이며, 과도한 체중은 최대 70%까지 감량하는 결과를 낳는다.[45] 또 비만 수술은 장기적으로도 건강 개선 효과가 입증되었다. 일반적으로 환자 중 30~40%가 수술 후 1년 이내에 당뇨병이 완화 상태에 들어간다. 고혈압 약 사용은 약 25% 감소하며,[46] 지질 강하제 사용은 약 3~7% 감소한다.[47] 간 부전, 폐쇄성 수면 무호흡증,[48] 암[49]도 발생률이 감소한다. 이러한 수치는 수술 후 수년 이상의 시간이 지나도 비교적 안정적으로 유지되며, 비만 치료를 받지 않은 비만 환자에 비해 대사 수술을 받은 사람들은 모든 원인 사망률이 약 50%[50] 감소한다.[51] 현재의 GLP-1 약은 체중 감량 효과가 비만 수술과 동일한 수준에 미치지 못하기 때문에, 대사 기능 장애의 감소 효과도 그에 미치지 못한다.

비만 수술이 이렇게 큰 체중 감량을 가능케 하는 방식에 대해 설명하는 이론은 여러 가지가 있는데, 대표적인 것은 제한 효과, 흡수 장애, 호르몬 변화이다. 비만 수술은 여러 종류가 있지만, 공통점은 위의 크기를 줄이는 것이다.[52] 그러면 환자들은 이전만큼 음식을 많이 섭취할 수 없게 된다. 수술로 위 일부를 제거하면, 소화를 돕는 위산과 여러 효소를 분비하는 세포들도 함께 제거된다. 수술 후에는 음식물이 위와 창자를 더 빨리 통과하게 되어, 체내에서 영양소를 흡수하는 시간이 줄어들면서 흡수 장애가 일어난다.[53] 많은 비만 수술은 창자의 구조를 재배치해 소화에 추가적인 변화를 일으킨다.

대사 수술 후, 일부 환자는 식욕이 줄어들었을 뿐만 아니라 먹고 싶은 식품의 종류도 달라졌다고 보고한다. 예를 들면, 더 이상 초콜릿이 먹고 싶지 않거나 중국 음식에 거부감을 느낄 수도 있다. 이러한 변화는 흥미롭게도 GLP-1 약을 사용하는 일부 환자에게서 나타나는 기호 변화와 비슷하지만, 그 원인은 아마도 다를 것이다. 레이철 배터햄은 "맛에 변화가 일어났다고 보고하는 환자들이 장기적으로 체중 감량이 더 크게 일어납니다."라고 말한다. 안타깝게도, 현재로서는 비만 수술 후 어떤 사람에게 이런 변화가 일어날지 예측할 수 없다. 다만, 그 변화의 원인은 유전학에 있는 것으로 보인다.

비만 수술에는 더 우려스러운 측면도 있다. 빈의과대학교의 게르하르트 프라거Gerhard Prager에 따르면, 가장 흔한 비만 수술인 위소매 절제술을 받은 환자 중 약 60%가 10년 뒤에 다시 체중이 상당히 증가한다.[54] 여기서 나의 우려가 발동하기 시작된다.

2024년에 오스트레일리아 멜버른에서 열린 국제비만대사장애수술연맹 회의에서 한 의사 집단이 수술 후 체중 재증가의 원인을 놓고 토론을 벌였다. 나는 위소매 절제술[55]에 관한 그들의 생각에 흥미를 느꼈다. 미국에서는 위소매 절제술이 매년 약 15만 건[56]이나 일어난다. 이 수술은 위를 약 5분의 4나 절제해 좁은 소매 모양의 구조로 만든다. 멜버른 회의에서 비공개 슬라이드에 숨겨져 있던 자료를 통해 나는 10년간 진행된 무작위 대조 시험 결과를 보았다. 그것은 위소매 절제술과 이전의 오래된 위 우회술인 루앙와이Roux-en-Y를 비교하는 대조 시험이었는데, 루앙와이는 위에 작은 주머니를 만들어 그것을 작은창자 끝부분으로 직접 연결시키는 수술이다. 위소매 절제술을 받은 집단은 재수술 비율이 34.4%로, 위 우회술을 받은 집단의 6.3%에 비해 현저히 높았다.57 이것은 인기 있는 수술치고는 놀랍도록 높은 실패율이다.

    2023년, 이탈리아 나폴리에서 열린 국제비만대사장애수술연맹 회의에서 중동-북아프리카 지부 회장인 할레드 가우닷Khaled Gawdat은 비만 수술이 위 밴드*를 사용한 초기 시절부터 결함이 있었다고 주장했다. 위 밴드는 한때 인기를 끌었으나, 장기적인 체중 감량 효과가 떨어지고 합병증이 많이 발생해 결국은 환자들로부터 외면받았다. 위 밴드 사용이 감소한 주된 이유는 FDA나 외과학계의 행동이 아니라 입소문이었다. 가우닷은 "이것이 계기가 되어 상업적 비만 수술이 탄생했습니다. 절차가 쉽고 단기적인 성공을 가져다주었지요. 그리고 장기적으로 누가 신경이나 쓰겠어요? 수술이 실패하더라도 환자 탓으로 돌리면 되지요."라고 말했다. "비만 수술은 처음 18개월 동안은 어느 정도 체중 감량 효과가 나타납니다. 모든 비만 수술은 그 후에 체중 증가가 일어나,

---

*   비만 치료를 위해 식도와 위의 연결 부위에 조절 가능한 밴드를 삽입하는 수술. 위 밴드는 음식이 위로 들어오는 경로를 좁혀 포만감을 증가시킨다.

5~10년 후의 결과는 초기의 결과와 완전히 다를 것입니다." 또한 그는 위소매 절제술을 받은 환자 중 50%가 수술을 받고 나서 되돌릴 수 없는 위산 역류 문제를 겪는다고 주장했다.

2022년부터 2023년까지 미국에서 비만 수술 건수는 25% 감소했는데,[58] 아마도 GLP-1 약의 인기 상승이 그 원인일 것이다. 만약 가우닷의 말이 옳다면, 위소매 절제술을 피하는 추세는 환자들에게 좋은 소식일 것이다. 아직 초기 단계이긴 하지만, 이전에 수술을 받은 일부 환자들에게는 약물이 더 나은 선택이 될지 모른다.

사용 중단

◆

비만의학 전문가들은 GLP-1 약은 평생 사용해야 하며, 그러지 않으면 체중이 다시 증가한다는 통념을 갖고 있다. 나는 GLP-1 약 주사를 처음 맞고 나서, 그것이 섭식과 체중 감량에 미치는 강력한 효과를 직접 경험하면서 나의 미래를 생각하기 시작했다. 내가 한평생 이 약을 사용하길 원하는지 확신이 들지 않았는데, 장기적 효과에 대한 불확실성을 감안하면 더욱 그랬다. 또 이 약을 사용한 많은 사람들에 대해서도 생각했다. 데이터에 따르면, 사람들은 평균적으로 이 약을 6~8개월 사용하지만, 그 후에 사용을 재개하는 경우도 있다.[59] GLP-1 약이 음식 중독에서 벗어나는 여정을 수월하게 하는 데 아주 중요한 역할을 하리란 것은 분명하다. 하지만 비만과 싸우는 사람들이 이 약을 진심으로 계속 사용하길 원한다고 하더라도, 이 약이 평생의 해결책이 될 수 있을지는 덜 분명하다.

사용 중단은 결국 체중 증가로 이어질 수밖에 없다. 세마글루타이드 사용을 중단한 지 1년이 지나면, 환자들이 감량했던 체중 중 3분의 2가 다시 돌아온다.[60] 한 임상 시험에서는 환자들이 세마글루타이드 투여를 중단한 지 48주 만에 감량한 체중의 70.6%를 회복한 것으로 나타났다. 장기적 체중 유지를 주제로 다룬 의학 회의에서 한 주요 임상 연구자는 환자들이 약물 사용을 중단하고 나서 식욕이 맹렬하게 돌아온다는 사실 때문에 자신이 잠을 이루지 못한다고 내게 토로했다. 회의에 참석한 국립보건원의 한 연구자는 이러한 체중 반응이 금단 반응의 징후일 수 있다고 주장했다. 현재로서는 체중 반응을 확실하게 피할 수 있는 유일한 방법은 약을 평생 동안 사용하는 것뿐이다. 한편, 체중 감량을 위해 필요한 식습관과 생활 방식 개입을 중단할 때에도 같은 일이 일어난다.

일부 비만 연구자들은 GLP-1 약의 사용을 중단하고 나서 체중이 다시 증가하는 이유가 사람들이 이전의 습관으로 되돌아가기 때문이라고 생각하지만, 실제로는 중독 회로의 영향과 대사 변화 때문일 가능성이 있다. 환자들이 GLP-1 약 사용을 중단하면, 이 약의 특징인 포만감이 사라진다. 포만감 증가가 사라지고 보상 반응성이 증가하면, 많은 사람들(모두는 아니더라도)이 이전보다 훨씬 심한 배고픔을 느끼게 된다. 스탠퍼드건강관리암센터의 성형재건외과의로 일하는 세라 소리스-버크Sarah Sorice-Virk가 진행한 설문 조사에 따르면, GLP-1 약 사용을 잠시 중단하는 사람들 중 약 3분의 1은 중독 행동 감소 효과가 약 사용 중단 후 최대 6개월까지 지속되는 것으로 나타났다.[61]

체중이 다시 증가할 가능성이 있는데도 약 사용을 중단하는 이유는 무엇일까? 첫째, 순수한 낙관론에서, 또는 단지 약을 계속 사용하고 싶지 않아서 그런 결정을 내린다. 누구나 스스로 섭식을 조절할 수 있다고 생각하지만, 결국은 그 믿음이 옳지 않다는 현실과 맞닥뜨리게 된다. 둘째, 현재 미국에서 이 약들의 비용은 갚아야 할 자동차 할부금이나 주립대학교 등록금 수준과 맞먹는다.[62] 셋째, 초기에 용량을 점진적으로 늘리는 기간이 지난 뒤에도 위장 관련 부작용과 기타 부작용이 계속될 수 있다. 약 공급 부족, 의학적 금기, 체중 감량 정체기, 약물 부하를 줄이고자 하는 욕망도 사람들이 비만 치료제 사용을 중단하는 이유이다.

사용 중단 비율은 약의 종류와 해당 집단에 따라 매우 다양하다.[63] 가장 오랫동안 진행된 임상 시험 중 하나에서는, 연구진이 피험자들에게 임상 시험을 지속하도록 상당한 노력을 기울였는데도 불구하고, 48개월 만에 피험자 중 23%가 중도에 포기했다.[64] 미네소타주의 프라임 테라퓨틱스에서 임상 연구를 이끄는 패트릭 글리슨Patrick Gleason은 의료 보험에 가입했고 당뇨병이 없으면서 비만인 성인 중에서 1년 뒤에도 GLP-1 약 치료를 지속하는 사람이 3분의 1도 되지 않는다는 사실을 발견했다.[65] 세마글루타이드의 경우, 1년 후 중단율이 53%에 이르렀다. 노스웨스턴대학교 파인버그의학대학원의 연구 부교수 데이비드 리스David Liss는 1년 후 GLP-1 약 중단율이 50.3%라고 보고했다. 또한 블루크로스 블루실드(미국의 최대 의료 보험 회사 중 하나)가 실시한 조사에서는 GLP-1 약 사용 환자 중 30%가 첫 4주 이내에 사용을 중단한 것으로 나타났다.[66] 최신 GLP-1 약들은 출시된 지 몇 년밖에 되지 않았고 공급도 제한적인 경우가 많아, 장기 사용 환자 수에 대해 신뢰할 만한 추정치를 얻기는 아직 이르다.

만약 중단율이 이토록 높다면, 이 약들은 임상 시험에서 보여준 인상적인 결과에도 불구하고 현실 세계에서 실패작으로 판명될 수 있다. 그러한 가능성을 진지하게 고려해야 한다는 사실 자체가 놀라운 일이다. 내가 몸담았던 FDA가 장기간 사용에 대한 실제적인 이해도 없이 GLP-1 약을 장기간 사용 용도로 승인했다는 사실이 의아하다.

비만의학 분야의 내 동료들은 혈압이나 콜레스테롤을 치료하는 약처럼 많은 약은 무기한 복용해야 하며, 복용을 중단하면 효능이 사라진다고 지적한다. 그들은 GLP-1 약만 다를 이유가 있느냐고 반문한다. 이것은 아론 켈리가 이 약을 소아청소년 비만 치료에 사용하는 것에 찬성할 때 내세운 논리의 한 변형이다. 하지만 이 주장은 GLP-1 약 사용의 지속적인 영향을 오해하고 있다.

지속적인 부작용 문제를 제외한다면, 새로운 비만 치료제들은 식욕을 줄이고 포만감을 증가시키는 방식으로 작용하는 반면, 혈압약이나 지질 강하제 같은 약은 특별한 부작용 없이 효과를 발휘한다. 감량한 체중을 유지하려면, 이전 체중일 때 먹던 것보다 더 적게 먹어야 한다. GLP-1 약은 증가한 식욕에 저항하고 줄어든 칼로리 부하를 유지하는 데 도움을 주지만, 당사자는 그 감소한 칼로리 섭취량으로 평생을 살아가야 한다. 약의 도움으로 감량한 체중을 유지하려면, 1일 권장 섭취량인 2000칼로리보다 적게 먹어야 할 수도 있다.

어떤 사람들은 이 약의 사용과 중단을 반복하면서 성공적으로 체중을 유지할 수 있을지 모르지만, 대다수 사람들이 그럴 수 있을지는 불확실하다. 평생 동안 이 약을 계속 사용하며 살아갈 수 있을까? 과연 그러려고 할까? 약을 사용한 것이 가치 있는 일이 되도록 약을 중단한 후에도 체중 감량을 충분히 유지할 수 있을까? 이것들은 비만 치료제가 어떤 개인에게 올바른 선택인지 판단할 때 반드시 고려해야 할 매우 중요한 질문들이다.

15

♦ ♦ ♦

감량한 체중 유지하기

GLP-1 약을 사용하는 근본적인 이유는 우리와 음식의 관계를 바꾸기 위해서이다. 그런데 새로운 관계는 어떤 것이어야 할까? 약품의 처방 정보 어디에도 약을 사용하는 동안 칼로리를 얼마나 섭취해도 되는지(또는 섭취해야 하는지)에 관한 내용은 없다. 이것은 심각한 누락이다. 우리는 인간의 생물학을 조절할 수 있는 강력하고 새로운 도구를 손에 넣었지만, 거기에는 사용 설명서가 첨부돼 있지 않다.

어떤 종류의 체중 감량이건, 신중하게 계획된 식습관 변화와 행동 변화가 필요하다. 하지만 GLP-1 약을 사용하는 사람들에게 흔히 나타나는 급격하고도 큰 변화는 이러한 고려를 더욱 시급한 것으로 만들며, 그와 동시에 중대한 질문들을 제기한다. 새로운 비만 치료제와 함께 장기간 살아가는 삶은 어떤 것일까? 약을 사용하는 사람이 비만 관련 질환은 줄어들더라도, 지나치게 적게 먹음으로써 새로운 의학적 문제가 생기지는 않을까?

미국당뇨병협회의 한 회의에서는 GLP-1 약의 최적 사용법을 논의했는데, 거기서 나는 발표자로 나선 몇몇 전문가에게 체중이 빠르게 줄어드는 환자들이 하루에 몇 칼로리를 섭취했는지 물었다. 시애틀에서 영양사와 당뇨병 교육자로 활동하는 모린 촘코Maureen Chomko는 이렇게 대답했다. "체중이 줄어드는 속도에 따라 다르겠지만, 정말로 빠르게 줄어든다면 하루에 500~800칼로리가 아닐까 생각합니다.¹ 이것은 정말로 아주 적은 양이죠. 식욕이 갑자기 사라지기 때문에 그들의 칼로리가 그냥 변기로 들어가는 것과 같아요." 분명히 하기 위해 설명하자면, 500~800칼로리는 일반적으로 준기아 수준의 섭식으로 간주된다. 비만 치료제 사용 초기의 급속한 체중 감량 단계에서 사람들이 실제로 섭취하는 칼로리는 이보다 다소 높은 하루 1000칼로리에 가까울 것으로 생각된다. 어쨌든 그래도 섭취량이 상당히 낮은 것은 틀림없다.

GLP-1 약 임상 시험의 임상 연구자였던 노스웨스턴대학교 파인버그의학대학원의 로버트 쿠시너Robert Kushner는 임상 시험 동안 체중이 안정 단계에 접어들어 체중을 유지한 피험자들은 하루에 1200~1600칼로리를 섭취했다고 추정한다. 다른 연구들은 GLP-1 약 사용자들의 식습관 변화에 대해 추가적인 통찰을 제공한다. 한 논문에서 GLP-1 약 제조 회사들은 사용자들이 점심으로 평균 415칼로리를 섭취한 반면, 대조군은 640칼로리를 섭취했다고 보고했다. 시애틀의 비만의학 전문가인 샌드라 크리스텐슨Sandra Christensen의 연구에서는 GLP-1 약을 사용한 사람들의 평균 에너지 섭취량이 16~39% 감소한 것으로 나타났다.[2] 또 다른 연구에서 노보 노디스크의 마르틴 프리드릭센Martin Friedrichsen은 GLP-1 사용자의 점심 식사 칼로리 섭취량이 47.1% 감소했다고 보고했다.[3]

이러한 수치들은 식습관과 영양에 극적인 변화가 일어났음을 시사한다. 다른 맥락이라면 이처럼 갑작스러운 칼로리 감소는 섭식 장애의 징후로 간주될 수도 있다. 예를 들면, 프리드릭센이 보고한 섭취량 감소는 이탈리아 토리노대학교의 마테오 마르티니Matteo Martini가 식욕 부진 환자들을 대상으로 진행한 연구[4]에서 나타난 칼로리 감소와 같은 범위에 속한다. 이러한 칼로리 섭취량은 미국의 식생활 지침[5]에 따른 기본적인 영양 요구량보다도 낮은 수준이다. 물론 체중 유지를 위해 필요한 칼로리는 개인에 따라 다르다. 예를 들면, 체중이 350파운드(159kg)에서 290파운드(132kg)로 줄어든 사람과 200파운드(91kg)에서 140파운드(64kg)로 줄어든 사람은 칼로리 필요량이 서로 다르다.

제2차 세계 대전 중에 생리학자 안셀 키스가 수행한 미네소타 기아 실험[6]은 극단적인 칼로리 제한의 효과를 이해하는 데 유용한 기준점을 제공한다. 이 실험에서 양심적 병역 거부자였던 자원자들은 처음 3개월 동안은 하루에 3200칼로리의 기준 식사를 했고, 그 후 6개월 동안은 하루에 1570칼로리만 섭취하면서 준기아 상태에 놓였다. 1570칼로리가 이 남성들에게 '준기아' 상태로 간주되었다는 사실에 주목하라. 피험자들은 체중이 25% 줄어들었고, 피로, 성욕 감퇴, 정서적 고통, 음식 집착

등의 증상이 나타났다.

UT사우스웨스턴메디컬센터의 영양비만연구센터가 주최한 회의에서 청중으로 참석한 한 비만의학 전문가가 GLP-1 약을 사용해 체중이 상당히 줄어든 환자에 대한 임상 지침을 요청했다.[7] "그 여성은 저를 찾아온 새로운 환자입니다. 처음 왔을 때 체질량 지수는 36이었고, 지금은 19입니다. 저혈당으로 어지러움을 느끼며 몸이 차고 축축합니다. 체질량 지수가 19인데, 영양실조 징후가 명확히 나타납니다. 저는 '맙소사! 당장 이 환자에게 약을 끊게 해야겠군.'이라고 생각했어요. 그런데 그 여성은 단호하게 거부했어요. '전 단것을 너무 좋아해요. 약을 끊으면 살이 다 다시 찔 거예요.'라고 말하면서요. 그 여성은 이제 스펙트럼에서 정반대편으로 갔습니다. 저는 그 여성과 한 시간을 상담했고, 결국 약을 끊게 했습니다. 그 여성은 다음 주에 다시 오기로 했어요. 자, 이제 어떻게 해야 할지 알려주세요."

나는 UT사우스웨스턴메디컬센터의 비만 전문가 하이메 알만도즈Jaime Almandoz의 답변에 귀를 기울였다. "그 환자는 비만 치료제를 사용해 임상적으로 유의미한 체중 감량이라는 좋은 결과를 얻었습니다. 문제는 지금 그 환자가 건강과 나쁜 건강 사이의 경계선에 있다는 점입니다. 당신이 지금 이야기하는 것은 오랫동안 비만을 겪어온 사람들이 효과적인 치료를 만나 자신감을 되찾는 데 도움을 받았을 때 맞닥뜨리는 문제입니다. 실제로 많은 환자들은 이 치료가 삶을 바꿔놓았다고 이야기하죠. 그런데 담당 의사가 치료를 중단해야 한다고 말하면, 관계가 적대적으로 변할 수 있습니다. 제가 이전에 사용한 방법은 '안전'이라는 관점에서 접근하는 것입니다. 이것이 위험하다고 말하는 대신에, 환자가 건강에 나쁜 체질량 지수 범위로 내려가려고 할 때, 그것을 염려하면서 어느 시점에 그 과정을 멈출 필요에 대한 논의를 시작하는 것이죠. 여기서 멈추는 것은 사용을 중단한다는 뜻이 아니라, 적극적인 체중 감량에서 체중 유지 단계로 전환에 대해 이야기하는 겁니다. 이런 접근법을 사용하면 어려운 대화를 피할 수 있습니다." 그러고 나서 알만도즈는 이렇게 덧붙였다. "이 약들을 사용하는 동안 일부 환자들은 문제가 있는 식습관이나 행동을 보이기도 하지만, 저는 그것은 단순히 체중 재증가에 대한 두려움에서 나오는 것이라고 봅니다."

그 뒤를 이어 내가 이렇게 물었다. "이 약들은 매우 강력하고 효과적이지만, 동시에 매우 위험할 수도 있지 않나요?"

"분명히 그렇습니다. 우리가 당면한 과제는 비만을 만성적인 복합 질환으로 다루면서 효과적으로 치료하는 방법을 찾는 것입니다. 비만 수술만큼 [환자를 도와] 체중을 많이 뺄 수 있는 약들이 나와 있습니다. 누군가가 비만 수술을 받으러 간다고 하면, 수술 전에 받아야 할 교육과 평가, 교육 과정에 대한 구체적인 지침이 있습니다. 하지만 약물 치료를 시작하려는 사람에게는 아직까지 그런 지침이 전혀 없습니다."

준기아 상태

◆

적절한 칼로리 섭취에 대한 지침이 부족하다는 사실에서 GLP-1 약에 대해 내가 품고 있던 주요 우려가 다시 떠올랐다. FDA는 이 약들을 장기적으로 건강하고 지속 가능한 방식으로 사용하려면 어떻게 해야 하는지 제대로 모르면서 승인했다. 체중 감량은 비만으로 고통받는 수백만 명에게 건강 측면에서 막대한 이득을 가져다줄 수 있지만, 나름의 위험도 수반한다. 특히 체중 감소가 급속하게 일어나거나, GLP-1 약 사용 사례에서 자주 나타나듯이 장기간의 초저칼로리 식단으로 이어질 경우에는 더욱 그렇다.

알만도즈가 일부 사람들에게 섭식 장애가 생길 수 있다고 한 지적은 아주 중요하다. 이에 대해 일리노이주의 선클라우드헬스 대표이자 섭식 장애 전문가인 킴 데니스에게 후속 질문을 했다.[8] 데니스는 이렇게 말했다. "이것은 마치 옥시콘틴OxyContin이 처음 나왔을 때와 아주 비슷한 상황으로 보입니다. 그때 제약 회사 측은 옥시콘틴이 중독성이 없고 사람들의 기능성을 개선한다고 주장했죠." 이 비교가 다소 극단적으로 들릴 수 있지만, 데니스가 GLP-1 약이 중독성이 있다고 말한 것은 아니었다. 그녀는 계속해서 자신의 요점을 설명했다. "체중이 줄거나 체중이 억제된 사람들이 있는데, 이것은 이들의 체중이 자연적인 고정점보다 낮다는 뜻이지요(고정점은 사람마다 제각각 다릅니다). 이러한 체중 억제 상태에서는 보상 민감도가 증가합니다."

음식 중독은 정말로 큰 문제이지만, 거의 준기아 상태에 이르게 할 만큼 사용자의 음식 섭취량을 크게 줄이는 약으로 이를 치료하는 것 역시 우려스럽다. 이것은 위험과 보상을 공개적으로 평가하는 문제이다. 그렇다, GLP-1 약은 식욕을 줄일 수 있다. 그렇다, 혐오 시스템을 자극함으로서 보상 민감도를 낮출 수 있다. 그렇다, 이 신약들의 체중 감량 효과는 내장 지방을 포함해 체지방을 줄여 건강에 많은 이득을 가져다줄 수 있다. 하지만 이 약을 사용하는 사람들은 급격하고 극단적인 칼로리 섭취 감소에 따르는 위험을 이해할 필요가 있다. GLP-1 약은 사용자를 준기아 상태에 빠뜨릴 잠재성이 있다. 적어도 그런 경우에는 면밀한 의학적 모니터링이 필요하다.

준기아 상태에 빠지면, 대사와 기타 합병증 발생 여부를 면밀히 관찰하는 것이 매우 중요하다. '정상 혈당 케톤산증euglycemic ketoacidosis'은 기아와 관련이 있는 희귀한 대사 질환인데, GLP-1 약을 사용하는 환자들과 이 질환의 연관성이 보고되고 있다.[9] 정상 혈당 케톤산증은 혈액의 pH 수치를 크게 떨어뜨릴 수 있으며, 그 결과로 발생하는 대사성 산증은 생명을 위협할 수 있다. 나는 2024년에 발표된 한 사례 보고를 발견했는데, 44세의 여성 당뇨병 환자가 세마글루타이드 용량을 점점 늘려가다가 피로와 욕지기, 구토 증상을 보였다.[10] 담당 의사들은 예리하게 정상 혈당 케톤산증 진단을 내리면서 환자의 기아 상태와 연관이 있다고 지적했다. 그들은 발표한 논문[11]에서 "만약 이를 제때 인지해 치료하지 않으면, 케톤산증은 부정맥, 심혈관 기능 저하, 경련, 혼수상태를 초래할 수 있으며 사망 위험도 증가한다."라고 썼다.

나는 해당 논문의 한 저자에게 연락해 GLP-1 약 사용으로 발생한 다른 정상 혈당 케톤산증 사례를 아느냐고 물어보았다. 그는 이렇게 답했다. "우리가 그런 사례를 적극적으로 찾고 있지 않을 가능성이 있습니다. 그리고 병원 의사들이 매일 봐야 하는 환자 수와 짧은 진단 시간을 감안할 때, 간과된 사례들이 일부 있을지도 모릅니다."[12]

GLP-1 약의 라벨에는 드물게 일어나긴 하지만 심각한 결과를 초래할 수 있는 이 부작용에 대한 경고가 전혀 없다.

GLP-1 약의 경고 라벨에는 췌장염 위험이 명시돼 있다. 약을 사용하는 첫해 동안 증상은 없지만 환자들의 췌장 효소 수치가 상승한다.[13] 환자들은 심한 복통이 지속되는지 면밀히 관찰할 필요가 있는데, 이런 증상은 구토를 동반할 수도 있고 그렇지 않을 수도 있다. 또한 담석과 담낭염 위험도 증가한다.[14] 체중 감량 자체가 담낭에 이러한 영향을 미칠 수 있지만, 컬럼비아대학교 어빙메디컬센터의 주디스 코너는 최근 강연에서 "GLP-1 약의 직접적 결과일 가능성도 있습니다."라고 말했다. 최근에 눈길을 끈 또 하나의 잠재적 부작용은 '비동맥성 전방 허혈성 시신경 병증nonarteritic anterior ischemic optic neuropathy'[15] 위험으로, 이것은 갑작스러운 실명을 초래할 수 있다. 하버드의학대학원의 매사추세츠아이앤이어병원은 인구 조사를 바탕으로 GLP-1 약 사용자 사이에서 이 위험이 7배 증가했다고 보고했다.

비록 치명적인 것은 아니지만, 심한 체중 감량의 우려스러운 부작용 중 하나는 흔히 그냥 '탈모'라고 부르는 '휴지기 탈모telogen effluvium'[16]이다. 이 상태는 심한 스트레스나 갑작스러운 신체 변화로 촉발된다. 휴지기 탈모는 평소보다 더 높은 비율의 모낭이 휴지기에 들어가면서 그 결과로 머리카락이 많이 빠지는 것이다. 내 동료인 어느 피부과 의사의 설명처럼, 이것은 우리 몸이 머리카락을 자라게 하는 것보다 더 중요한 일이 있다고 말하는 것과 같다. 스트레스가 완화되면, 대개 2~3개월 후에 머리카락이 다시 자라기 시작한다. 휴지기 탈모는 '안드로겐성 탈모증androgenetic alopecia'(흔히 '남성형 탈모'라고 부르지만 여성에게도 나타날 수 있다)이라는 기저 상태를 드러낼 수 있다. 안드로겐성 탈모증은 점진적으로 진행되므로, 당사자는 평소에 전혀 눈치채지 못하고 있다가 급격한 체중 감량의 스트레스로 갑자기 이 상태가 드러나는 바람에 충격을 받을 수 있다. 젊은 사람은 머리카락이 완전히 다시 자라날 가능성이 높지만, 안드로겐성 탈모증이 있으면서 65세 이상인 사람이 체중을 급격하게 줄인다면 빠진 머리카락이 모두 다 다시 자라나리라고 기대하기 어렵다.

더 중요할 수도 있는 또 하나의 불편한 부작용은 체중 감량으로 인한 심한 오한인데, 이것은 나도 직접 경험한 바 있다. 나는 GLP-1 약을 생산하는 제약 회사들에 이메일을 보내 오한과 이 약의 연관성에 대해 알고 있는 정보를 알려달라고 요청했다. 노보 노디스크 측은 다음과 같은 답변을 보냈다. "현재 노보 노디스크는 이 주제를 평가하기 위한 연구를 진행한 적이 없습니다. 귀하의 문의를 더 깊이 알아보기 위해 저희는 미국 국립의학도서관과 그 밖의 관련 의학 데이터베이스를 컴퓨터 지원 문헌 검색을 통해 조사했습니다. 검색 결과, 오젬픽과 오한 그리고 그 메커니즘에 관한 내용은 전혀 찾을 수 없었습니다."[17]

하지만 펜실베이니아주립대학교의 카롤리나 시비카Karolina Skibicka는 GLP-1 약과 오한 사이의 연관성을 상당히 잘 안다.[18] 강연에서 시비카는 단기간 작용하는 GLP-1 약을 실험용 쥐에게 투여하면 몇 시간 동안 체온이 크게 떨어진다는 세 건의 연구(각각 별개로 진행된) 결과를 보고했다. 그녀는 대학원생들이 꼬리만 만져보고도 GLP-1 약을 투여받은 쥐를 금방 확인할 수 있었다고 농담을 하기도 했다. 내가 이처럼 큰 체온 하락의 임상적 의미를 묻자, 시비카는 "그건 아무도 몰라요."라고 대답했다.

나는 제니퍼 가우디아니에게 오한이 영양실조의 초기 임상 징후일 가능성에 대해 물어보았다.[19] 가우디아니는 "가장 초기의 영양실조 징후는 손이 차갑거나 오한을 느끼는 것입니다."라고 답했다.

나는 이 약을 사용하기 시작한 지 3일 만에 오한을 느꼈지만, 여전히 과체중 상태였다고 말했다. 그러자 가우디아니는 이렇게 말했다. "과체중이어도 영양실조가 될 수 있어요. 칼로리 섭취량이 급감했으니까요. 충분히 많은 칼로리를 섭취하지 못하니, 몸이 생존을 위해 대사를 급격히 늦춘 것이지요."

나는 처방 약품을 검토하고 평가하는 일과 함께 그 부작용을 연구해 온 경력이 있는 터라, 임상 시험으로 신약의 모든 부작용을 다 찾아내지는 못한다는 사실을 잘 안다. 일부 부작용은 장기간 사용한 뒤인 몇 년 뒤에야 나타나기도 한다. 급격한 체중 감량과 섭식 감소의 효과만 감안하더라도 신중을 기해야 할 이유가 충분히 있다. 체중 감량은 가볍게 다룰 문제가 아니다. GLP-1 약의 가장 우려스러운 결과는 우리가 아직 모르는 것일 수도 있다.

근력과 근육량
◆

GLP-1 약 주사를 맞고서 체중이 빠르게 줄어들기 시작했을 때, 나는 그 과정에서 근육량도 일부 잃을 수밖에 없다는 것을 잘 알고 있었다. 이것은 비만 치료제를 사용하는 사람들이 흔히 겪는 현상으로, 본질적으로 중요한 부작용이다. 텍사스테크대학교에서 신체 조성과 스포츠영양학을 연구하는 그랜트 틴슬리Grant Tinsley는 주 1회 세마글루타이드 주사를 맞은 환자들이 감량한 체중 중 약 40%는 제지방량이라는 사실을 보여주었다.[20] 사라진 제지방량 중 약 29%는 근육이었다.

어떤 방법으로 체중을 감량하건(비만 수술, GLP-1 약, 생활 방식 변화 등), 지방뿐만 아니라 제지방 조직도 함께 손실된다. 이 문제는 특히 노년층에서 심각하다. 20대와 30대가 지나면 10년마다 최대 10%의 근육량을 잃는데, 이를 근감소증이라 부른다. 나이와 관련된 근육 손실의 주된 원인은 단순히 신체 활동 부족이다. 근육량 감소는 노인이 허약해지고 사고나 낙상에 더 취약해지는 주요 원인이다. 특히 저항 운동처럼 체중을 지탱하는 활동의 부족은 골다공증(뼈에서 무기질이 줄어들어 뼈 조직이 엉성해지는 증상)에도 영향을 미친다. 골다공증은 뼈를 약하고 쉽게 부러지게 만들어, 심각한 낙상이나 사고 발생 시에 치명적인 손상을 초래할 수 있다.

운동은 근력을 유지하고 체중 감량과 지방 감소 계획에서 얻는 건강 이득을 최대화하는 데 아주 중요한데, 특히 GLP-1 약을 사용하는 경우에는 더욱 그렇다. 근육량이 늘어나면 기초 대사량이 증가하는데, 근육은 유지하는 데 하루에 파운드당 약 6칼로리를 소비하는 반면, 지방은 파운드당 약 2칼로리만 필요하다.[21] 운동은 체중 유지에도 도움이 되는데, 이는 비만 치료제의 사용을 중단한 사람의 경우에도 마찬가지이다.

최근에 덴마크에서 진행한 연구에 따르면, 비만 치료제 사용을 중단한 환자 중에서 운동 요법을 꾸준히 한 집단이 대조군보다 체중을 훨씬 더 잘 유지했다.

하지만 운동만으로 체중을 많이 감량할 수 있을 것이라고 기대해서는 안 된다. 예컨대 근육량이 10파운드(약 4.5kg) 늘어나더라도, 1일 칼로리 필요량은 고작 약 60칼로리 증가하는 데 그친다. 운동이 가져다주는 주요 이득은 전반적인 건강 개선인데, 여기에는 스트레스와 염증 감소, 대사 유연성 증가도 포함된다. 대사 유연성은 신체의 요구에 따라 지방 연소와 탄수화물 연소를 쉽게 전환할 수 있는 능력을 의미한다.

체중 감량 계획을 충실하게 실천하는 사람도 언젠가는 체중이 다시 증가하는 시기를 맞이하게 된다. GLP-1 약 사용을 중단하거나, 식단 관리 계획을 제대로 실천하지 못하거나, 생활에 스트레스가 더 많이 생길 수도 있다. 이유야 무엇이건 체중이 다시 증가할 때 운동은 체중이 줄어들 때만큼 중요하며, 어쩌면 그때보다 더 중요하다. 체중이 다시 늘어날 때 사람들은 일반적으로 근육량을 회복하지 못해 신체 조성이 불리하게 변한다. 감량했던 체중이 완전히 회복되지 않더라도 체지방 비율이 증가하게 된다. 체중을 안전하게 감량하고 유지하려면 근력 운동과 유산소 운동을 병행하여 제지방량을 보존하거나 늘리는 것이 중요하다.

많은 사람들이 걷기 같은 일상 활동을 통해 운동을 한다. 이렇게 가벼운 운동은 도움이 되긴 하지만, GLP-1 약을 사용할 때 일어나는 중요한 신체 변화에 대처하기에는 충분치 않다. 독일의 피트니스 연구자

카타리나 그로스Katharina Gross와 크리스티안 브링크만Christian Brinkmann은 최근의 연구들을 검토한 결과, 주당 150분 걷는 것만으로는 세마글루타이드 치료를 받는 동안 발생하는 근육 손실을 막을 수 없다는 결론을 내렸다. 반면에 웨이트트레이닝 같은 저항 운동은 근육 손실을 줄이고 더 나은 지방 대 제지방 질량 비율을 유지하는 데 효과적이었다. 미국 질병통제예방센터와 미국스포츠의학회, 그 밖의 많은 건강 관련 기관들은 심혈관 건강을 위해 매주 2회 규칙적인 유산소 운동과 함께 전신 근력 운동을 실시할 것을 권장한다.

근육 성장을 자극하고, GLP-1 약 치료를 받는 동안 제지방량 유지에 도움이 되는 신약들이 개발 중이다. 그중 하나인 비마그루맙은 현재 단독으로, 혹은 세마글루타이드와 병용해 비만 환자와 당뇨병 환자가 일반적으로 사용하게 하려는 연구가 진행 중이다. 하지만 이러한 연구가 완료되기 전까지는 체중 감량 과정에서 근육량을 유지하거나 늘리려는 사람들에게는 근력 운동이 유일한 방법이다.

나는 운동을 수반하지 않는 체중 감량의 위험성을 잘 알기 때문에, 의사와 의료 서비스 제공자들이 널리 이용하는 온라인 의학 연구 데이터 출처들을 찾아보았는데, 거기서 근거를 기반으로 작성된 웨이트트레이닝에 관한 논문을 발견했다.[22] 그것은 세 의사가 함께 쓴 논문이었는데, 그중 두 명은 바벨메디슨이라는 회사에 소속돼 있었다. 얼마 지나지 않아 나는 로스앤젤레스의 한 체육관에서 바벨메디슨 설립자들인 조던 파이겐바움Jordan Feigenbaum과 오스틴 바라키Austin Baraki가 주최한 그 회사의 주말 세미나에 참석했다. 참석자는 수십 명이었는데, 모두 바벨

운동의 기본을 배우기 위해 온 사람들이었다.

나는 그때만큼 물 밖에 나온 물고기 같은 느낌이 든 적이 없었다. 하지만 근력을 키우는 것은 음식 중독에 맞서 싸우고 내장 지방을 줄여 건강한 몸을 만들기 위한 여정에 필수적이라는 사실을 잘 알고 있었다. 바벨메디슨 세미나에서는 톰 캄피텔리Tom Campitelli라는 코치가 차분하게 우리 팀에게 스쿼트 동작, 바벨 잡는 법, 손과 발의 위치를 포함해 여러 가지 기술을 시범으로 보여주었다. 나는 결국 톰을 설득해 개인 코치로 삼았지만, 기본적인 헬스장 회원권과 그룹 트레이닝만으로도 충분히 효과를 볼 수 있다.

얼마 후, 나는 트레이닝복 바지를 입고 선반과 보관 상자들로 둘러싸여 어수선한 나의 지하실에서 바벨을 들고 스쿼트를 하기 시작했다. 또한 바벨을 사용해 특정 근육군을 단련하는 법도 배웠다. 이 운동은 일상 활동 대부분에 관여하는 큰 관절들을 사용한다. 즉, 고관절, 무릎 관절, 어깨 관절, 팔꿈치 관절, 그리고 그보다 비중은 작지만 발목 관절과 손목 관절을 사용한다. "우리는 이 관절들을 구부리고 펴는 근육군을 훈련시키려고 합니다." 톰이 설명했다. "엉덩이와 무릎 주변의 근육들은 우리 몸에서 상당히 많은 양의 골격근을 차지합니다. 이 큰 관절들을 각각의 운동 범위 내에서 하중을 가하고 움직이면, 그것들을 움직이는 근육들을 더 강하게 만들 수 있습니다."

근력 운동, 특히 바벨을 사용하는 많은 동작은 다음과 같이 분류할 수 있다. 팔로 미는 동작, 팔로 끌어당기는 동작, 무릎을 구부리는 동작, 허리를 구부리는 동작. 스쿼트, 벤치프레스, 데드리프트, 로잉rowing은 대체로 이러한 움직임 패턴을 포함한다. 나는 제한된 동작 세트로 이루어진 각각의 운동을 반복하면서 그것이 유용하면서도 마음을 편안하게 해주는 것을 느꼈다. 일반적인 60~90분의 웨이트트레이닝 세션에서 실제로 가장 무거운 세트로 무게를 드는 시간은 단 몇 분에 불과하다. 대부분의 시간은 가벼운 무게로 워밍업하고, 바에 무게를 추가하고, 세트 사이에 휴식을 취하면서 보낸다. 하지만 다소 부족해 보이는 횟수의 이 반복 운동은 몸에 근육을 키우도록 자극하는 데 충분하다.[23]

이 운동들은 매우 부담스러워 보일 수 있지만(처음에 내게는 분명히 그랬다), 캄피텔리 코치는 근력 운동이 인기 있는 많은 스포츠보다 심각한 부상이 발생할 가능성이 적다고 말한다.[24] 통념과 달리, 무거운 중량을 들 때 부상 가능성을 낮추는 가장 중요한 요소는 기술이 아니다. 무게가 충분히 가볍다면 '나쁜' 자세나 '잘못된' 자세로 들어도 괜찮다. 대신에 한 세션이나 더 긴 훈련 기간에 상습적으로 부적절하게 무거운 무게를 사용하는 것이 부상을 초래하는 더 큰 위험 요소이다.[25] 내 움직임의 세부 요소들이 정확하게 올바른지 여부는 특정 방식으로 운동을 하는 절차보다 덜 중요했다.

수십 년 동안 운동을 하지 않던 사람이 처음부터 무거운 중량을 바로 들 것이라고 기대할 수는 없지만, 어떤 수준의 운동이건 전혀 하지 않는 것보다 낫다. 무활동은 근감소증과 기능 상실의 주요 원인이다. 연로한 사람은 근력 운동을 천천히 하라는 조언을 자주 듣지만, 20세에 몸을 강하게 만드는 과정은 60세, 심지어 85세에도 똑같이 효과가 있다.[26] 노인이 운동에 긍정적으로 반응할 수 있고, 또 그렇게 한다는 데이터가 많다. 무거운 중량을 드는 노인도 젊은 사람과 비슷한 비율로 근력과 근육 크기가 증가한다. 나이만으로는 개선 규모를 신뢰성 있게 예측할 수 없다.

노인에게서 비만으로 인한 합병증 중 일부를 되돌리려면, 근육과 뼈 손실 위험을 높이지 않도록 주의해야 한다. 임상의들은 노인의 골격근 손실이나 뼈 손실에 대해 적절한 우려를 보인다. 저항 운동이 최선의 해결책이다.

16

♦ ♦ ♦

건강한 식사를 위한 길

새로운 비만 치료제를 사용하는 동안 사람들이 대개 무엇을 먹고 얼마나 먹는지에 대한 임상 정보는 아직 자세한 것이 없다. 그럼에도 불구하고, 칼로리 섭취량을 크게 줄일 때 건강한 식단을 어떻게 짜야 하는지에 대해서는 꽤 많은 것이 알려져 있다. 이를 바탕으로 GLP-1 약을 사용할 때나 사용하지 않을 때 어떻게 먹어야 하는지에 대해 자세한 지침을 만들 수 있다. 그럼으로써 제약 회사들이나 영양 관련 단체들이 제공하지 못한 사용 설명서를 만들 수 있다.

   GLP-1 약을 사용하는 사람들에게 필요한 영양 구성은 약을 사용하지 않고 체중 감량을 시도하는 사람들을 위한 것과는 분명한 차이가 있다. GLP-1 사용자들은 영양사나 영양학자의 관리를 받아야 하는데, 준기아 상태에 빠질 위험이 있다는 것이 한 가지 이유이다. 이 약들의 큰 장점은 음식 중독의 굴레를 끊음으로써 환경이 행동을 좌지우지하는 상황에서 벗어나게 해준다는 점이다. 체중을 유지하려면 오랜 기간 칼로리 섭취량을 줄여야 하는데, 과거에는 일이 거의 항상 실패로 끝났다. 식품 환경의 중독적 속성 때문에 칼로리를 줄이기가 매우 어렵다. 그래서 다이어트가 항상 실패하는 것이다. 온갖 복잡한 문제가 많지만, GLP-1 약은 '게임 체인저'나 다름없다. GLP-1 약은 보상 민감도와 푸드 노이즈를 줄임으로써 칼로리를 계산하지 않고도 양질의 식단으로 쉽게 전환할 수 있게 해준다.

초조제 식품이 무한정 널려 있는 세상에서 평생 동안 줄어든 칼로리 섭취량을 유지하는 것은 세이렌의 유혹에 넘어가지 않도록 오디세우스를 돛대에 묶어놓는 것과 같다. 중독 전문가들은 이러한 개입을 '구속binding'이라고 부른다. 이 방법은 중독 회로를 침묵시키는 무언가가 있을 때에만 지속 가능하다. GLP-1 약이 하는 일이 바로 그것이다. 이 약들은 배고픔이나 식욕, 집착을 크게 느끼지 않고 줄어든 칼로리로 살아갈 수 있게 해준다. 이 약들은 초기의 체중 감량에 그치지 않고 장기적 체중 유지를 위해 지속 가능한 계획을 포함한 새로운 종류의 섭식 전략을 세우게 해준다. 만약 그 계획이 때때로 실패하더라도(거의 항상 실패하겠지만), 이 약들은 우리를 다시 그 길로 돌아가도록 안내한다.

동물과 인간을 대상으로 한 연구에서 GLP-1 약이 보상 시스템을 억제할 수 있다고 시사하는 증거가 나왔다. 세마글루타이드 임상 시험의 책임 연구자인 숀 워턴Sean Wharton은 "우리는 실제로 그것을 임상적으로 보여주었습니다."¹라고 말했다. 이 임상 시험의 일환으로 연구진은 갈망, 과식 조절, 단 음식과 짠 음식에 대한 욕구를 측정하는 설문 조사를 분석했다. 워턴은 이렇게 보고했다. "우리는 2년간의 연구 끝에 갈망과 욕구가 감소한다는 것을 보여주었다." 연구진이 발견한 바에 따르면, 세마글루타이드는 "피험자들의 섭식 행동 조절 능력을 개선했고, 위약에 비해 음식에 대한 갈망에 더 수월하게 저항할 수 있게 했다."²

페닝턴생의학연구센터의 코비 마틴Corby Martin은 티르제파타이드가 에너지 섭취와 식습관에 미치는 영향을 위약과 비교 조사하는 연구를 했다.³ 마틴과 동료들은 비만인 피험자 114명을 무작위로 티르제파타이드, 리라글루타이드, 위약 중 하나를 투여받는 세 집단에 배정했다. 티르제파타이드는 과식에 대한 통제력 상실, 식사의 결과로 나타날 긍정적 강화에 대한 기대, 강렬한 욕구를 포함한 음식에 대한 모든 갈망을 크게 감소시킨다는 결과가 나왔다. 사람들이 다이어트를 할 때 흔히 일어나는 일과 달리, 티르제파타이드를 투여한 피험자들은 식사를 억제하려고 적극적인 노력을 기울인다는 징후가 전혀 나타나지 않았다. 즉, 티르제파타이드 투여 시에는 다이어트를 유지하는 데 일반적으로 필요한 억제력이 불필요했다. 욕망이나 원함이 없으니, 그런 억제력도 필요가 없었다.

마틴은 "티르제파타이드는 환경 속, 접시 위, 입안, 이렇게 세 가지 수준에서 맛있는 음식에 대한 식욕을 크게 감소시켰습니다."라고 말했다. 그는 또한 티르제파타이드가 도박뿐만 아니라 강박적 섭식, 음식 중독과도 관련이 있는 특성인 충동성을 상당히 감소시킨다는 사실도 발견했다.

　GLP-1 약이 식욕과 갈증을 감소시키는 데 매우 효과적이기 때문에, 1차적 과제는 칼로리를 제한하는 것이 아니라(이것은 약물이 처리해줄 것이기 때문에) 적절한 영양을 보장하는 것이다. 비만인 사람들은 특정 미량 영양소 결핍 위험이 증가하기 때문에 특히 그래야 한다. 그중에서도 최우선 사항은 GLP-1 사용자가 근감소증 위험을 줄이기 위해 충분한 단백질을 섭취하는 것이다.

　비만의학협회의 과학 책임자인 해럴드 베이스는 GLP-1 약을 사용하는 사람은 적절한 수분 섭취에 각별히 주의해야 한다고 강조한다.[4] 그들은 또한 매일 충분한 양의 에너지를 섭취하는 데에도 신경 써야 한다. 이것은 쉬운 일이 아니다. GLP-1 약을 사용하는 사람은 체중을 줄이길 원하며, 그러려면 칼로리 섭취를 줄여야 한다는 걸 안다. 일부 환자는 줄어든 식욕을 즐기는 것과 건강을 유지할 만큼 충분히 먹는 것 사이에서 적절한 균형을 잡는 데 어려움을 겪는다. 앞에서 이야기했듯이, 이런 환자들은 섭식 장애가 발생할 위험이 있다.

　체중 감량을 위해 GLP-1 약을 사용하는 사람은 영양이 풍부한 음식을 우선적으로 섭취해야 하며, 특히 단백질(끼니당 약 25~30g)과 식이 섬유(여성은 최소 25g, 남성은 30g) 그리고 물을 적정량 섭취하는 데 신경 써야 한다. 단백질은 근육 합성, 세포 건강과 수리, 대사, 신경 전달 물질의 신호 전달, 호르몬 생성에 필수적이다. 또한 대사 과정의 칼로리 연소를 촉진하고 포만감을 높이므로, 적은 양의 음식을 섭취할 때 도움이 된다. 단백질 섭취는 많은 체중을 감량하는 동안 제지방 근육량을 유지하는 데에도 도움이 된다. 채소, 과일, 콩류, 통곡물에 포함된 식이 섬유는 포만감에 중요하며, 비타민과 미네랄이 풍부하고 장내 미생물총에 중요한 프리바이오틱스* 역할을 한다. 장내 미생물총은 건강한 체중 유지에 도움을 주기 때문에, 충분한 식이 섬유 섭취는 건강한 체중 감량에 매우 중요하다.

체중 감량을 조절하는 방법은 칼로리 섭취만 있는 것이 아니지만, 체중을 줄이려면 칼로리 적자가 필수적이다. 칼로리 권장량은 나이, 성별, 활동 수준, 신진대사, 건강 상태에 따라 달라진다. 하루에 필요한 칼로리의 양을 추정하는 도구들이 많이 있지만, 이것들은 상당히 부정확할 수 있다. 안전한 최선의 방법은 전문가와 상담하여 자신에게 적합한 1일 칼로리 목표를 정하는 것이다. 여기서 영양실조를 주의해야 한다는 점을 다시 한 번 강조하고 싶다.

GLP-1 약을 사용하는 사람은 치료를 조정하는 것과 진행 과정을 모니터링하는 것이 매우 중요하다. 일반적인 지침을 제시하자면, GLP-1 약 사용 초기 단계에서는 매달 혹은 3개월에 한 번씩 의료진과 상담하는 게 좋으며, 유지 단계에서는 연 1~2회 정도 상담하는 게 좋다. 또한 비만의학을 잘 알고, 영양사나 영양학자와 협력하며 일하는 훈련을 받은 의사를 선택하는 것이 중요하다. 투여 용량을 3개월에 걸쳐 점진적으로 늘려가는 일반적인 용량 조절 절차는 환자의 약물 적응을 돕기 위

---

* 유익한 장내 미생물의 생장을 촉진하거나 활성화시키는 성분.

해 설계되었지만, 용량 증가와 함께 부작용 위험도 커질 수 있다.

만약 비만 치료제를 사용하기로 결정했다면, 사람마다 약에 대한 반응이 제각각이라는 사실을 명심하라. 친구나 가족이 겪은 일이 자신에게도 똑같이 일어난다는 보장은 없다. 체중 감량 정도와 부작용, 전반적인 내성을 바탕으로 의료진과 상담해 용량을 조절해야 한다. 일반적으로 체중 감량을 원하는 환자는 가장 낮은 유효 용량을 사용하라는 권고를 받는다.

보충제의 역할
◆

한 의사가 내게 최근에 어떤 환자에게서 이해할 수 없는 증상을 들었다고 말했다. 그 환자는 피로, 손가락에 베인 상처가 잘 낫지 않는 증상, 가벼운 관절통, 점점 악화되는 자발성 타박상 등을 호소했다. 혈액 검사에서는 이상한 것이 전혀 발견되지 않았다. 환자는 초저칼로리 다이어트를 하면서 다른 의사가 처방한 티르제파타이드를 투여하고 있었다. 의사는 비타민 C 결핍으로 인한 괴혈병이 아닐까 의심했고, 검사를 통해 그 추측이 확인되었다. 이 특이한 사례는 GLP-1 약 사용자들이 꼭 알아야 할 사항을 강조하는데, 그것은 바로 칼로리를 급격히 줄일 때 미량 영양소 결핍을 피하는 방법의 중요성이다.

수백 년 동안 괴혈병은 선원들에게 끔찍한 악몽이었다. 현대적인 냉장 기술이 없던 시절에 긴 항해에 나선 선원들은 비타민 C가 풍부한 과일과 채소에 접근할 수 없었다. 괴혈병은 현대의 산업화 세계에서는 드물게 발생하므로 많은 의사는 괴혈병 환자를 실제로 본 적이 없을 정도이다. 하지만 이 사례에서는 비만 치료제 사용이 괴혈병의 원인이 되었다. 새로운 비만 치료제를 사용하는 사람들에게서 나타나는 미량 영양소 관련 문제는 괴혈병뿐만이 아니다. 또 다른 의사는 GLP-1 약을 사용하던 환자에게서 '베르니케-코르사코프' 증후군이 나타난 사례를 말해주었다. 이것은 티아민(비타민 B_1) 결핍이 원인이 되어 생기는 신경계 질환으로, 급작스럽고 심한 기억 장애를 동반한다.

우리 몸은 건강 유지에 필요한 비타민 중 일부만 스스로 만들 수 있으며, 미네랄은 전혀 만들지 못한다. 필수 미량 영양소는 식사를 통해 섭취해야 한다. 따라서 극도의 칼로리 제한으로 미량 영양소 결핍에 취약해지는 것은 놀라운 일이 아니다. 하지만 FDA가 비만 치료용으로 GLP-1 약을 승인한 지 3년이 넘었는데도, 영양소 흡수나 비타민 수치에 미치는 이 약들의 영향에 대한 연구는 아직 발표된 적이 없다.

밝혀진 사실은 저칼로리 다이어트를 하는 사람들 사이에서 미량 영양소 결핍이 흔하다는 것이다. 절반 이상[5]은 비타민 D 결핍, 30~50%[6]는 철분 결핍, 최대 30%[7]는 칼슘 결핍, 20~30%[8]는 마그네슘 수치 저하가 나타났다.

불행하게도, GLP-1 약 사용자를 위한 식이 보충과 관련해서는 신뢰할 만한 지침이 없다. 보충제 산업은 이러한 정보 공백에 편승해 GLP-1 약 사용으로 인한 영양소 결핍을 보완해준다는 제품들을 홍보하고 있다. 하지만 이러한 보충제들의 안전성과 효과는 아무도 보장하지 못한다. 미국에서 이 산업은 정부의 감독을 거의 받지 않고 굴러가고 있다. 근거에 기초한 권고나 소비자 보호 장치의 부재는 특히 우려할 만한 사항인데, GLP-1 약 치료를 고려하는 사람들은 대부분 투여를 시작하기 전부터 이미 미량 영양소 결핍 상태에 있기 때문이다. 비만인 사람들은 일반 인구보다 영양 결핍 상태에 놓여 있을 가능성이 더 높다.

대규모 체중 감량 과정에서 일어나는 대사 변화, 지방 조직의 산화 스트레스, 기타 생화학적 변화는 신체의 미량 영양소 요구량을 더욱 증가시킬 수 있다. 메트포르민처럼 GLP-1 약과 가끔 함께 처방되는 다른 약과의 상호 작용도 마찬가지다. 독일의 영양학 연구자 안테 담스-마하도Antje Damms-Machado와 그 동료들은 3개월 동안 32명의 피험자에게 하루 800칼로리의 액상 다이어트를 하게 했는데, 이들은 평균적으로 체중이 43파운드(19.5kg) 줄어들었다. 피험자들은 다이어트를 시작하기 전부터 여러 가지 비타민과 미네랄이 결핍된 상태였고, 이 다이어트를 하는 동안에도 결핍 상태는 전혀 개선되지 않았다. 그들이 섭취한 대체 식사에는 일반 권장량보다 높은 수준의 미량 영양소가 포함되어 있었는데도 불구하고 그랬다. 사실, 다이어트가 끝날 무렵에는 비타민 C, 아연, 라이코펜, 칼슘 수치가 낮은 사람의 수가 더 늘어났다.

하이메 알만도즈와 그 동료들은 비만 치료제를 처방하는 임상의들에게 다음과 같은 일반 지침을 제시한다. "환자의 영양소 결핍 상태를 확인하고, 영양 섭취를 계속 모니터링하며, 종합 비타민제 복용을 권장하고 필요에 따라 칼슘과 비타민 D 보충을 권장한다." 하지만 환자가 이 같은 권고를 받더라도, 그것을 실제로 실천하는 것은 간단한 문제가 아니다. 비타민과 미네랄 보충제는 품질과 함량이 천차만별이며, FDA는 이 제품들을 검사하거나 안전성을 입증하려는 조치를 거의 취하지 않는다.

종합 비타민제에 칼슘과 비타민 D를 추가로 섭취하는 것만으로도 칼로리 제한의 영향을 보완하는 데 충분할 수 있지만, 비만의학 전문가는 철분, 마그네슘, 아연 등 다른 미량 영양소에 대한 정보를 포함해 더 구체적인 조언을 제공할 수 있다.

왜 영양이 여전히 중요한가?

◆

GLP-1 약이 도입되자, 의사와 환자 모두 그렇다면 체중 감량의 기본 원칙이 달라졌는가 하는 질문을 던지게 되었다. 이렇게 강력한 비만 치료제가 등장한 시대에 전통적인 다이어트 전략이 설 자리가 있을까?

수십 년간의 경험을 통해 우리는 다이어트와 운동만으로는 체중을 장기적으로 유지하는 데 효과가 없다는 사실을 알고 있다. 그렇다면 그 단계를 건너뛰고 곧장 새로운 약을 사용하면서 먹는 것에 신경을 덜 쓰는 게 낫지 않을까? 대다수 환자들은 다이어트의 일반적인 효과인 4~7%^{9}의 감량보다 더 큰 성과를 원하며, 체중 재증가가 사실상 불가피하다는 사실을 아는데도 평생 동안 먹는 것을 제한해야 한다는 전망에 몸서리를 친다. 반면에 GLP-1 약은 큰 행동 변화 없이도 일반적으로 15~20%의 감량이 가능하다. 수치만 놓고 본다면, 이 약을 비만에 대항하는 첫 번째(어쩌면 유일한) 방어선으로 삼고 싶은 유혹을 느끼지 않을 수 없다.

하지만 약만으로는 음식 중독을 끝장낼 수 없다. 가장 중요한 것은 모든 사람의 평생에 걸친 건강 여정에서 영양이 필수 요소라는 점이다. 게다가 GLP-1 약이 영구적인 해결책이 될 가능성은 낮다.[10] 현재의 증거에 따르면, 비만 치료제를 사용하는 사람들 중 대다수는 여러 가지 이유로 결국 사용을 중단하게 된다. 사용을 중단하고 나면, 체중 감량과 체중 유지를 모두 도와줄 수 있는 지속 가능한 섭식 계획을 찾아야 한다.

새로운 비만 치료제의 한 가지 주요 이점은 다이어트(더 정확하게 말하면 '영양 요법')를 대체하는 데 있는 것이 아니라, 그 효과를 높이는 데 있다. 이 약들은 더 건강하게 먹는 법을 배우는 데 도움을 주며, 그에 못지않게 중요한 것은 먹는 것을 언제 멈춰야 할지 아는 데에도 도움을 준다는 점이다. 약은 건강에 더 좋은 식품을 선택하는 데 도움을 줄 수 있다. 우리는 특정 시점에는 체중 감량을 위해 약에 더 많이 의존할 수 있고, 다른 시점에는 체중 유지를 위해 다이어트에만 의존할 수도 있다. 다시 말해서, 영양 요법은 약의 장기적 효과를 높일 수 있고, 약은 건강한 영양 요법으로 가는 길을 더 수월하게 해줄 수 있다.[11]

그럼에도 불구하고, GLP-1 약의 광범위한 사용은 중요한 경고 메시지를 포함하고 있다. 그것은 바로 전통적인 다이어트 접근법은 현대의 음식 중독을 다루기에 적절하지 않다는 것이다. 초조제 식품이 초래하는 중독과 포만감 감소 문제를 해결하려면, 영양 요법을 개인의 조건에 맞춰 조정할 필요가 있다. 보상 민감도를 줄이고 포만감을 높여야 한다. 또한 전체 인구 중 상당수는 신체에 스트레스를 주고 심장대사 이상으로 이어질 수 있는 혈당 변동성[12]과 고인슐린 혈증을 낮추는 것이 필요하다.

영양 요법은 모든 체중 관리의 기초이다. 여러 면에서 약은 체중 감량 전략에서 쉬운 부분이라 할 수 있다. 영양은 훨씬 더 도전적이지만, 반드시 다루어야 할 핵심 과제이다. 우리는 매일 섭취하는 것에 대해 수백 가지 결정을 내려야 한다. 약을 계속 사용할지 중단할지는 선택할 수 있지만, 먹는 것은 평생 동안 계속해야 한다. 지난 50년 동안 이 영양 문제를 제대로 해결하지 못한 결과로 지금 우리의 공중보건은 위기에 처해 있다.

음식은 적이 아니다

◆

아주 중요한 사실 한 가지를 분명히 짚고 넘어갈 필요가 있다. 바로 음식 자체는 문제가 아니라는 것! 많은 다이어트 계획은 음식을 정복해야 할 적처럼 취급한다. 많은 환자들이 GLP-1 약을 탐닉을 치료하는 약인 것처럼 이야기한다. 심지어 이 약들이 유발하는 무욕증이나 혐오 반응 효과가 그런 메시지를 강화할 수 있는데, 마치 체중을 줄이고 건강을 얻으려면 먹는 것의 즐거움을 잃어야 한다고 암시하는 듯이 보인다. 즐거움의 상실 역시 내가 GLP-1 약에 대해 매우 우려하는 점 중 하나인데, 그것은 인생의 가장 큰 즐거움 중 하나를 약화시키는 일이기 때문이다.

자연식품(채소, 고기, 유제품을 포함해 어떤 것이건)은 일반적으로 뇌의 중독 회로를 강하게 자극하지 않는다. 진짜 문제는 초조제 식품인데, 이것은 사실상 매우 복잡한 종류의 약물이라고 할 수 있다. 모든 약물이 그렇듯이, 흡수 속도는 약물의 효능과 상관관계가 있다. 많은 자연식품은 영양소의 빠른 흡수와 에너지 추출에 저항한다. 대다수 사람들이 통감자나 두툼한 쇠고기 덩어리, 버터 조각을 크게 갈망하지 않는 이유가 여기에 있다. 이런 식품은 강렬한 보상 반응을 유발하는 방식으로 보상 시스템을 자극하지 않는다. 과도하고 강박적인 섭식 문제는 이 식품들을 가공해 그 구조를 바꿀 때 일어난다.

현대의 초조제 식품은 아주 음흉하다. 그 화학적 속임수가 미세하거나 분자 수준에 숨겨져 있기 때문에,[13] 그것이 우리 몸에 어떤 일을 하는지 우리가 볼 수 없다. 마찬가지로, 어떤 식품이 왜 건강에 좋은지도 우리가 직접 감지할 수는 없다. 식품은 우리가 눈으로 보고, 맛을 느끼고, 냄새를 맡을 수 있는 것에 그치지 않는다. 그 겉모습 뒤에는 숨겨진 세계가 존재한다. 보이지 않는 이 구조는 단순히 식품의 영양 가치를 결정할 뿐만 아니라, 우리 몸이 그것을 처리하는 방식도 좌우한다. 이것은 칼로리라고 해서 다 같은 칼로리가 아니며, 식품 포장지 뒷면에 인쇄된 영양 정보가 반드시 모든 것을 말해주진 않는다는 뜻이다.

식품의 복잡한 미세 구조는 우리 몸이 그 속에 든 영양소를 흡수하는 방식에 영향을 미친다. 미세 구조란 단백질과 지방, 탄수화물, 수분, 그 밖의 성분들이 작은 규모에서 배열된 방식을 말한다. 예를 들면, 고기는 단백질 섬유들이 모여 큰 다발을 이루고, 그 사이사이에 지방과 수분이 섞여 있다. 치즈는 지방 방울과 수분을 붙들고 있는 단백질 분자들이 그물망 구조를 이루고 있다. 빵은 글루텐 단백질 분자들이 그물망 구조를 이루고 있는데, 그 사이사이에 공기 방울이 들어가 빵의 가볍고 거품 같은 질감을 만들어낸다. 이러한 현미경적 배열은 식품에 고유의 특성을 줄 뿐만 아니라, 소화계에서 식품이 분해되는 방식에도 영향을 미친다.

단순히 특정 영양소를 섭취한다고 해서 반드시 몸이 그것을 제대로 흡수하는 것은 아니다. 설령 두 식품의 칼로리와 영양 정보가 동일하다 하더라도, 미세 구조의 차이에 따라 우리 몸이 각각의 식품에 반응하는 방식이 다를 수 있다.

우리 몸이 단백질, 탄수화물, 지방을 이용하려면, 이 성분들이 먼저 기본 요소인 아미노산, 단당류, 지방산으로 분해되어야 한다. 이 과정은 소화계 전체에서 일어나며, 효소라는 특별한 분자가 작은 가위처럼 작용하면서 큰 영양소를 몸이 흡수할 수 있는 작은 단위들로 잘라낸다. 비타민과 미네랄 같은 미량 영양소는 더 작은 조각으로 분해할 필요가 없지만, 우리 몸이 이용하기에 적합한 형태를 하고 있어야 한다. 일반적으로 미량 영양소는 물에 녹는 수용성 형태여야 몸에 쉽게 흡수될 수 있다. 이때 식품의 미세 구조는 미량 영양소의 흡수를 돕거나 방해할 수 있다.

식품 가공의 효과를 보여주는 대표적인 예는 통밀을 먹는 것과 곱게 간 밀가루를 먹는 것의 차이이다. 둘 다 같은 밀로 만든 것이니 동일한 영양소를 가진 것처럼 보이지만, 사실 밀은 밀가루로 가공되는 과정에서 그 미세 구조가 변한다. 곡물을 갈아 작은 입자로 만들면, 세포 구조가 파괴되면서 그 전에는 갇혀 있던 녹말이 빠져나와 우리 몸에서 더 빠르게 소화된다. 이러한 밀의 미세 구조 변화 때문에 빵 한 조각을 먹으면 같은 무게의 통밀 불구르bulgur(통밀을 데쳐서 빻아 만든 식품)를 먹을 때보다 혈당 수치가 훨씬 더 많이 오른다. 식품의 자연적인 미세 구조가 물리적으로 변형되면 우리의 섭식 행동에도 큰 영향을 미친다.

특히 슈퍼마켓 선반에 몇 주 혹은 몇 달이나 계속 진열되는 식품을 잘 아는 것이 중요하다. 식물, 동물, 유제품을 장기간 보관 가능한 제품으로 가공할 때에는 맛을 높일 뿐만 아니라 방부제 역할까지 하는 소금이나 설탕을 다량 첨가하는 경우가 많다. 이 성분들은 부패를 일으키는 세균의 증식을 막아 식중독 위험을 줄여준다. 이런 첨가물을 사용하지 않으면 상온에서 오랫동안 보관할 수 있는 식료품의 편리성이 사라질 것이다. 하지만 식품 산업은 단순히 필수적인 안전성 확보에 그치지 않고 식품을 '극도로 맛있게' 가공하는 쪽으로 나아갔는데,[14] 초조제 식품이 문제가 되는 것은 바로 이 때문이다.

식물성 식품

◆

많은 사람들이 식물을 기반으로 한 식단으로 전환하고 있다. 이러한 전환의 배경에는 환경의 지속 가능성이나 동물 복지 등 좋은 이유가 여러 가지 있다. 식물성 식품은 건강에 이롭고, 체중 감량이나 유지에도 도움을 준다. 하지만 영양의 거의 모든 측면이 그렇듯이, 그 세부 내용은 복잡하다.

식물은 각자 나름의 생존 전략을 지닌 생물이다. 수백만 년에 걸쳐 식물은 배고픈 동물에게 영양가 없는 먹잇감이 되려고 노력하는 쪽으로 방어 메커니즘을 진화시켜왔다. 하지만 동물도 수백만 년 동안 진화하면서 식물을 먹고 영양분을 섭취하는 방식에 적응해왔다. 식물과 동물의 주요 차이점 중 하나는 식물 세포는 셀룰로스, 헤미셀룰로스, 리그닌 같은 섬유질 물질로 이루어진 단단하고 강한 세포벽이 있다는 점이다. 이 세포벽은 식물 세포 속의 단백질과 지방, 탄수화물을 보호하는 장벽 역할을 한다. 렌즈콩이나 병아리콩 같은 콩류의 단백질은 식물의 세포 구조 안에 갇혀 있어 인간의 소화 효소가 곧바로 접근할 수 없다.

이렇게 세포벽으로 차단된 구조 때문에 식물성 단백질은 일반적으로 동물성 단백질보다 우리 몸이 소화하기가 더 어렵다. 식물 세포에는 또한 단백질의 소화를 크게 방해하는 항영양 인자들도 포함돼 있다. 이 항영양 인자들은 자연적으로 전체 식물성 식품이 흡수되는 속도를 늦춘다. 예를 들면, 많은 식물에는 피틴산이 풍부하게 들어 있는데, 피틴산은 식물 세포 속의 단백질과 결합해 소화를 더 어렵게 만든다.[15] 콩류와 곡물에 흔히 들어 있는 타닌은 소화 효소의 활동을 방해한다. 식물성 식품에는 단백질이 포함돼 있지만, 이러한 항영양 인자들의 배열 때문에 우리 몸이 실제로 활용할 수 있는 단백질의 양이 줄어든다.

인간은 수십만 년 동안 식물성 식품을 처리하는 방법을 발전시켜왔으며, 이를 통해 미세 구조를 바꾸고 소화율을 높였다. 첫 번째 돌파구는 불이었다. 식물을 굽거나 삶거나 찌면, 섬유질로 된 세포벽이 부드러워지고 심지어 부분적으로 분해되기 때문에, 소화 과정에서 식물의 단백질을 이용하기가 더 쉬워진다. 또한 높은 온도는 렉틴이나 타닌 같은 항영양 인자를 파괴할 수 있다. 콩류와 씨앗, 곡물을 불리면 피틴산이 세포 밖으로 빠져나오면서 물에 녹아 갇혀 있던 단백질이 분리된다. 하지만 이러한 초기의 가공법은 현대의 압출 가공이나 화학적 변화 같은 기술에 비하면 효과가 매우 제한적이었다.

갇혀 있는 식물성 단백질과 마찬가지로 식물성 지방도 세포벽 뒤에 갇혀 있다.[16] 견과류를 통째로 먹으면 세포벽이 온전하게 남아 있어 소화 효소가 지방을 분해하기 어렵고, 이로 인해 소화와 흡수가 느려진다. 느린 소화는 포만감을 증진시키고 혈중 지질 수치를 유지하는 데 도움을 준다.[17] 하지만 견과류를 잘게 갈면 세포 구조가 파괴되면서 지방을 더 빠르게 소화하고 이용할 수 있다. 분쇄는 비타민 A, D, E, K 같은 지용성 영양소가 우리 몸에 흡수되는 과정을 쉽게 해주지만, 더 빠른 에너지 급등을 일으킬 수 있다.

식물성 식품은 녹말이 풍부한데, 녹말은 흔히 섬유질과 함께 세포벽 속에 갇혀 있다.[18] 크고 복잡한 구조 때문에 일부 식물성 탄수화물은 단순당보다 소화하기가 더 어렵다. 녹말이 많은 채소와 콩류(렌즈콩, 병아리콩 등)는 녹말이 알갱이 형태로 뭉쳐 있어 더 작은 성분으로 분해해야만 우리 몸에 흡수될 수 있다. 저항성 녹말은 분자 구조 때문에 소화가 어렵다. 느린 소화는 포만감 증진 등 여러 가지 이점이 있고, 배부른 느낌을 몇 시간 동안 지속되게 할 수 있다. 게다가 포도당이 혈류로 서서히 방출되어 혈당 수치 급등을 막는 데에도 도움이 된다.

반면에 녹말이 조리되어 젤라틴화되면 녹말 알갱이가 터지면서 다공성이 증가해 소화가 더 잘된다. 앞에서 언급한 예를 사용하자면, 밀이 분쇄된 밀가루가 구워지면, 인간의 소화계가 밀 알갱이 속의 녹말에 훨씬 더 빨리 접근할 수 있다.

식물의 세포벽은 식이 섬유의 공급원이기도 한데, 식이 섬유는 소화를 방해하는 또 하나의 장애물이지만 이를 보상하는 건강상의 이득이 있다. 섬유질 분자(셀룰로스, 헤미셀룰로스, 펙틴 등을 포함한)는 장내 유익균 유지에 도움을 준다. 귀리나 콩류에 풍부한 수용성 섬유[19]는 위 내용물의 점성을 높여 위 배출을 늦추고 배부른 느낌을 증가시킨다.[20] 반면에 가공 식품에서는 섬유질이 잘게 부서지거나 제거되는 경우가 많다. 가공 과정은 우리와 식품의 관계를 완전히 바꾸어놓았다.

동물성 식품

◆

동물에서 유래한 식품도 독특한 미세 구조를 가지고 있다. 고기는 기본적으로 근섬유로 이루어져 있는데, 근섬유는 액틴과 미오신이라는 단백질이 모여 기다란 원통형 다발을 이룬 것이다. 이 원통형 다발 주위에는 지지와 구조를 제공하는 결합 조직인 콜라겐의 망이 둘러싸고 있다. 지방이 주로 존재하는 장소는 두 곳이다. 근육 내 지방, 즉 마블링은 근섬유를 이루는 단백질 사이사이에 흩어져 있다. 피하 지방은 근섬유와 결합 조직 바깥쪽에 위치하면서 단열층 역할을 한다. 고기에서 단백질과 지방, 결합 조직의 정교한 배열은 식감과 맛을 높일 뿐만 아니라, 우리 몸이 그 영양소를 이용하는 방식에도 중요한 역할을 한다.

동물성 단백질은 일반적으로 식물성 단백질보다 소화가 잘되는 편인

데, 소화를 방해하고 느리게 하는 섬유질 세포벽이 없는 것이 주요 이유이다.[21] 식물성 단백질과 달리 동물성 단백질은 우리의 중요한 신체 기능에 필요한 필수 아미노산을 모두 포함하고 있다.[22] (여기서 '필수'라는 단어는 우리 몸이 이 아미노산들을 자체적으로 만들 수 없기 때문에 반드시 식품을 통해 섭취해야 한다는 뜻이다.) 소화를 방해하는 세포벽이 없으므로, 동물성 식품에 포함된 지방도 일반적으로 식물성 식품에 포함된 지방보다 더 효율적으로 흡수된다. 동물성 지방은 우리 몸이 쉽게 이용할 수 있는 풍부한 에너지 공급원이 될 수 있다.

동물성 식품은 탄수화물이 얼마 없어 저탄수화물 다이어트에서 중요한 부분을 차지한다. 고기는 철분, 아연, 인 등 필수 미네랄의 생체 이용률이 높다. 동물 조직에서는 이러한 미네랄들이 단백질 바로 옆에서 발견되고, 함께 결합돼 있는 경우도 많아서 소화관에서 쉽게 흡수된다.[23] 고기 속의 철분[24]은 헴heme이라는 단백질에 결합돼 있으며, 장에서 즉시 인식되어 흡수된다. 반면에 식물의 비헴non-heme 철분은 우리 몸에서 제대로 이용되지 않고 그냥 빠져나갈 가능성이 높다. 또한 동물성 식품에는 식물성 식품에서 흔히 발견되는 항영양 인자가 없다. 하지만 붉은 고기, 가금류, 생선에는 식이 섬유가 전혀 없으므로, 동물성 식품을 기반으로 한 식단은 섬유질이 풍부한 식물성 식품과 달리 장 건강에 도움이 되지 않는다.

가공육은 인간의 건강과 음식 중독에 독특한 문제를 제기한다. 하버드 T. H. 찬 공중보건대학원 연구진이 진행한 연구는 여러 범주의 초조제 식품을 분석했는데, 가공육(예컨대 냉동 치킨 너겟)이 전체적인 사망 위험 증가[25]와 가장 밀접한 상관관계가 있는 것으로 나타났다. 간호사건강연구Nurses' Health Study의 데이터를 기반으로 별도로 진행한 연구에서는, 가공육을 일주일에 두 번씩 섭취한 사람들 사이에서 치매 위험이 14% 증가한다는 결과가 나왔다.[26] 하버드 T. H. 찬 공중보건대학원에서 진행한 또 다른 연구는 10개 범주의 초조제 식품이 심혈관 질환에 미치는 영향을 조사했다.[27] 그 결과, 가공육과 가금류, 생선이 심혈관 질환 위험 증가와 분명한 상관관계가 있는 두 범주 중 하나로 드러났다. 이 발견은 고기 중심 식단이 심장에 해로운 '나쁜' 콜레스테롤인 저밀도 지질단백질의 혈중 수치 증가와 연관이 있다는 많은 연구 결과와 일치한다. 드러난 증거는 명백하다. 가공육은 우리의 건강에 해를 끼치므로, 체중 감량 방법이나 목표에 상관없이 피해야 한다.

유제품

◆

우유는 다양한 성분으로 이루어진 복합 식품으로, 이 성분들은 우리 몸이 영양소를 소화하고 흡수하는 방식에 영향을 미친다. 구조적으로는 에멀션emulsion(미세한 지방 방울들이 액체 속에 분산되어 있는 상태)으로 간주되는데, 이 액체에는 당, 비타민, 미네랄, 그리고 두 가지 주요 단백질인 카세인과 유장乳漿이 포함돼 있다. 카세인 분자들은 뭉쳐서 마이셀micelle이라는 더 큰 구조를 형성한다. 유장 단백질은 액체 속에서 자유롭게 떠다닌다.[28] 우유를 가공해 요구르트나 치즈로 만들면, 구조가 액체에서 반고체 젤 상태로 변한다. 이때 카세인이 모든 것을 함께 붙들어 유지하는 단백질 망을 만드는데, 여기에는 많은 구멍이 있어 유장과 물, 지방을 가두어둘 수 있다.

우유 속의 카세인과 유장 단백질은 우리 소화계에서 상당히 다르게 반응한다. 카세인은 소화 효소로 분해하기가 상대적으로 어렵기 때문에 에너지를 천천히 방출한다. 반면에 유장 단백질은 크기가 작고 뭉쳐 있지 않아 효소에 즉각 분해되면서 에너지를 빠르게 제공한다. 카세인 단백질이 젤 형태로 변하면 소화하기가 더욱 어려워지는데, 효소가 카세인 망의 미세한 구멍들을 통과해야 하기 때문이다.[29] 이러한 소화 지연은 요구르트 같은 유제품이 우유보다 포만감이 더 오래 유지되는 이유 중 하나이다.[30] 또한 고체나 반고체 식품은 일반적으로 위 속에 액체보다 더 오래 머무르는데, 장으로 넘어가기 전에 소화액과 효소와 잘 섞이는 데 더 오랜 시간이 걸리기 때문이다.[31]

우유에 분산돼 있는 지방 방울은 매우 작아서(지름이 약 1만분의 1인치) 효소가 분해하기 쉽다.[32] 그 결과, 유제품의 지방은 식물성 지방보다 훨씬 더 쉽게 처리되고 흡수된다. 우유에는 식이 섬유가 없다.

유제품에는 탄수화물이 주로 젖당(락토스)의 형태로 들어 있다. 식물성 식품에 포함된 긴 사슬 탄수화물과 달리 젖당은 소화가 쉬운 단순당이다. 장에서는 락테이스lactase라는 효소가 젖당을 우리 몸이 직접 흡수할 수 있는 두 가지 더 단순한 당, 즉 포도당과 갈락토스로 분해한다. 일부 사람들은 락테이스를 만들지 못해 젖당을 소화하지 못하는 젖당 불내증이 나타난다. 이것은 조상과 관련이 있는 경우가 많다.[33] 예컨대, 유럽의 백인처럼 우유를 섭취한 역사가 오래된 인구 집단은 보통 몸속의 락테이스 수치가 더 높다. 하지만 나이가 들면 대개 락테이스의 작용이 느려지기 때문에, 말년에 젖당 불내증이 나타날 수 있다.

포유류는 새끼에게 필수 영양소를 공급하기 위해 젖을 만들기 때문에, 우유에 포함된 미네랄(특히 칼슘, 마그네슘, 인)이 우리 몸에 쉽게 흡수되는 것은 당연하다. 젖당은 장내 미생물이 이를 젖산으로 분해할 때 장 속의 환경을 약한 산성으로 만들어 칼슘 흡수를 촉진한다.[34] 산성 환경은 칼슘을 더 잘 녹게 해 혈류로 흡수되는 과정을 더 효율적으로 만든다. 우유 속의 카세인 단백질도 미네랄 흡수를 돕는다. 카세인은 칼슘과 인과 결합해 이 미네랄들이 소화계에서 쉽게 처리될 수 있는 형태를 유지하게 하고, 장을 통과해 혈류로 운반되는 과정을 돕는다.[35]

대다수 유제품은 초조제 식품이 아니다. 다만, 유제품을 선택할 때 신경 써야 할 점은 첨가된 당분이다. 예를 들면, 약 300mL 용량의 요구르트 음료에 탄산음료 한 캔보다 더 많은 칼로리가 들어 있을 수 있다. 또한 버터와 치즈는 고지방, 고에너지 식품에 포함되는 경우가 많지만 소비자가 이를 잘 모르는 경우가 많으므로 주의해야 한다.

영양 요법에 대한 개인적 접근법

◆

적절한 영양과 체중 관리를 위한 '올바른 섭식법'은 무엇일까? 비만 치료제 사용 여부와 상관없이, 효과적인 영양 요법 계획은 우리가 살고 있는 어려운 식품 환경을 고려해야 한다. 사실, 식물성 식품과 동물성 식품, 유제품은 각각 나름의 독특한 장점이 있다. 핵심은 가공되지 않았거나 최소한으로 가공된 식품을 섭취하는 것이다. 가공 과정에서 식품의 자연적인 미세 구조가 변하면 영양 효과도 변한다. 따라서 자연식품을 먹고 초조제 식품을 피하는 것을 건강 증진을 위한 모든 영양 요법 계획의 중심 원칙으로 삼아야 한다.

비만학회 모임에서 홀리 와이엇은 가상 환자 루시의 사례를 발표했다. 55세 여성인 루시는 체중 관리에 도움을 받기 위해 담당 의사를 찾아왔다. 루시는 이전에 체중 감량을 여러 번 시도했지만 모두 실패해 좌절을 느끼고 있었다. 건강을 위해 체중 감량이 필요하다는 것을 잘 알면서도 그랬다. 가족과 친구들은 지원을 하려고 노력했지만, 그들의 조언은 대체로 "제발 좀 그만 먹어라."라는 말로 압축되었다. 루시는 30세까지 140파운드(약 63.5kg)의 체중을 유지했지만, 그 후부터 체중이 서서히 증가하기 시작했다. 현재의 체중은 172파운드(약 78kg)이고 키가 약 160cm이니, 체질량 지수 30~31로 비만 범주에 속한다. 과거 병력은 고혈압과 우울증이 있었고 가족력은 심장 동맥병이 있는데, 남동생은 2년 전에 심장 동맥 우회술을 받았다.

"이 환자에게는 어떤 다이어트를 사용하겠습니까? 체중 감량을 위해 가장 중요한 식이 인자는 무엇일까요?"라고 와이엇이 물었다. "칼로리양이 가장 중요하다고 생각하면 손을 들어주세요. 그렇다면 다이어트에서 지방의 양은 어떤가요?" 두어 명이 손을 들었다. "탄수화물의 양은 어떤가요?" 다시 몇 명이 손을 들었다.

와이엇은 체중 감량 단계와 체중 유지 단계의 차이를 강조했다. 체중 감량은 보통 몇 달간의 한정된 기간에 일어나며, 이때 환자는 에너지 적자 상태에 있다. 지방 연소가 필요하고 칼로리 섭취를 줄여야 한다. 반면에 체중 유지 단계는 아주 오랜 기간 혹은 평생 동안 계속된다. 이 단계에서는 환자가 섭취와 소비가 비슷한 에너지 균형 상태에 있어야 한다. 섭취와 소비의 균형을 맞추기 위해서는 대사적 유연성이 필요한데, 대사 유연성은 대개 높은 수준의 신체 활동이 요구된다.

루시처럼 체중 감량을 시작할 필요가 있는 환자들을 위해 와이엇 박사는 간단한 메시지를 전했는데, 그것은 바로 체중 감량의 핵심이 에너지 적자 상태라는 것이었다. "체중을 줄이려면, 소모하는 칼로리보다 섭취하는 칼로리가 적어야 합니다. 하지만 그렇다고 해서 다량 영양소의 조성이 중요하지 않다는 뜻은 아닙니다." 그리고 계속해서 이렇게 말했다. "지방과 탄수화물이 당신이 섭취하는 칼로리에 어떤 영향을 미치느냐가 중요합니다. 하지만 탄수화물만 없다면, 하루에 6000칼로리를 섭취해도 체중이 늘지 않는다는 말은 근거 없는 믿음입니다. 사람들이 저탄수화물 다이어트로 체중이 줄어드는 것은 소모하는 칼로리보다 적은 칼로리를 섭취하기 때문입니다."

살아가는 방식과 목표에 따라 환자마다 체중 감량의 여정은 제각각 다를 수밖에 없다. 영양 요법은 여러 가지 접근법이 있지만, 그 기본 원리는 모두 동일하다. 과학적 근거는 에너지 적자가 필수 조건이라는 사실을 분명히 뒷받침한다.

모든 다이어트가 안고 있는 문제가 있다. 뇌의 중독 회로와 가혹한 비만 유발 환경 때문에 사람들이 장기적으로 다이어트를 지속하기란 불가능하다. 역사적으로 다이어트를 통한 체중 감량은 순전히 결단력과 의지력의 산물로 여겨졌지만, 실제로는 뇌의 항상성 시스템이 만들어내는 배고픔과 뇌 보상 회로의 특징인 갈망(단서에 자극을 받아 솟아오르는)에 맞서 싸워야 한다는 것이 문제이다.

다이어트는 과식을 유발하는 뇌의 항상성 회로와 보상 회로를 사라지게 하지 못한다. 다이어트는 환경 속 단서에 대한 보상 시스템의 반응이 야기한 식욕 증가를 해결하지 못한다. 식욕 증가는 모든 다이어트의 효과를 제한하며, 중독 회로로 인한 보상 반응 증가와 포만감 신호 감소는 체중 감량 후에도 오래 지속된다. 게다가 새로운 신경 회로를 형성하는 새로운 학습이 없는 한, 뇌의 보상 회로는 계속해서 우리를 초조제 식품으로 끌어당겨 모든 것을 엉망으로 만든다.

영양 요법은 여전히 많은 환자에게 기본적인 전략으로 남을 것이다. 대다수 사람들은 이미 인기 있는 다이어트를 다 시도해보았다. 모든 다이어트 책들이 온갖 장밋빛 전망을 제시하지만 곧이곧대로 믿어서는 안 된다는 것도 알고 있다. 그렇다고 해서 영양 요법이 아무 소용이 없다는 뜻은 아니다. 우리는 이제 낡은 칼로리 제한 방식에서 벗어나, 중독성이 강한 식품을 제한함으로써 에너지 적자를 달성하는 전략으로 전환해야 한다. 포만감을 주는 식품을 늘려야 하며, 건강에 좋은 식단을 기반으로 그렇게 해야 한다. 초조제 식품 섭취를 줄여야 한다. 포만감을 높이는 식품이면 무엇이건 섭취량을 늘리는 게 좋은데, 섬유질과 지방, 단백질 섭취를 늘려야 하는 것은 물론이다. 개인적 삶의 환경, 건강 상태, 선호도에 따라 구체적인 접근법은 제각각 약간 다를 수 있으며, 그 세부 사항도 시간이 지나면서 변할 수 있다.

나는 하버드 T. H. 찬 공중보건대학원 영양학과 학과장인 프랭크 후에게 건강한 식단 관리의 기반에 대해 일반적인 지침을 요청했다.[36] 그는 건강한 식단을 위한 권고 사항은 여러 층위가 있다고 대답했다. 그는 개인 맞춤형 식단 피라미드를 시각화한다. 가장 아래층에는 모두를 위한 건강한 식단의 공통적인 원칙이 있는데, 여기에는 초조제 식품 줄이기와 과일과 채소 섭취 늘리기가 포함된다. 다음 층은 좀 더 개별화된 부분으로, 예컨대 저탄수화물 식품, 단백질 섭취 증가 등이 포함될 수 있지만, 단백질과 지방은 건강에 좋은 공급원(올리브유, 견과류, 생선처럼) 섭취에 초점을 맞추고 포화 지방은 되도록 피한다. 그는 일부 사람들이 채식이나 비건 식단을 선호할 수 있다는 점도 인정한다.

나는 후에게 제한 방법에 따라 건강상의 이득에 차이가 생길 수 있느냐고 물었다. "우리는 그것에 대해 잘 모릅니다." 그는 이렇게 답했다. "아마 큰 차이는 없을 겁니다. 그 결과는 달성하고 유지할 수 있는 체질량 지수 수준입니다. 그것은 매일 칼로리 제한이나 시간 제한 식사 또는 다른 방법으로 달성할 수 있습니다. 하지만 목표는 정상 체질량 지수 범위 내에서 더 낮은 체질량 지수를 달성하는 것인데, 식단 관리나 운동, 기타 생활 방식 전략을 활용해 그렇게 할 수 있습니다. 혹은 요즘은 GLP-1 작용제를 사용할 수도 있지요. 똑같이 낮은 체질량 지수라 하더라도 다이어트나 생활 방식 변화를 사용해 달성한 것과 약을 사용해 달성한 것이 장기적으로 같은 결과를 낳을지는 아직 알 수 없습니다. 그것은 아주 흥미로운 연구 주제가 될 것입니다."

"일단 체중 문제는 제쳐놓고 생각해보죠. 비만인 사람이 체중을 줄이지 않더라도 건강한 섭식을 하면 심혈관 질환 위험이 줄어들까요?" 내가 물었다.

"답은 아주 명확합니다. 식단의 질을 개선하면 체중과 무관하게 심장 대사 위험을 줄이는 데 효과가 있습니다. 심장 질환에 대한 최대 규모의 식단 개입 임상 시험에서 나온 데이터에 따르면, 5년 동안 식단 개입을 한 후 피험자들은 체중 변화는 거의 없었지만 심혈관 질환은 30%나 감소했습니다. 또한 수많은 관찰 역학 조사들도 체질량 지수를 감안해 보정했을 때, 식단의 질이 심혈관 질환 위험 감소와 연관이 있음을 보여줍니다."

체중 감량과 유지를 위해 약에만 집중해야 한다고 말한다면 끔찍한 실수가 될 것이다. 결국 우리는 식품 산업이 우리 뇌에 형성하고 강화시킨 식품 선호도를 바꿀 필요가 있다. 우리의 건강 결과를 개선하려면 다양한 도구들을 활용할(다양한 조합을 통해 전체론적으로 사용하면서) 필요가 있다.

17

♦ ♦ ♦

인슐린 저항의 역할

GLP-1 약은 비만 치료제로 승인받기 훨씬 전에 당뇨병 치료제로 개발되어 처방되었다. 당뇨병과 비만의 공통점은 인슐린, 즉 혈당을 조절하고 근육과 지방, 간을 포함한 모든 신체 조직의 기능을 조절하는 호르몬이다. GLP-1 화합물은 인슐린 수치를 조절하는 데 도움을 주며, 혈당 지수가 높은 식품으로 가득한 현대 식단에 대항한다. 신체가 인슐린을 제대로 만들고 사용하는 능력을 잃으면, 체중 문제와 건강 문제가 연쇄적으로 발생한다.

인슐린 저항은 신체의 특정 조직들이 골격근과 지방 세포의 포도당 흡수를 돕는 인슐린의 기능에 덜 반응할 때 발생한다. 이것은 인슐린과 다른 조직들(지방, 근육, 간을 포함해) 사이에 소통이 제대로 일어나지 않는 것을 포함해 중대한 대사 기능 장애가 발생한 것이다. 인슐린 저항은 근육 조직에서는 식품에서 흡수되는 포도당이 감소하는 결과를 낳는다. 지방 세포에서는 지방 저장을 강하게 촉진한다. 간에서는 포도당이 과도하게 생성되게 해 전체적인 혈당 균형을 깨뜨릴 수 있다.

인슐린은 간과 근육에 신호를 보내 여분의 포도당을 글리코겐 형태로 저장하게 한다. 글리코겐은 체내에 저장된 에너지나 다름없는데, 예컨대 운동을 할 때 우리는 저장된 글리코겐을 끌어내 사용한다. 하지만 글리코겐 저장고가 포화 상태에 이르면, 남은 포도당은 중성 지방으로 변해 지방 세포로 운반된 뒤 그곳에 장기간 저장된다. 간과 근육은 글리코겐의 단기 저장소 역할을 하고, 지방 세포는 중성 지방을 거의 무한정 저장하는 공간을 제공한다. 이러한 시스템 덕분에 신체는 저장된 에너지 공급원을 안정적으로 유지할 수 있다.

식간이나 수면 중 또는 의도적 단식 같은 공복 상태에서는 인슐린 수치가 자연히 낮아진다. 인슐린 수치 감소는 신체에 이용 가능한 에너지원에 접근하라는 신호를 보내며, 먼저 글리코겐 저장고를 사용하게 한다. 이 저장고에서 글리코겐이 감소하면, 신체는 지방을 태우기 시작한다.[1] 인슐린 수치가 높을 때에는 지방 저장고에서 에너지를 끌어다 쓰는 능력이 떨어진다. 인슐린 수치는 일반적으로 혈당이 상승할 때 함께 올라가기 때문에 특정 패턴이 나타난다. 혈당이 높아지면 인슐린 분비가 촉진되고, 이로 인해 혈당 수치와 인슐린 수치가 높게 지속되는 악순환이 생기며, 결국 신체는 지방을 분해하는 능력이 계속 떨어진다.

정상적인 상황에서는 인슐린이 혈당 수치를 좁은 범위 내에 머물게 하는데, 이것은 인슐린이 포도당을 세포 속에 저장되도록 촉진하거나 에너지로 사용되도록 촉진함으로써 일어난다. 하지만 인슐린 저항이 생기면 혈당 수치가 상승한다. 이를 보완하기 위해 췌장은 인슐린을 더 많이 만든다. 시간이 지나면 이러한 인슐린 수요 증가 때문에 췌장에 과부하가 걸리고, 그 결과로 만성적인 고혈당 상태, 즉 고혈당증이 나타날 수 있다. 고혈당증은 간을 자극해 과도한 포도당을 지방으로 전환하게 만든다. 간은 혈당을 조절하는 데 핵심 역할을 하는데, 이 여분의 지방은 간의 기능을 저하시켜 인슐린 저항을 더욱 악화시킨다. 따라서 간 지방과 인슐린 저항을 동시에 해결하는 것이 당뇨병 관리의 1차 목표이다.

"간에 축적되는 지방은 인슐린 저항을 유발하는 직접적 원인이며, 이는 제2형 당뇨병이 발병할 무대를 마련합니다." 뉴캐슬대학교에서 약물과 대사를 가르치는 교수이자 당뇨병 연구 분야의 선도적인 전문가인 로이 테일러는 이렇게 말한다. 그의 임상 연구에 따르면, 꾸준한 칼로리 섭취 감소만으로도 간에 쌓인 과잉 지방을 없앨 수 있다.[2] 그러면 인슐린이 다시 효과적으로 작용하면서 간에서 혈류로 방출되는 포도당이 줄어들고 공복 혈당 수치가 정상화되며, 심지어 인슐린 저항 문제가 완전히 해소되기까지 한다. 인슐린 저항이 있다면 탄수화물을 피해야 한다는 사실은 잘 알려져 있다.

비만이 대사 변화와 인슐린 저항을 초래한다는 것은 일반적인 상식이다. 주류 의학계의 견해에 따르면, 비만이 최초의 원인이다. 비만은 지방 조직의 양을 증가시킨다. 어느 시점에 이르면, 지방 조직도 다량의 지방산을 더 이상 감당하지 못하게 된다. 그러면 지방산이 혈액으로 흘러가 근육을 포함해 다양한 기관에 이소성 지방으로 축적되는데, 이것은 지방 독성(체내에 해로운 지방 분자가 쌓여 나타나는 해)을 초래하고, 인슐린 신호 전달을 방해하며, 인슐린 저항의 발달을 초래한다. 인슐린 저항은 인슐린 수치 상승과 고인슐린 혈증으로 이어진다.

나는 오랫동안 혹시 그 반대가 아닐까, 즉 고인슐린 혈증이 인슐린 저항을 유발하는 것은 아닐까 하는 의문을 품어왔다. 인슐린은 혈당 수치에 반응하여 췌장에서 생성되고 분비된다. 인슐린 분비는 펄스$_{pulse}$ 형태로 일어나며, 포도당의 변화뿐만 아니라 GLP-1 같은 다른 호르몬의 변화, 그리고 단백질과 지방을 포함한 영양소의 변화에 비례하여 분비된다. 분비된 인슐린은 간문맥을 통해 간으로 들어간다. 간을 처음 통과하는 이 '첫 번째 통과' 과정에서 전체 인슐린의 약 3분의 2가 순환계에서 빠져나와 간세포에 의해 분해된다. 나머지 3분의 1은 순환계로 들어가 근육과 지방 조직에 작용하여 포도당이 세포 속으로 들어가도록 돕고, 간의 포도당 생산을 억제한다. 인슐린이 순환계를 돌아 다시 간으로 되돌아오면서 두 번째로 통과할 때에도 인슐린이 순환계에서 추가로 제거된다.

코펜하겐대학교의 옌스 홀스트 연구팀은 탄수화물 다량 섭취[3]와 과잉 에너지 섭취가 간이 인슐린을 분해하는 과정을 방해해 체내 인슐린 농도에 영향을 미친다는 사실을 밝혀냈다. 홀스트 연구팀은 피험자들을 대상으로 연구한 결과, 단기간의 탄수화물 과잉 섭취는 공복 시 혈중 인슐린 농도를 증가시키고 인슐린 청소율을 감소시킨다는 사실을 확인했다. 탄수화물 과다 섭취는 또한 간 지방 생성을 촉진해 간에서 중성 지방이 증가하는데, 이것은 인슐린 청소 능력 감소와 관련이 있는 것으로 드러났다. 또한 탄수화물이 풍부하게 포함된 식사를 하고 나서 인슐린이 과도하게 분비되면, 간의 인슐린 수용체가 포화되어 인슐린 청소율이 더욱 감소해 고인슐린 혈증으로 이어질 수 있다. 반대로 고지방/저탄수화물 식단은 인슐린 청소율을 높인다.

홀스트 연구팀은 에너지와 탄수화물 가용성 증가가 전신 고인슐린 혈증 발병의 중요한 매개체라는 결론을 내렸다. 요점은 고칼로리/고탄수화물 식단이 인슐린 청소율을 현저히 감소시키고 체내의 공복 혈장 인슐린 농도를 증가시킨다는 것이다. 이 효과는 탄수화물 섭취량이 높을수록 더 현저하게 나타난다.

홀스트에 따르면, 혈중 인슐린 청소율 감소가 고인슐린 혈증 발생의 초기 원인이다. 그의 동료 안네마리 룬스고르Annemarie Lundsgaard가 이끄는 연구팀은 탄수화물을 줄이고 지방 섭취를 늘린 식단이 전신 포도당 대사를 개선하고 인슐린 저항을 감소시킨다는[4] 것을 보여주었다.[5] 이 연구들이 탄수화물 과량 섭취가 고인슐린 혈증의 원인임을 증명한 것은 아니다. 하지만 이 연구들은 탄수화물 과잉 섭취와 인슐린 청소율 감소(혈중 인슐린 수치 상승을 유발하는) 사이에 강한 연관성이 있음을 시사하며, 식단에서 탄수화물을 줄이는 것이 중요함을 재삼 강조한다.

고인슐린 혈증: 인슐린 과다

♦

고인슐린 혈증은 대사 질환의 핵심 요인으로 보인다. 고인슐린 혈증, 인슐린 저항, 내장 지방 증가, 포도당 대사는 서로 긴밀하게 얽혀 있어 무엇이 먼저인지 판단하기 어려웠다. 하지만 이를 분리해 분석하는 방법이 있다. 의학을 연구하는 과학자들은 가끔 특정 유전 질환을 어떤 질병이나 상태의 메커니즘을 밝히는 데 도움을 주는 자연 실험으로 바라본다. '프라더-윌리' 증후군(아이들에게 발생하는 유전 질환으로, 극도의 배고픔과 함께 포만감 감소가 특징인 아동 유전 질환)은 이 점에서 매우 유용할 수 있다. '프라더-윌리' 증후군은 전 세계적으로 2만 명 중 1명꼴로 발병하는 희귀하고 독특한 질환이지만, 식욕 증가를 유발하는 일반적인 메커니즘은 보통의 비만 현상을 이해하는 데 통찰력을 제공할 수 있다.

'프라더-윌리' 증후군 환자는 으레 평생 동안 뚜렷하게 구별되는 몇 가지 영양 단계를 거친다.[6] 출생 전 아기는 움직임과 성장이 감소하여 출생체중이 작다. 출생 후 영아는 처음에는 식욕 부진과 수유 곤란으로 어려움을 겪지만, 곧 식욕이 좋아지고 체중이 증가한다. '프라더-윌리' 증후군 아동은 성장하면서 식욕이나 음식 섭취량 증가 없이도 체중이 급격하게 증가하기 시작한다. 그다음에는 음식에 대한 관심이 조금 더 높아지지만 여전히 포만감을 느끼며, 인슐린 수치 상승으로 인해 체중과 체지방량이 더욱 증가한다.

결국 '프라더-윌리' 증후군 환자는 3단계로 들어서는데, 이것은 아동기부터 시작해 성인기까지 이를 수 있다. 이 단계에서는 걸신들린 듯한 식욕이 발달하고, 공격적으로 음식을 추구하는 행동을 보이며, 아무리 먹어도 포만감을 잘 느끼지 못한다. 이 단계는 높은 인슐린 수치가 특징인데, 이로 인해 신체가 이 호르몬에 저항하면서 지속적인 배고픔을 느끼고 심한 비만에 이르게 된다. '프라더-윌리' 증후군을 광범위하게 연구한 플로리다대학교의 임상유전학자 대니얼 드리스콜Daniel Driscoll은 "이것은 식욕이 사실상 전혀 없는 상태에서 이처럼 도저히 만족할 줄 모르는 상태로 전환된다는 점에서 주목할 만한 증후군입니다."[7]라고 말했다.

드리스콜의 연구에 따르면, '프라더-윌리' 증후군에서 과도한 섭식으로 이어지는 일련의 과정은 인슐린 수치가 크게 증가하는 아동기에 시작되는데, 그 결과로 음식 섭취량이 증가하지 않는데도 체중이 빠르게 늘어난다. 인슐린 수치가 계속 높아지면서 환자는 음식에 대한 관심이 커지고 체지방량이 증가한다. 마침내 3단계로 넘어가면, 신체가 인슐린에 저항성을 보이게 된다. "이들은 음식을 찾아 쓰레기통을 뒤지고 음식을 훔치기도 합니다. 몇몇 환자는 만족할 줄 모르는 식욕 때문에 위 괴사나 위 파열이 일어나기도 했습니다."라고 드리스콜은 말했다.

드리스콜은 '프라더-윌리' 증후군이 더 광범위한 비만 문제를 이해하는 데 도움을 줄 수 있다고 생각하는데, 나도 이에 동의한다. 고인슐린 혈증은 이 증후군 환자에게서 관찰되는 체중 증가와 과도한 폭식의 유발 원인일 수 있으며, 여기서 인슐린은 과식증과 체중 증가를 촉발하는 동시에 지속시키는 요인으로 작용한다고 드리스콜은 결론 내렸다. 다양한 영양 단계의 전환을 이끄는 원동력은 인슐린 신호 증가일지 모른다. 드리스콜은 저탄수화물/저혈당 지수 다이어트와 약물 치료를 병용해 어린 '프라더-윌리' 증후군 환자의 섭식을 조절하는 데 도움을 줄 수 있다고 말한다. 초기 임상 시험에서는 저혈당 응급 치료제로 오랫동안 사용돼온 화합물인 디아족사이드 콜린을 사용하여 어느 정도 성공을 거두었다. 식이 요법과 약물을 사용한 개입은 모두 인슐린 수치를 조절함으로써 비만과 과식증의 발병과 중증도에 영향을 미친다.

체중은 전반적인 건강을 증진하는 데 중요하지만, 인슐린 민감성을 개선하는 것 역시 그에 못지않게 중요하다. 비만을 줄이는 방법을 연구할 때, 나는 주로 내장 지방에 초점을 맞춘다. 앞에서 보았듯이, 모든 지방은 건강 문제를 일으킬 수 있지만, 내장 지방은 심혈관 대사 질환과 관련된 염증 상태를 유발한다는 점에서 독특하다. 내장 지방으로 인한 대사 질환을 치료하는 것이 체중을 치료하는 것보다 우선순위일 수 있다. 미국인 중 대사 건강이 좋은 사람은 10% 미만으로 추정된다.[8] 게다가 연구 결과는 대사 손상이 생애 초기에 시작될 수 있다고 시사한다. 어린이들은 전체 칼로리의 67%를 초조제 식품에서 섭취한다.[9] 이런 일은 태어나자마자부터 시작될 수 있다. 뉴욕대학교 랑고니메디컬센터의 디나 디마지오Dina DiMaggio의 분석에 따르면, 지난 수십 년 동안 판매된 유아용 분유 중 약 절반에는 옥수수 시럽 고형분이 들어 있었다.[10] 콜로라도대학교의 낸시 크렙스Nancy Krebs는 옥수수 시럽이 함유된 분유를 섭취한 유아에게서 C-펩타이드(인슐린 분비 능력을 평가하는 지표)가 4배 증가했다는 것을 보여주었다.[11]

또한 젊은이 사이에서 유방암, 자궁 내막암, 대장암을 포함한 암 발병률이 증가하고 있다. 암으로 인한 사망률은 흑인과 아메리카 원주민 집단에서 두세 배 더 높다. 나는 암의 성장 요인을 연구하는 하버드 대학교의 암생화학자 루이스 캔틀리Lewis Cantley에게 인슐린 수치 상승이 어떤 역할을 하느냐고 물었다. "저는 혈청 인슐린 수치가 높으면 특정 암들의 성장이 촉진된다는 데 상당한 확신을 갖고 있습니다."[12]라고 그는 말했다. 캔틀리가 인슐린 수치 상승과 암 사이에 연관성이 있다고 믿는 이유는, 그의 연구실에서 PIK3CA 유전자가 부호화하는 효소인 포스파티딜이노시톨 3-키네이스를 발견했기 때문이다. 이 유전자의 돌연변이는 암을 유발하며, 그와 동시에 이 효소의 인슐린 반응성을 지나치게 높인다. 이러한 민감도 상승은 이 돌연변이 유전자를 가진 세포의 포도당 흡수를 크게 증가시키는데, 이것은 암의 성장을 지원하는 데 꼭 필요하다. 캔틀리는 인슐린 수치 상승이 없다면, 종양을 억제하는 다른 유전자들이 종양의 성장을 막을 수 있다고 말한다. 그는 비만과 암 발생률 사이의 강한 상관관계는 비만인 사람들의 혈청 인슐린 수치가 높기 때문이라고 생각한다. 인슐린 외에 다른 호르몬들도 이 효소를 활성화시킬 수 있지만, 인슐린만큼 효과적인 것은 아무것도 없다. 식단과 인슐린이 이들 암의 발병률 증가를 부추기는지 여부를 확실히 밝혀내는 것이 중요하다.

과도한 에너지 섭취와 고탄수화물 식단은 모두 고인슐린 혈증을 유발한다. 고인슐린 혈증은 내장 지방의 축적을 조장하고, 이는 비만 관련 염증과 대사 손상을 초래하는 것으로 보인다. UCLA의 취에 우Chyue Wu의 최근 연구에 따르면, 고인슐린 혈증 유병률은 1999년부터 2018년까지 28%에서 41%로 급격히 증가했다. 현재 고인슐린 혈증 유행병이 번지고 있다.

인슐린 저항을 피하기 위한 식사

◆

고인슐린 혈증과 인슐린 저항은 흔히 비만과 신체 활동 부족과 함께 나타나며, 고혈압과 혈중 지질 증가 같은 건강 문제와도 연관이 있다. 인슐린 저항을 감지하려면 이러한 연관성을 반영한 검사들을 고려하는 것이 중요하다. 인슐린과 포도당 반응을 측정하는 특수 검사는 쉽게 받기 어렵지만, 허리둘레, 혈중 중성 지방 수치, 혈당 수치처럼 더 단순한 지표들은 일반적으로 활용할 수 있다.

허리둘레 증가는 보통 인슐린 저항의 핵심 지표인 복부 지방 과다를 의미한다. 복부 지방, 즉 내장 지방은 유리 지방산과 염증 표지자를 분비하여 포도당 대사를 방해할 수 있다. 인슐린이 지방의 대사를 조절하는 데 중요한 역할을 한다는 사실을 감안하면, 중성 지방 수치 상승과 그 밖의 지질 이상은 일반적으로 인슐린 저항과 밀접한 관련이 있다. 공복 혈당 수치는 신체가 포도당을 얼마나 효과적으로 관리하는지 직접 보여주는 지표인데, 수치가 높을수록 인슐린 저항 가능성이 높다.

허리둘레의 경우 남성 40인치 이상, 여성 35인치 이상, 공복 중성 지방 수치 150mg/dL 이상, 공복 혈당 수치 100mg/dL 이상은 모두 인슐린 저항의 징후이다.

인슐린 저항을 관리하기 위한 다이어트 전략은 제2형 당뇨병 관리 전략과 비슷한 점이 많은데, 둘 다 포도당 대사 기능이 손상되었다는 공통점이 있기 때문이다. 인슐린 저항의 경우, 인슐린 민감성과 전반적인 대사 건강을 향상시키는 식품에 초점을 맞춘다. 제2형 당뇨병 관리는 인슐린이나 약물 용량과 조율하기 위해 탄수화물 섭취와 혈당 수치를 더 엄격하게 조절하는 것이 필요하다. 인슐린 저항과 제2형 당뇨병 모두 1차 목표는 체중 감량이다. 폴란드 브로츠와프의과대학교의 영양학 전문가 카타지나 고웡베크Katarzyna Gołąbek는 체중을 줄이기 위한 칼로리 조절이 권장 식단의 초석이 되어야 한다고 주장하는데, 체중을 일부만 줄이더라도 인슐린 민감성이 향상될 수 있기 때문이다.[13]

많은 영양 전문가와 비만 전문가가 지지하는 저혈당 지수 식단과 적정 탄수화물 식단도 인슐린 저항을 줄이고 내장 지방을 감소시키는 데 도움이 되는 것으로 보인다. 앨라배마대학교 버밍엄 캠퍼스의 벌린 가 배리Valene Garr Barry가 실시한 연구에 따르면, 인슐린 저항이 있는 중년 피험자들 가운데 저탄수화물/고지방 다이어트를 한 사람들이 저지방 다이어트를 한 사람들보다 내장 지방을 더 많이 뺀 것으로 나타났다. 같은 대학교의 에이미 고스Amy Goss도 비만인 고령 성인을 대상으로 한 연구에서, 케토제닉 다이어트가 근육량에 비해 체지방량을 더 많이 줄임으로써 신체 조성을 개선할 수 있음을 보여주었다. 2022년의 한 연구도 이 결과를 뒷받침하는데, 비만인 피험자 200명을 대상으로 저탄수화물 케토제닉 다이어트와 저칼로리/저지방 다이어트의 효과를 비교했다. 그 결과, 저탄수화물 다이어트 집단이 콜레스테롤 수치에 부정적 영향을 받지 않으면서 전체 체중과 체지방, 내장 지방이 더 많이 감소했다.

'책임 있는 의학을 위한 의사 위원회'의 해나 칼레오바Hana Kahleova 박사가 이끈 연구에 따르면, 저지방 비건 다이어트도 과체중 성인의 인슐린 민감성 개선과 체중 감량에 효과가 있었다.[14] 스탠퍼드예방연구센터의 크리스토퍼 가드너Christopher Gardner 교수는 저칼로리 다이어트이건 저탄수화물 다이어트이건 장기간 꾸준히 실천한다면 모두 효과가 있다고 주장한다. 결국, 자신이 장기간 꾸준히 실천하기가 가장 쉬운 다이어트가 가장 성공적인 다이어트이다.[15]

단식의 역할

◆

많은 사람들은 단순히 먹는 음식을 바꾸는 것이 아니라 먹는 *시간*을 바꿈으로써 체중을 감량한다. 특히 효과적인 시간 조절 전략은 간헐적 단식이다. 간헐적 단식은 보상 시스템과 포만감 시스템을 조절하고, 총 칼로리 섭취량을 줄이고, 음식 중독의 지배력을 완화하는 또 하나의 방법이다. 이것은 전체 칼로리 섭취량을 줄임으로써 탄수화물 섭취를 줄이고 인슐린 저항에 대항하는 데에도 유용하다.

간헐적 단식은 정해진 시간에만 식사를 한다. 이 방법이 인기를 끄는 이유는 유연하고 간단한 체중 관리 방법을 제공하고, 전통적인 칼로리 제한 다이어트의 대안을 찾는 사람들에게 매력적으로 보이기 때문이다. 또한 개인에게 자신의 선호와 일상 루틴과 일치하는 단식 시간을 선택할 자유를 주기 때문에, 최근의 개인 맞춤형 영양 추세와도 잘 어울린다. 정상적인 식사 시간과 매우 적게 먹거나 아예 먹지 않는 시간이 교대로 반복되는 간헐적 단식은 칼로리 제한에서 규칙적으로 벗어날 기회를 제공함으로써 일부 사람들에게 섭식 계획을 잘 유지하도록 도와줄 수 있다.

최적의 단식 시간에 대해서는 일치된 의견이 없지만, 일부 전문가들은 최소 14시간의 단식 시간[16]을 권장한다. 대다수 미국인들은 매일 12시간 이내에 음식을 섭취하는데, 일상적인 단식은 수면 동안, 혹은 아침 식사 같은 끼니를 거를 때 일어난다. 간헐적 단식의 효과를 경험하려면 일반적인 공복 시간인 12시간을 넘어서는 식사 중단 시간이 필요하다. 변형된 간헐적 단식 계획에서는 '단식일'에 50~500칼로리 정도의 섭취를 허용할 수 있다. 이 칼로리는 주로 저칼로리 음료나 보충제로 섭취한다.

미네소타대학교에서 인슐린 저항과 당뇨병 치료를 연구하는 리사 차우Lisa Chow는 많은 사람들이 하루 15시간 이상 음식을 섭취하며, 유일한 식사 중단 시간은 수면 시간뿐이라는 사실을 보여주었다. 차우는 "요컨대, 사람들은 항상 먹고 있습니다."[17]라고 말한다. 그녀의 연구는 섭식 시간 범위와 체질량 지수 사이에 연관성이 있음을 보여주었는데, 섭식 시간 범위가 짧을수록 체질량 지수가 낮았다.

음식 섭취를 정해진 시간 범위로 제한하면, 많은 경우 의식적으로 노력하지 않더라도 자연스럽게 더 적은 칼로리를 섭취하게 된다. 이렇게 칼로리 섭취가 감소하면, 체중 감량에 필수적인 에너지 적자를 만들어내는 데 도움이 된다. 게다가 간헐적 단식은 더 건강한 식습관을 강화하는 데에도 도움이 된다. 규칙적인 섭식 시간 범위를 정하면, 식품 선택과 섭취량에 대한 인식을 높여 장기적인 체중 관리를 지원하는 습관을 촉진할 수 있다. 여러 연구는 간헐적 단식에 따른 칼로리 제한이 인슐린 저항을 감소시키는 데 도움이 된다는 것을 보여준다.

간헐적 단식의 또 다른 잠재적 이점은 대사 유연성의 개선이다. 단식 중에는 신체가 에너지원을 주로 포도당에 의존하던 방식에서 지방 산화가 증가하는 방식으로 전환이 일어나 저장된 지방을 효과적으로 활용한다. 앨라배마대학교 버밍엄 캠퍼스의 코트니 피터슨Courtney Peterson 교수에 따르면, 이러한 대사 전환은 보통 14~24시간 단식한 뒤에 일어나는데, 이때부터 지방산 산화가 눈에 띄게 증가하기 시작한다. 단식 기간이 길어질수록 신체가 지방 저장고를 에너지로 사용하는 능력이 더 효율적으로 변한다.[18]

모든 다이어트 전략과 체중 감량 전략과 마찬가지로, 여기서도 얼마나 오래 지속할 수 있느냐가 중요하다. 24시간 동안 물만 섭취하는 과정을 일주일에 몇 차례 또는 한 달에 몇 차례 반복하는 주기적 단식이나 격일 단식 방법은 단기간에 체중을 감량하는 데 효과가 있다는 것이 입증되었다. 하지만 이 방법은 높은 수준의 배고픔을 초래하는 경향이 있어 장기적으로 지속하기가 어렵다. 그 효과에 대한 연구 결과들도 서로 엇갈린다. 예컨대, 격일 변형 단식은 전통적인 다이어트(지속적인 에너지 제한)보다 장기적 체중 감량에 더 효과적이라고 입증되진 않았지만, 인슐린 저항이 있는 사람들 사이에서는 인슐린 민감성 개선에 도움이 되는 것으로 나타났다. 중도 포기 비율이 높은 것은 이 다이어트를 장기간 유지하기가 어렵다는 것을 말해준다.

간헐적 단식의 장점은 변형 방식이 아주 많아 자신의 선호에 맞출 수 있다는 점이다. 나는 장기간 단식하는 걸 좋아하지 않지만, 며칠 동안 아주 적은 칼로리만 섭취하는 방식에는 큰 어려움을 느끼지 않는다.

세포 생물학자 발터 롱고Valter Longo가 암 환자들을 위해 전통적인 단식의 대안으로 고안한 단식 모방 다이어트는 지속적인 효과가 있는 것으로 보인다. 이 다이어트는 제한적인 음식 섭취를 허용하면서도 단식과 비슷한 효과를 낼 수 있다. 이 다이어트는 칼로리와 단백질, 탄수화물 섭취를 제한하면서 불포화 지방 섭취를 강조한다. 일반적으로 3~5일 동안 지속되며, 한 달에 한 번만 하고 그 이상 반복하지 않는다.[19] 피터슨은 "3개월에 걸쳐 단식 모방 다이어트를 세 차례 한 후, 참가자들은 체중이 줄어들었고 장기간 그 체중을 유지하는 데에도 성공했습니다."[20]라고 말한다.

간헐적 단식은 식단의 조정 못지않게 행동의 조정도 큰 비중을 차지하므로, 개인적 반응이 이 프로그램을 유지하는 능력에 큰 영향을 미친다. 단식을 한 사람들 중 다수는 긍정적 경험을 보고하며, 일부는 인슐린 민감성 향상이나 혈당 수치 같은 대사 지표가 개선되기도 한다. 어떤 사람들에게는 식사 계획을 단순하게 짤 수 있다는 점이 큰 장점일 수 있는데, 그럼으로써 더 건강한 식품을 우선적으로 선택하기가 더 쉽다.

그럼에도 불구하고, 일부 사람들은 긴 단식 시간을 유지하는 데 어려움을 겪는다. 예를 들면, 18시간 단식은 사교적 식사 자리나 일상생활의 다른 측면과 충돌할 수 있다. 대다수 사람들이 맞닥뜨리는 큰 어려움은 단식 중 느끼는 배고픔이나 강한 갈망인데, 이 때문에 식사 시간이나 간식 시간에 과식을 하거나 영양가가 낮은 식품을 선택할 수 있다. 간헐적 단식은 임신 중이거나 당뇨병 또는 저혈당증이 있는 사람들은 조심해서 해야 한다. 섭식 장애가 있는 사람은 특히 위험할 수 있는데, 보스턴의학대학원의 니콜 스파르타노Nicole Spartano는 이렇게 지적한다. "식욕 부진이나 폭식 경향이 있는 사람이 단식을 하면, 문제가 악화될 수 있습니다."[21]

그럼에도 불구하고, 간헐적 단식은 전반적으로 포괄적인 체중 관리 전략의 효과적인 구성 요소라는 것이 입증되고 있다. 식사 시간 조절은 행동 변화를 보여주는 대표적 사례이다. 연구를 통해 입증된 간헐적 단식의 이점은 약물과 영양뿐만 아니라 행동도 건강한 체중을 달성하고 유지하는 데 중요한 요소임을 보여준다.

18

♦ ♦ ♦

건강을 위한 식사

미국 농무부와 보건복지부는 영양 요구 충족, 건강 증진, 질병 예방을 위해 무엇을 먹고 마셔야 하는지에 대한 지침을 5년마다 한 번씩 수정해 공지한다. 그런데 이 지침은 건강한 사람들을 대상으로 작성된 것이고, 거기에 해당하는 사람들의 수는 갈수록 점점 줄어들고 있다.

　미국에서만 먹는 것과 관련된 질병으로 매일 1000명이 사망하고, 연간 4조 5000억 달러에 달하는 의료비 지출 중 약 90%는 만성 질환과 정신 건강 문제를 관리하고 치료하는 데 쓰인다. 따라서 현재 과체중, 비만, 그리고/또는 인슐린 저항 혹은 당뇨병 전기에 해당하는 대다수 인구의 필요를 반영한 식생활 지침이 절실하다. 이 지침은 비만 치료제를 사용하건 사용하지 않건 상관없이 모든 사람에게 실질적인 건강 혜택을 제공할 수 있을 만큼 유연해야 한다.

최근에 부각되고 있는 필요가 또 하나 있다. 그것은 바로 GLP-1 약 사용을 중단한 사람들을 위한 다이어트 지침인데, 이들은 빠르게 증가하고 있는 새로운 인구 집단이다. 이 약의 사용을 중단하고 나서도 체중 감량 상태를 유지할 수 있다는 증거가 있다. 핵심은 약을 중단하고 나서 또 다른 효과적인 도구를 찾는 것이다. 제2형 당뇨병 환자에게 저탄수화물 영양 요법을 제공하는 기업인 버타 헬스는 세마글루타이드나 티르제파타이드를 사용하다가 중단한 사람들을 대상으로 연구를 진행했다. 연구 결과에 따르면, 사용을 중단하고 나서 저탄수화물 식단과 영양 상담을 지속한 환자들은 체중을 계속 유지할 수 있었다. 약 사용을 중단한 이 환자들을 추적 관찰해보니, 18개월 동안 체중이 안정적으로 유지되었다. 이 프로그램은 저탄수화물 식단뿐만 아니라 집중적인 행동 지도도 제공했다. 이렇게 책임감 있는 관리 구조는 성공의 중요한 요인이다.

저탄수화물 식단은 장기간 지속하기 어렵다는 것이 일반적인 상식이다. 나는 버타 헬스의 주요 연구자인 샤미니 아티나라야난Shaminie Athinarayanan에게 연구에서 탈락한 환자의 수를 물어보았다. 그녀는 이렇게 대답했다. "적절한 지원과 지도가 있다면, 이 생활 방식 개입을 장기간 유지할 수 있습니다. 우리의 임상 시험에서는 놀라운 유지율이 관찰되었습니다. 2년 뒤에 임상 시험에 계속 남은 사람은 74%였습니다. 우리는 임상 시험을 연장했고, 2년을 버틴 사람들 중 87%가 그 프로그램을 계속하기로 선택했지요."[1] 내가 약을 중단한 환자에게 건강한 저탄수화물 식단이 정말로 효과가 있느냐고 묻자, 그녀는 이렇게 대답했다. "네, 그렇고말고요. 개인의 필요와 선호에 맞춰 설계한다면, 건강한 저탄수화물 식단은 효과가 있습니다."

놀랍게도, GLP-1 약 중단 이후에 식단 개입을 탐구한 연구는 지금까지 이것이 유일하다. 하지만 다시 생각해보면 그리 놀라운 일이 아닐 수도 있는데, 대안 제시는 제약 산업의 이익에 부합하지 않기 때문이다. 하지만 이런 연구들은 앞으로 계속 이루어질 것이고, 우리는 GLP-1 약 중단 후에도 체중 감량을 유지하는 방법에 대해 더 많은 것을 알게 될 것이다. 체중을 재설정하는 데 도움이 필요하다면, 일정 기간 다시 약을 사용하는 것도 하나의 선택지가 될 수 있다.

간헐적 약물 사용과 관련해 답해야 할 중요한 질문이 하나 있다. FDA 동료들과 논의를 하던 도중에 GLP-1 약의 사용과 중단을 반복하는 전략을 채택하면 장기적으로 약의 효과가 떨어질 가능성이 있지 않겠느냐는 의문이 제기되었다. 뇌에 영향을 미치는 일부 약물의 경우, 수용체에 변화가 일어나 시간이 지나면서 효능이 감소하는 일이 일어난다. 현재까지는 GLP-1 약에서 이런 현상이 나타났다는 증거는 없지만, 이것은 반드시 조사가 필요한 질문이다. 이 모든 것을 염두에 두고 나는 건강과 영양 분야의 전문가들을 찾아가 식단 개선 방법에 관해 그들의 견해를 물었다. 즉, 이상적이고 건강한 집단을 위한 것이 아니라, 갈수록 독성 내장 지방과 인슐린 저항에 시달리고, 점점 더 약물 치료에 의존하는 집단을 위한 식단 개선 방법을 물었다.

그들의 답변에서 나의 주의를 끈 한 가지 놀라운 추세는 빠르게 소화되는 탄수화물, 특히 가공 탄수화물을 줄이고, 전반적으로 곡물 섭취를 낮추는 식단에 대한 의견 일치였다. 특히 영양 전문가들은 고혈당 지수 탄수화물의 위험성을 지목했다. 혈당 지수는 식품이 섭취된 후 혈당 수치에 미치는 영향을 나타내는 지표이다. 고혈당 지수 탄수화물은 빠르게 분해되어 신체에 포도당을 흘러넘치게 한다. 고혈당 지수 탄수화물은 대사 장애를 일으키고 건강을 악화시키는 주범이다.

탄수화물의 양과 질

◆

얼마 전까지만 해도 저탄수화물 식단을 옹호하는 의사와 과학자는 비주류로 간주되었다. 이들은 별도의 모임을 통해 독자적인 학회를 만들어야 했다. 그런 모임은 컬트 집단 같은 분위기를 풍겼는데, 높은 열정과 함께 때때로 자신들의 접근법이 초래하는 다양한 결과를 완전히 이해하길 꺼리는 듯한 태도가 섞여 있었다. 그럼에도 불구하고, 가공 탄수화물이 인간의 건강에 미치는 해악에 대한 견해는 옳았던 것으로 보인다.

'저탄수화물' 식단은 일반적으로 1일 칼로리 섭취량 중 탄수화물 비중이 10~20% 미만인 것을 의미한다. 반면에 일반적인 섭식 지침은 전체 칼로리 중 45~65%를 탄수화물에서 섭취하라고 권장한다. 저탄수화물 식단은 단백질과 지방 섭취 비율을 증가시키는 경향이 있는데, 그러면 포만감이 증가해 배고픔을 느끼지 않는 시간이 늘어난다. 체중 관리와 식욕 조절 측면에서 볼 때, 저탄수화물 식단은 혈당 수치를 안정시켜 급격한 혈당 변동으로 인한 배고픔을 방지한다. 게다가 신체가 에너지원을 포도당에서 케톤(중성 지방 분해로 생성되는)으로 전환하면서 배고픔이 더욱 감소한다.

이러한 대사 변화와 식욕 감소 덕분에 저탄수화물 식단은 흔히 다른 식단에 비해 초기 체중 감량이 더 빠르게 나타난다. 이렇게 빠른 체중 감소는 빠져나간 체중이 주로 지방인지 물인지에 대한 질문을 제기한다. 인슐린 저항을 관리하는 측면에서 가장 중요한 목표는 간 지방을 줄이는 것이다.

하지만 하버드 T. H. 찬 공중보건대학원의 월터 윌렛Walter Willett 교수는 저탄수화물 식단에만 집중하다 보면 중요한 사실을 놓치게 된다고 말한다. "탄수화물의 질이 중요합니다. 탄수화물은 반드시 통곡물과 고섬유질이어야 합니다. 정제 탄수화물, 감자, 옥수수, 완두콩처럼 체중 증가와 강한 연관성이 있는 식품은 피하고, 대신에 통곡물, 요구르트, 과일, 채소를 섭취하세요."[2] 이와 같이 윌렛은 인슐린 저항이 있는 사람들을 위한 최적의 식단은 평균적인 인구 집단을 위한 식단과 비슷하며, 정제 탄수화물과 고혈당 지수 식품을 줄이는 데 초점을 맞추고 있다고 말한다.

크리스토퍼 가드너는 탄수화물에 대한 견해가 윌렛보다 더 부정적이다. 가드너는 인슐린 저항이 있는 사람에게 최적의 식단은 설탕과 정제 곡물이 빠진 식물 기반의 지중해 식단이라고 말한다. 그는 총칼로리의 50~55%를 지방에서 섭취하고, 더 적은 칼로리를 탄수화물에서 섭취하라고 권장한다. 그는 이렇게 말한다. "'저탄수화물'이라고 할 때, 그것은 *무엇과 비교한* 저탄수화물일까요? 탄수화물에서 섭취하는 칼로리를 45~65%로 권장하는 다이어트 지침과 비교한 것일까요? 네, 사람들은 그것보다 적게 먹어야 하는데, 왜냐하면 탄수화물 중 대부분이 밀이기 때문입니다."[3]

가드너는 평균적인 미국인은 전체 섭취 칼로리 중 40%를 정제 곡물과 설탕에서 얻는다고 보고한다. "내가 기꺼이 포기하고 싶은 게 있다면, 그것은 바로 곡물입니다. 듀럼밀이나 통밀빵조차도 가공된 것이고, 흰 빵과 혈당 지수가 같습니다. 미국인이 밀을 그토록 많이 먹는다는 것이 놀랍습니다. 미국인이 먹는 곡물 중 대부분은 빵, 피자 크러스트, 베이글 등입니다." 그는 평균적인 미국인이 전체 칼로리의 약 40%를 탄수화물에서 얻는 고지방 지중해 식단을 따르기를 바란다고 말한다. 그가 '지중해 플러스Mediterranean-Plus' 식단이라고 부르는 것은 첨가당과 정제 곡물을 피하는 추가 제약 조건을 포함한다.

가드너의 연구는 다양한 식품 패턴과 식단 요소의 잠재적 건강 이득에 초점을 맞추고 있다.[4] 그는 최근의 임상 시험에서 과체중 또는 비만인 성인 609명을 건강한 저탄수화물 다이어트 집단과 건강한 저지방 다이어트 집단으로 무작위 배정했다. 그 결과, 두 집단 모두에서 체중 감량과 대사 건강 지표 개선이 비슷하게 나타났다. 그는 저탄수화물 식단과 저지방 식단 모두 체중 감량에 효과가 있으며, 각자가 지속하기에 쉬운 방식을 선택하는 것이 중요하다고 말한다.

가드너의 연구는 저탄수화물 식단과 저지방 식단을 따를 때, 식단의 질 개선이나 다량 영양소 조성 변화가 체중 감량의 차이와 상관관계가 있는지 알아보는 것을 목표로 삼았다.[5] 그런데 이 연구는 식이 다량 영양소 구성에 대한 개인의 반응을 변화시키는 것으로 알려진 특정 유전적 요소와 개인별 인슐린 생산 차이도 함께 추적했다. 연구진은 내장 지방 조직을 감소시키는 데 저탄수화물 식단과 저지방 식단 사이에 차이가 있음을 발견했다. 가드너는 "저탄수화물 식단이 더 나았습니다."라고 말한다.

캘리포니아대학교 어바인 캠퍼스의 매슈 랜드리Matthew Landry는 만성질환 예방을 위한 최적의 식단을 연구한다.[6] 현재 연구는 식물 기반 식단의 이점에 초점을 맞추고 있다. 얼마 전에 그는 이렇게 말했다. "결국 저지방 식단과 저탄수화물 식단은 건강상에 미치는 결과 면에서 큰 차이가 없다고 생각합니다. 뒤로 물러나 좀 더 넓은 시각에서 보면, 건강에 더 큰 영향을 미치는 것은 고기를 제거한 식물 기반 식단이라고 생각합니다. 이것은 항상 제게 더 큰 관심사였습니다."

랜드리는 최적의 식단으로 적정 수준의 저탄수화물 식물 기반 식단을 권장한다. "완전히 비건 식단으로 가는 것은 많은 사람에게 너무 야심 찬 목표입니다. 저는 여전히 채식 위주의 식단, 혹은 채식을 위주로 하되 가끔씩 육류를 섭취하는 유연한 식단으로도 어느 정도 이득을 얻을 수 있다고 봅니다. 유제품과 달걀도 약간 먹을 수 있죠. 다만, 인슐린 저항이 있는 사람은 통곡물을 제외하는 게 좋습니다."

저탄수화물 다이어트 대 케토제닉 다이어트

◆

비만의학 분야 내에서는 좀 더 온건한 저탄수화물 다이어트를 할지, 아니면 더 제한적인 케토제닉 다이어트를 할지를 놓고 논쟁이 벌어지고 있다. "두 진영이 있어요. 하나는 저탄수화물/케토제닉 다이어트를 권장하는 진영이고, 다른 하나는 환자가 지속적으로 실천할 수 있는 능력을 바탕으로 변형된 저탄수화물/고단백질 다이어트를 권장하는 진영이죠."[7] 애리조나주 플래그스태프에서 비만 관리 진료소를 운영하는 앤젤라 골든Angela Golden은 이렇게 말했다.

나는 노스캐롤라이나주에 있는 듀크케토메디신클리닉 원장이자 케토제닉 다이어트 전문가인 에릭 웨스트먼과 이야기를 나눴다. 그는 케토제닉 다이어트를 옹호하는데, 체중 감량 공식을 단순하고 직설적인 한 문장으로 요약할 수 있다고 주장했다.[8] 즉 탄수화물을 줄여 대사가 케토시스 상태로 전환되어 포도당 대신 지방을 태우는 상태가 되면, 체지방 연소가 시작된다는 것이다. 웨스트먼은 이렇게 말했다. "지방 연소, 즉 케토시스는 자연적으로 일어납니다. 2~3일간 단식을 하면 누구나 영양 케토시스 상태에 돌입합니다. 탄수화물을 먹으면 체지방을 태우기 전에 먼저 탄수화물을 태우게 되죠. 지방을 태우고 싶다면, 그냥 탄수화물을 먹지 마세요."

웨스트먼이 말하지 않은 게 있는데, 그것은 탄수화물을 줄이고 대신에 지방을 섭취하면, 신체는 추가된 지방을 연소해야 하므로 결과적으로 줄어드는 체지방은 없다는 사실이다. 그는 저탄수화물 다이어트를 하는 사람들에게 칼로리를 제한하라고 말하지 않지만, 실제로 그들은 칼로리를 제한하게 된다. 케토제닉 다이어트의 세부 내용은 다양할 수 있지만, 대부분 탄수화물 섭취를 크게 줄이는 데 초점을 맞춘다. 건강한 케토제닉 다이어트는 초조제 식품과 정제 식품도 피해야 한다. 케토제닉 다이어트는 일반적으로 포화 지방, 단일 불포화 지방, 다중 불포화 지방의 균형 잡힌 섭취를 허용한다. 하지만 이러한 다이어트는 일부 환자들에게 부정적 결과를 초래하기도 하는데, 예컨대 저밀도 지질단백질 콜레스테롤(LDL-C, 흔히 '나쁜' 콜레스테롤이라 부르는) 수치를 높이거나, 일부 다이어트 단계에서 피로와 브레인 포그$_{\text{brain fog}}$*를 유발할 수 있다.

케토시스를 달성하려면 하루 탄수화물 섭취량을 20~30g으로 제한해야 하며, 일부 사람들의 경우 최대 50g까지 허용될 수 있다. 웨스트먼은 "그냥 탄수화물을 먹지 마세요."라는 조언은 설탕이나 빵에 강한 갈망을 느끼는 사람에게는 실천하기 어려운 것이라는 점을 인정한다. 하지만 그는 고단백질/초저탄수화물 다이어트가 GLP-1 약과 동일한 식욕 억제 효과를 낸다고 주장한다. "제 진료에서는 약물을 사용하지 않습니다. 탄수화물만 끊으면 GLP-1 약과 같은 결과, 즉 같은 수준의 식욕 감소를 얻을 수 있어요. 푸드 노이즈가 싹 사라집니다."

내가 웨스트먼에게 던지고 싶었던 중요한 질문은, 케토제닉 다이어트가 과연 얼마나 지속 가능하냐는 것이었다. 내 경험에 따르면, 사람들

---

* 머릿속이 뿌옇고 멍한 느낌이 지속되어 사고력과 집중력, 기억력이 저하되고 피로감과 우울감을 느끼는 현상.

은 앳킨스 다이어트나 이와 유사한 다이어트를 한동안 유지하면서 체중을 줄일 수 있지만, 결국에는 이전의 식습관으로 되돌아가 체중이 다시 느는 경우가 많다. 하지만 그는 저탄수화물 다이어트가 충분히 지속 가능하다고 주장한다. "제가 관리하는 사람들 중에는 초저탄수화물 다이어트를 20년째 유지하는 사람들도 있습니다."

나는 웨스트먼에게 GLP-1 약을 끊고 체중을 유지하고 싶어 하는 사람들을 위한 다이어트가 있느냐고 물었다. "제약 회사는 사람들이 평생 동안 약을 사용하길 원하죠. 노스캐롤라이나주는 약값이 너무 많이 들어서 결국 지원을 중단했어요." 그는 먼저 이렇게 운을 떼고 나서 내 질문에 답했다. "그 답은 저탄수화물 케토제닉 다이어트입니다." 하지만 비만의학 분야에서 일하는 대다수 의사들은 웨스트먼처럼 엄격한 케토제닉 다이어트를 고수하지 않고 좀 유연한 태도를 보인다.

전문가들과 이야기를 나누면서 내가 받은 느낌은 전반적으로 저탄수화물(혹은 적정 수준의 낮은 탄수화물) 다이어트와 채식 위주의 식습관으로 의견이 수렴한다는 것이었다. 흥미롭게도, 과거에 고지방에 초점을 맞춰 엄격한 케토제닉 다이어트를 옹호하던 전문가들 중 일부가 그런 태도를 완화하고 있는데, 그런 식단을 지속적으로 실천하기 어려운 사람들이 있기 때문이다. 결국은 모두가 중간 지점으로 수렴하는 것처럼 보인다. 즉, 저탄수화물 식품, 건강한 지방, 지방이 없는 살코기와 가공되지 않은 고기, 녹말 없는 채소, 혈당 지수가 낮은 식품을 권장한다. 그리고 초조제 식품과 혈당 지수가 높은 식품은 체중 감량과 건강의 적이라는 데 모두가 의견을 같이한다.

저탄수화물 식습관에 대한 우려

◆

수십 년 동안 심장병 전문의들은 식단에서 지방, 특히 포화 지방을 줄이는 데 집중해왔다. 하지만 세계적으로 저명한 예방심장학자인 세 사람, 피터 리비, 브라이언 퍼런스Brian Ference,[9] 호르헤 플루츠키Jorge Plutzky와 이야기를 나눠본 결과, 그들 중 어느 누구도 환자들이 지방이나 포화 지방 섭취가 늘어날 수 있는 저탄수화물 식단을 선택하는 것에 대해 지나치게 걱정하지 않는다는 사실을 알게 되었다. 그들은 내장 지방이 증가한 환자들의 체중 감량을 더 중시했다. "대다수 사람들의 경우, 합리적인 수준의 포화 지방 섭취는 그렇게 걱정할 일이 아닙니다. 그것은 그다지 큰 영향을 미치지 않아요. 대사 수치도 별로 변하지 않습니다."[10] 플루츠키는 이렇게 말했다.

나는 리비에게 직접 물어보았다. "내장 지방을 줄이기 위해 소화가 빠른 탄수화물을 끊고, 대신에 포화 지방 섭취를 늘리는 환자를 어떻게 생각하시나요?"

"건강상 이득이 클 겁니다. 나는 그건 괜찮다고 생각해요."[11] 그는 이렇게 대답했다. 그리고 덧붙였다. "만약 LDL-C 수치가 내가 원하지 않는 수준까지 올라간다면, 그때에는 치료 여부에 대해 환자와 함께 결정을 내릴 거예요."

LDL-C는 혈액 속에서 순환하는 일종의 혈중 지질로, 흔히 '나쁜 콜레스테롤'이라고 부른다. LDL-C를 줄이면 죽상 경화 심혈관 질환 발생률과 심혈관 질환 사망률이 극적으로 감소하는 결과가 나타났다.

LDL-C를 더 많이 줄일수록 심혈관 질환의 위험도 그만큼 줄어든다. 나는 LDL-C 수치를 합리적으로 달성 가능한 최저 수준으로 최대한 오랫동안 유지해야 한다고 강하게 믿는다. 흡연율 감소와 효과적인 지질 강하제 보급은 죽상 경화 심혈관 질환으로 인한 사망률에 극적인 변화를 가져왔다.

저탄수화물 다이어트를 하는 일부 사람들은 LDL-C 수치가 상승할 수 있다. 이 경우, 지질단백질에 포함돼 있는 ApoB(아폴리포단백질의 하나)의 양을 나타내는 입자 수 검사 같은 추가 검사를 통해 심혈관 질환 위험을 더 명확히 파악할 수 있다. 어쨌든 상승한 LDL-C는 쉽게 치료할 수 있다.

하지만 이게 다가 아니다. 비만과 당뇨병이 증가하는 현실에서 새로 나타나고 있는 혈중 지질의 특징은 높은 중성 지방 수치이다. LDL뿐만 아니라 중성 지방이 풍부한 지질단백질 역시 죽상 경화 심장병에 영향을 미친다. 리비는 이것 역시 심혈관 위험의 인과적 요인일 가능성이 있다고 말했다. "중성 지방이 풍부한 지질단백질은 LDL보다 염증을 훨씬 더 많이 일으킵니다." 정제 탄수화물은 간에서 이러한 지질단백질 입자의 생성을 자극한다.

시카고에서 열린 2024년 미국심장협회 연례 회의에서, 나는 '연례 지질 업데이트Annual Lipid Update'를 제출한 패널 전문가들에게 빠르게 흡수되는 탄수화물이 중성 지방 증가 문제에서 큰 비중을 차지한다는 데 동의하느냐고 물었다. 그러자 수십 년간 포화 지방에 집중해온 이들조차 놀랍게도 정제 탄수화물이 문제의 일부라는 데 동의했다.

체중 감량은 심혈관 질환 위험을 극적으로 낮출 수 있다. 식단의 질도 중요하다. 빠르게 흡수되는 탄수화물을 줄이고 건강한 지방으로 바꾸는 것이 심혈관 질환 위험을 줄이는 데 도움이 된다. 하지만 리비 박사가 지적했듯이, 사람들은 얼마나 먹느냐보다 무엇을 먹느냐에만 너무 집중하는 경향이 있다.

지중해 식단을 기반으로

◆

이스라엘 벤구리온대학교에서 영양학과 역학을 가르치는 아이리스 샤이Iris Shai 교수는 경쟁하는 섭식 방법들을 직접 비교하기 위해 가장 엄격하고 중요한 임상 시험 중 하나를 실시했다. 그녀는 중등도 비만인 피험자 322명을 대상으로 변형 지중해 식단과 저탄수화물 식단, 저지방 식단의 효과를 비교하는 임상 시험을 했는데, 2년 후 저탄수화물 식단과 지중해 식단이 저지방 식단보다 더 우수하다는 결과를 보여주었다. 저탄수화물 식단을 따른 피험자들이 체중이 더 빠르게 줄어들었지만, 12개월째가 되자 저탄수화물 식단과 지중해 식단의 결과에 별 차이가 없었다. 그리고 6년째가 되었을 때에는 저지방 식단이나 저탄수화물 식단보다 지중해 식단을 따른 사람들 중에서 감량한 체중을 유지한 사람이 더 많았다.

지중해 식단에서 한 가지 주목할 만한 특징은 채소, 콩류, 과일, 통곡물, 견과류의 높은 비중이다. 여기에는 적정량의 가금류와 생선이 포함되는 반면, 붉은 고기 섭취는 제한한다. 지중해 식단을 따르는 사람들은 치즈와 요구르트 같은 유제품을 적당량 섭취하고, 달걀은 소량만 섭취하며, 단것은 거의 먹지 않는다. 식사에 적당량의 와인을 곁들이기도 한다. 전반적으로 지중해 식단은 포화 지방과 당분의 섭취를 최소한으로 제한하는 것이 특징이며, 이는 고칼로리 식품과 지방과 당분이 많이 포함되어 '맛이 아주 좋은' 식품의 조합을 피하는 데 도움을 준다.

샤이는 자신의 연구 결과를 설명하면서 지중해 식단에서는 무엇을 먹느냐보다 무엇을 먹지 *않느냐*가 더 중요하다고 강조했다. "정크 푸드, 트랜스 지방, 가공육, 설탕, 나트륨을 피하고, 대신에 채소, 과일, 그리고 자연에서 나오는 좋은 것이라면 많이 섭취하는 것이 중요합니다."

샤이의 말은 중요한 통찰을 암시하는데, '지중해 식단'이라는 단일 개념은 환상에 불과하다는 것이다. 사람들은 흔히 지중해 식단을 마치 고정된 한 가지 식단인 것처럼 이야기하지만, 지중해 지역은 매우 넓고 지역에 따라 다양한 식습관이 분포하고 있다. 레먼칼리지의 케이트 가드너 버트Kate Gardner Burt 같은 학자들은 이러한 일반화의 허점을 잘 지적해왔다.[12] 이 지역에는 식단에 유사한 요소를 가진 문화와 국가가 여럿 존재하긴 하지만, '지중해 식단'의 영양적 특성이 특정 문화나 국가의 실제 식습관을 정확히 반영하는지는 불분명하다. 예를 들면, 산업화 이전의 사르데냐섬 양치기들은 라드와 치즈를 먹었고, 그리스에서는 오랫동안 돼지고기와 양고기가 주식이었다.

오늘날 우리가 지중해 식단이라고 부르는 것은 영양역학자들이 건강한 식단으로 간주하는 이상화된 버전이다. '지중해' 식단에서 건강에 좋은 가장 큰 특징은 자연식품을 강조하고 초조제 식품을 배제하는 것이다. 이것이 이 식단의 핵심 건강 원칙이다.

하지만 지중해 식단의 광범위성은 주요 단점이기도 하다. 이 식단은 전체적인 섭식 계획을 제공하지만, 1회 섭취량에 대해서는 구체적인 지침이 없다. 일부 사람들은 건강한 음식을 먹으니 무제한으로 먹어도 된다거나, 여분의 영양소를 섭취하기 위해 많이 먹어도 된다고 착각할 수 있으며, 이로 인해 칼로리를 과잉 섭취하게 되어 오히려 이득을 얻지 못할 수도 있다.

그리스 크레타섬에서 의사와 영양사로 활동하는 이오아니스 니키티디스Ioannis Nikitidis는 지중해 식단이 포만감을 충분히 해결하지 못하고 칼로리 섭취 감소를 달성하지 못한다는 점에서 비만 치료 계획으로 한계가 있다고 생각한다. "저는 지중해 식단 단독으로는 비만 문제를 해결하거나 체중 감량에서 최대 효과를 얻는 이상적인 방법이 될 수 없다고 생각합니다. 지중해 식단의 일부 요소들을 케토제닉 식단 같은 다른 식단의 요소들과 결합해야만 환자에게 최상의 결과를 가져다줄 수 있습니다. 체중 감량을 할 때 포만감은 매우 중요한 요소입니다. 저는 포만감을 신중하게 고려해야 한다고 봅니다."[13]

지중해 식단의 삼대 영양소 비율은 대략 지방 40%, 단백질 20%, 탄수화물 40%이다. 니키티디스는 이렇게 말한다. "이 다량 영양소 비율이 체중 감량과 포만감을 위해 이상적이라고 생각하지 않습니다. 저는 지방 25%, 단백질 35%, 탄수화물 40%를 제안합니다. 단백질 섭취가 늘어나면 포만감도 증가하지요. 케토제닉 식단만큼 단백질을 많이 섭취하지는 않지만, 케토제닉 식단의 이득 중 일부를 얻을 수 있습니다. 제가 선호하는 단백질 공급원은 닭고기, 칠면조, 저지방 유제품인데, LDL 콜레스테롤 증가를 피하기 위해서이지요. 또한 건강에 좋은 오메가-3 지방산 섭취를 위해 생선을 추천합니다. 그리스에서는 다른 나라보다 생선을 구하기가 쉽지만, 여기서도 생선은 육류에 비해 여전히 비쌉니다."

니키티디스는 포만감 문제를 해결하기 위해 섬유질 함량이 높은 변형 지중해 식단을 추천한다. "채소, 콩류, 과일, 통곡물, 견과류를 함께 섭취하면 섬유질과 복합 탄수화물이 좋은 조합을 이룹니다. 이 식품들은 변비를 예방하고 컨디션을 좋게 하며, 수분까지 추가로 공급하지요. 수분 공급은 매우 중요한데, 탈수 상태에서는 배고픔의 느낌이 더 강하고 더 빠르게 오기 때문입니다. 따라서 섬유질과 수분을 충분히 섭취하는 것은 매우 좋은 조합입니다. 게다가 과일과 채소의 조합은 비타민과 미네랄 섭취도 증가시키지요."

다이어트의 기본

◆

완벽한 영양 계획 같은 것은 없다. 각 개인의 생물학적 특성과 환경의 다양성을 감안하면, 단일한 해결책이 존재할 수 있을까? 하지만 앞에서 보았듯이, 더 나은 건강을 위해 널리 적용되는 기본 원칙들이 몇 가지 있다. 칼로리 섭취를 줄이고, 자연식품에 초점을 맞추고, 탄수화물 섭취를 줄이는 동시에, 신체 유지에 필요한 영양소와 미량 영양소를 충분히 공급하는 영양 계획이 체중 감량에 성공을 가져다준다. 이러한 섭식 프로그램이 지속되려면 일관성이 있는 동시에 만족감을 줄 수 있어야 한다.

GLP-1 약은 건강한 식사의 기본 원칙을 바꾸지는 않지만, 식습관을 더 쉽게 바꿀 수 있게 해준다. 비만 환자를 돌보는 의사들은 비만 치료제를 사용하는 환자들에게 칼로리보다는 식단의 질에 집중하라고 권할 수 있다는 사실을 환영한다. 의학과 기술이 이렇게 발전했는데도 사람들에게 식단의 질에 집중하라고 말해야 한다는 것은 놀라운 일이다. 식품 산업은 '칼로리'와 '영양'을 분리하는 데 유감스러울 정도로 성공했다. 나는 '빈 칼로리empty calories'나 '정크 푸드' 같은 표현이 우리의 식품 공급망 중 일부에만 해당한다고 생각했다. 하지만 안타깝게도 우리가 섭취하는 식품 중에서 이 용어에 해당하는 부분이 점점 더 커지고 있다. 카이저 퍼머넌트의 리디아 알렉산더Lydia Alexander의 표현을 빌리면, 식품 산업은 에너지 섭취와 영양을 별개의 것으로 만드는 방법을 발견했다.[14]

비만인 사람들은 평균적으로 평생 동안 심각한 체중 감량을 일곱 번 정도 시도하며, 여러 가지 다이어트 방식을 시험한다. 선택지가 너무 많아서, 나는 비만의학 동료이자 영양 전문의이기도 한 제니 스탠퍼드Jennie Stanford에게 지속 가능한 체중 관리 안내에 도움이 되는 '기본적인 식습관'을 제시해달라고 요청했다. 목표는 약을 사용하건 사용하지 않건 간에 적용할 수 있는 건강한 다이어트 원칙을 정하는 것이었다. 일반적으로 그러한 식습관은 적당량의 저지방 단백질 섭취를 강조하고, 채식 위주의 식사를 하며, 혈당 지수가 낮은 탄수화물과 최소한으로 가공한 식품에 초점을 맞추고, 건강한 지방을 포함하고, 극단적인 칼로리 제한은 피해야 한다.

이것이 바로 건강을 위한 섭식을 안내하는 기본 청사진이다.

적정량의 저지방 단백질 섭취

◆

우리 몸은 단백질이 없으면 제대로 기능할 수 없으며, 식이 단백질 섭취가 부족하면 근육과 기관에 저장된 단백질을 분해하기 시작한다. 단백질 분자의 기본 구성 요소는 아미노산이다. 아미노산은 근육과 연조직을 만들고 유지하는 데 필요하며, 세포 간 신호 전달, DNA 합성과 복제, 세포들의 기본 대사 반응에도 필수적이다. 우리 몸은 많은 종류의 아미노산을 자체적으로 만들 수 있지만, 아홉 가지 아미노산은 반드시 음식을 통해서만 얻을 수 있다.

아홉 가지 필수 아미노산을 모두 포함하는 단백질 공급원을 완전 단백질이라고 하며, 모든 필수 아미노산을 포함하지는 않는 단백질 공급원은 불완전 단백질이라고 한다. 동물성 단백질은 대체로 완전 단백질인 경우가 많다. 일부 식물성 단백질도 완전 단백질이다. 대다수 식물성 단백질은 개별적으로는 불완전하지만, 여러 종류가 조합되면 전체적으로 완전 단백질이 될 수 있다.

단백질 필요량은 나이와 성별, 활동 수준, 건강 상태, 개인의 대사 인자에 따라 큰 차이가 난다. 미국국립학술원 식품영양위원회가 정한 1일 권장 섭취량은 건강한 사람의 신체 기능에 적절한 특정 영양소의 양을 나타내는 기준이다. 수십 년 동안 1일 단백질 권장 섭취량은 최적 수준보다 낮게 정해져 있었는데, 체중 1kg당 최대 0.8g이었다.

많은 증거는 현재의 1일 권장 섭취량보다 더 많은 단백질을 함유한 식단이 대사를 최적화하고, 식욕을 조절하고, 건강한 체중을 유지하고, 근육량을 보존하고, 건강한 노화를 돕고, 신체 회복을 촉진하고, 신체 근력을 지원하는 데 도움이 된다고 시사한다.[15] 단백질 비중이 높은 식단은 또한 포만감을 높이고, 칼로리 연소를 증가시키며, 제지방 근육량 유지에도 도움을 준다. 정제 곡물을 단백질로 대체하면, 인슐린 저항과 그 밖의 나쁜 대사 건강 지표를 낮추는 경향이 있다는 증거도 있다.

현재 1일 권장 섭취량은 단백질 필요량을 오로지 체중을 바탕으로 정의한다. 하지만 더 나은 기본 원칙은 단백질 필요량을 총 칼로리 섭취량의 일부로 추정하는 것이다. 대다수 사람들에게 이상적인 단백질 섭취 비율은 상황에 따라 다르지만, 보통 1일 총 칼로리 섭취량의 25~40%이다. 단백질은 탄수화물과 마찬가지로 1g당 4칼로리의 열량을 공급한다. 만약 하루에 섭취하는 1600칼로리 중 30%가 단백질이라면, 이는 480칼로리, 즉 120g의 단백질에 해당한다.

1일 단백질 섭취량을 쉽게 계산하려면, 단백질(g)이 파운드(lb)로 나타낸 체중의 최소 75% 이상이 되도록 목표를 정하라. 예컨대, 체중이 160파운드(72.5kg)라면 하루에 최소 120g의 단백질을 섭취하는 것이다. 단, 이 권고는 인슐린 저항이 있거나 특정 피트니스 목표가 있거나, 질병이나 수술에서 회복 중이거나, 비만 치료제를 사용 중이거나, 기타 특별한 상황에 있는 사람에게는 적합하지 않을 수 있다. 특정 요구 사항을 결정하는 데에는 개인 맞춤형 영양 계획이 중요하다.

요점 정리: 단백질은 칼로리의 상당 부분이 단백질에 들어 있고 불포화 지방이나 다른 첨가 성분이 최소한만 포함된 저지방 공급원에서 섭취해야 한다. 훌륭한 저지방 단백질 공급원으로는 가금류(닭고기나 칠면조)의 가슴살이나 날개살, 돼지고기 살코기, 들소 고기, 달걀, 퀴노아, 콩류, 생선, 조개류, 해산물이 있다.

단백질 1인분의 적절한 양은 대략 다음과 같다. 고기 또는 생선 약 170g(대략 손바닥만 한 크기), 달걀 2개 또는 달걀 3~4개의 흰자, 퀴노아 또는 콩류 반 컵, 그릭 요거트 또는 코티지 치즈 반 컵, 두부 한 컵, 견과류 4분의 1컵. 저지방 동물성 단백질 공급원은 접시의 약 4분의 1을 차지하는 것이 적당하다. 훌륭한 동물성 단백질 공급원에는 불포화 지방이 포함될 수 있고, 훌륭한 식물성 단백질 공급원에는 저혈당 지수 탄수화물이 포함될 수 있다.

식물 위주 식단

◆

식물성 식품은 오늘날의 식품 공급원 중에서 항염증 효과가 가장 큰 식품군에 속한다. 식물성 식품은 최소한의 가공 상태로 섭취할 수 있어 비타민, 미네랄, 항산화제 등 소중한 영양소와 미량 영양소가 보존된다. 항산화제는 만성 질환의 위험을 증가시킬 수 있는 해로운 염증 유발 분자 조각('자유 라디칼'이라 부르는)의 생성을 억제한다. 항산화제가 풍부한 식품으로는 딸기류, 감귤류, 녹색 잎채소, 십자화과 채소, 콩, 고구마, 퀴노아가 있다.[16] 항산화제가 풍부한 식단은 심혈관 질환, 빈혈, 특정 암, 관절 질환, 염증성 질환, 인지 저하의 위험을 줄인다는 것이 입증되었다.

대다수 식물성 식품은 건강한 식단의 중요한 요소인 식이 섬유를 포함하고 있다. 식이 섬유는 포만감을 증진시키고, 칼로리 섭취를 줄이며, 건강한 체중을 유지하고, 혈당을 조절하고, 장운동과 소화를 조절하며, 건강한 장내 미생물총을 지원한다. 다양하고 균형 잡힌 장내 미생물총은 여러 면에서 우리의 건강에 중요한데, 그중 일부는 아직도 계속 발견되는 중이다. 식이 섬유는 프리바이오틱스의 한 종류로 장내 미생물의 먹이가 된다. 또한 식이 섬유는 저혈당 지수 탄수화물의 한 성분으로, 혈당 조절에 도움을 준다. 영양학과 비만 부문의 많은 연구자들은 초조제 식품을 포함하지 않은 식물 위주 식단이 건강에 좋다는 데 동의한다.

노스웨스턴대학교의 비만의학 임상의인 로버트 쿠시너는 "과일, 채소, 통곡물에 중점을 두면서 식물 기반 식품을 더 많이, 붉은 고기를 덜" 사용한다. 채식주의 식단과 식물 기반 식단의 차이는 무엇일까? 그 차이는 가공 식품의 부재에 있다. 예를 들면, 식물 기반 식단에서는 튀긴 호박을 먹지 않지만, 채식주의 식단에서는 섭취해도 무방하다.

"많은 사람들은 여전히 식물 기반 식단을 매우 두려워합니다."[17] 뉴욕시의 내과 의사이자 비만의학 전문가로, 식물 기반 섭식을 지지하는 제니퍼 응Jennifer Ng은 이렇게 말한다. 응은 고기를 약간 포함한 식물 기반 식단(반#채식주의)이 일반적으로 젊은 환자들의 입맛에 더 맞다고 생각한다. 응은 연구들에서 식물 기반 식단은 체중 감소와 낮은 체질량 지수와 관련이 있으며, 더 오래 지속할 수 있어서 비만 위험을 추가로 줄여준다는 결과가 나왔다고 말한다. 무작위 대조 시험 결과는 식물 기반 식단이 다른 식단보다 체중 감량에 더 효과적일 수 있다고 시사하지만, 일부 연구는 다른 식단들에서도 비슷한 효과가 나타난다는 것을 보여준다. 식물 기반 식단은 높은 섬유질 함량과 낮은 칼로리 밀도로 체중 감량에 도움을 준다.

동물성 식품이 적고 건강에 좋은 식물성 식품이 많은 식단은 심혈관 질환 발병과 사망 그리고 제2형 당뇨병의 위험을 낮춘다는 증거가 있다. 이러한 식단은 과체중 또는 비만인 사람들의 인슐린 민감성을 높인다. 또 LDL 콜레스테롤 수치를 낮추고, 소화기계 암을 예방하며, 염증 지표도 낮춘다.

요점 정리: '식물 기반 자연식품 섭식'이라 부르는, 건강에 가장 좋은 식물 기반 식단은 통곡물, 과일, 채소, 콩류, 씨앗, 견과류를 포함하는 반면, 가공되거나 정제되어 건강에 해로운 식물성 식품은 피한다.

건강에 좋은 지방

◆

지난 수십 년간 유행했던 저지방 다이어트 열풍과는 반대로, 기본적인 식습관에는 건강에 좋은 지방이 반드시 포함되어야 한다. 포화 지방과 심혈관 질환 사이에 연관성이 있다는 증거는 복잡하고 열띤 논쟁의 대상이다. 하지만 분명히 건강에 좋고 이로우며 만성 질환에 맞서 싸우는 데 도움을 주는 지방이 있다. 불포화 지방(다중 불포화 지방과 단일 불포화 지방), 그중에서도 특히 오메가-3 지방산과 오메가-6 지방산은 식이 구성의 필수적 요소이다.

오메가-6 지방산은 혈액 응고, 면역 기능, 근육 수축, 세포 구조, 피부 건강에 중요하다. 오메가-6 지방산은 견과류와 씨앗 같은 식물성 식품뿐만 아니라 일부 동물성 식품에도 들어 있다. 하지만 아무리 좋은 것도 지나치면 문제가 된다. 최근에 전형적인 서구식 식단에서 오메가-6 지방산 섭취가 크게 증가했는데, 초조제 식품에 흔히 사용되는 종자유 때문이었다. 종자유는 저렴할 뿐만 아니라 식품의 질감을 높이고 유통 기한을 늘리는 지방 재료로 사용될 수 있어서 많은 가공 식품에 쓰인다.

문제는 종자유(예컨대 콩기름, 카놀라유, 옥수수기름, 홍화유 등)가 염증을 유발하는 성질이 있고, 오메가-3 지방산에 비해 오메가-6 지방산이 과도하게 많이 들어 있다는 점이다. 가공 식품이 흔치 않았던 과거에는 사람들이 섭취하는 오메가-6 지방산과 오메가-3 지방산의 비율이 대략 1 대 1에서 4 대 1이었으나, 지금은 그 비율이 20 대 1 혹은 그 이상이어서 염증을 유발하기 쉽다.[18]

이를 상쇄하려면 오메가-3 지방산 섭취를 늘리는 것이 좋은데, 오메가-3 지방산은 인지 기능 향상, 염증 감소, 관절 건강 개선, 시력 보호, 심혈관 건강 증진, 다수의 만성 질환 위험 감소에 중요한 역할을 한다.[19] 대표적인 오메가-3 지방산 두 가지는 에이코사펜타엔산(EPA)과 도코사헥사엔산(DHA)인데, 우리 몸에서 합성되지 않으므로 반드시 식품을 통해 섭취해야 한다.

요점 정리: 훌륭한 오메가-3 지방산 공급원으로는 엑스트라 버진 올리브유, 아보카도 오일, 아보카도, 치아 씨앗, 아마인, 견과류, 지방이 풍부한 생선 등이 있다. 1일 권장 섭취량은 개인에 따라 다르지만, 일반적으로 최소한 1.5~2g 이상이 권장된다. 참고로 연어 113~170g에는 오메가-3 지방산이 약 3g 들어 있고, 치아 씨앗 한 숟가락에는 약 2.5g 들어 있다. 따라서 일주일에 세 번 생선(수은 함량이 낮은 것으로)을 먹거나 매일 치아 씨앗을 1회분씩 먹으면 오메가-3 지방산 섭취 목표를 달성하는 데 도움이 된다.

엑스트라 버진 올리브유는 더 많은 오메가-3 지방산을 식사에 포함시킬 수 있는 또 한 가지 좋은 방법이다. 제품에 따라 향미의 강도가 다양한 엑스트라 버진 올리브유는 다양한 음식을 조리하는 데 쓰인다. 아보카도 오일도 건강에 좋은 지방으로, 오메가-3 지방산을 풍부하게 함유하고 있다. 향미가 강해서 자극적인 음식에 어울리며, 발연점이 높아 조리용으로 쓰기에는 올리브유보다 낫다.

고섬유질, 저혈당 지수 탄수화물

◆

탄수화물을 둘러싼 혼란 중 다수는 정의에서 비롯된다. '복합 탄수화물'이라는 용어는 오래전에 퇴출되었어야 마땅한데, 소화가 되는 녹말과 소화가 되지 않는 섬유질이 모두 복합 탄수화물에 포함되기 때문이다. 나는 '빨리 소화'되거나 '빨리 흡수'되는 탄수화물의 과도한 섭취가 건강에 미치는 위험을 더 분명하게 강조하는 것이 좋다고 생각한다. 빨리 소화되는 탄수화물에는 포도당으로 쉽게 분해되어 혈당을 급격히 상승시키는 당류와 녹말이 포함된다. 당류와 녹말은 우리의 보상/중독 회로를 자극하는, '매우 맛있는' 식품 조합을 만드는 데 기여한다.

빨리 소화되는 탄수화물은 내장 지방, 간 지방, 심장 바깥막 지방('심장 지방'이라고도 하는)의 축적과 대사 질환에 기여한다. 어떤 식습관에서도 녹말과 당류는 최대한 섭취를 줄여야 한다. 고탄수화물 식단은 내장 지방과 간 지방, 염증을 증가시키는데, 인슐린 저항이 있는 사람에게는 특히 그렇다.

식이 섬유도 탄수화물이지만 아주 다른 종류의 탄수화물이다. 식이 섬유는 소화가 되지 않는 탄수화물로, 위장관에서 음식물의 이동을 늦추고, 장내 미생물총에 영양을 공급하고, 염증 감소에 도움을 주는 등 긍정적인 역할을 한다. 귀리, 콩류, 과일, 채소에 포함된 수용성 섬유질은 물을 흡수하는 부피 증가제 역할을 하고, 쓸개즙산과 결합해 혈중 지질을 줄이는 데 도움을 준다. 불용성 섬유질은 위장관의 운동을 촉진한다.

미국의 식생활지침자문위원회는 '총곡물 total grains'이라는 용어를 사용하는데, 여기에는 통곡물과 정제 곡물이 모두 포함된다. 최근에 이들은 섭취하는 총곡물 중 대부분을 통곡물로 구성하라고 권장했다. 하지만 '통곡물 whole grains'이라는 용어도 복잡한데, 여기에는 많은 양의 녹말과 함께 섬유질과 단백질도 포함돼 있기 때문이다.*

---

* 'whole grain'은 직역하면 '전곡全穀', 즉 '전부 곡물'이라는 뜻인데, 그렇다면 섬유질과 단백질도 곡물 성분으로 볼 수 있느냐는 뜻으로 한 말이다.

통곡물의 장점은 녹말 이외에도 섬유질과 여러 영양소를 제공하는 데 있다. 예를 들면, 통곡물에는 비타민 B군, 특히 엽산, 티아민(B_1), 리보플라빈(B_2), 나이신(B_3)이 풍부하다. 대다수 통곡물은 철분, 마그네슘, 셀레늄, 아연도 많이 들어 있다. 또한 통곡물 배아(씨눈)에는 오메가-3과 오메가-6 같은 필수 지방산이 들어 있다. 통곡물에는 정제 곡물에 부족한 파이토케미컬phytochemical도 많은데, 건강에 좋은 이 화합물들이 주로 겨와 배아에 집중되어 있기 때문이다.

통곡물의 단점은, 그것이 취약 계층 사람들에게 내장 지방과 간 지방 축적을 촉진하는 녹말의 주요 공급원이라는 점과 통곡물이 함유한 필수 영양소들을 다른 식품에서도 충분히 얻을 수 있다는 점이다. 통곡물의 섬유질은 주로 수용성 섬유질로, 위장 운동에 도움이 되는 기계적 특성을 지니고 있다. 더 효과적인 수용성 섬유질은 과일과 채소에서 얻을 수 있다.

식생활지침자문위원회가 곡물 문제에 대해 조심스러운 태도를 보여온 이유 중 하나는 1940년대에 FDA가 전국적인 영양 결핍 문제에 대응하기 위해 정제 곡물에 비타민과 미네랄을 강화하도록 결정했기 때문이다. 최근에 취한 노력 중 하나는 임신 중 태아의 신경관 결함 위험을 줄이기 위해 정제 곡물에 엽산을 강화하는 조치였다. 그 후로 FDA는 정제 곡물을 엽산 결핍과 태아의 신경관 결함을 예방하기 위한 주요 수단으로 사용해왔다.

2025년 식생활지침자문위원회 회의에서 위원들은 만 1세 이상 모든 사람의 총곡물 1일 권장 섭취량을 줄이는 방안을 제안했다. 하지만 위원장은 곡물이 일반적인 영양 결핍 문제를 해결하기 위해 필요한 비타민과 미네랄 공급원으로 선택되었다는 이유로 이 제안을 거부했다. 하버드 T.H. 찬 공중보건대학원의 디드러 토비어스Deidre Tobias는 이에 대해 "단지 종합 비타민 섭취를 위해 정제 곡물을 섭취해서는 안 된다."[20]라고 반대 의견을 표명했다. 미국의 식생활 지침은 아직까지 총곡물과 정제 곡물이 많이 포함된 식단을 권장하고 있지만, 이러한 식단은 많은 사람들에게 대사 혼란을 일으킨다는 문제가 있다.

탄수화물의 품질을 평가하는 한 가지 유용한 방법은 혈당 지수를 살펴보는 것이다. 혈당 지수는 세 범주로 나뉜다. 낮은 혈당 지수(55 미만)는 그 식품이 혈당 수치에 미치는 영향이 최소한에 그친다는 것을 의미한다. 중간 혈당 지수(56~69)는 그 식품이 혈당 수치에 미치는 영향이 중간 정도임을 의미한다. 높은 혈당 지수(70 이상)는 그 식품이 혈당 수치를 크게 증가시킨다는 것을 의미한다. 이와 관련된 개념으로 '혈당 부하'가 있는데, 이것은 식품에 포함된 탄수화물의 총량과 그 식품의 혈당 지수를 결합해 계산한 값이다.[21]

저혈당 지수 식단으로 간주되려면, 1일 총 혈당 지수가 45 이하여야 한다. 드러난 증거는 저혈당 지수 식단이 인슐린 저항을 감소시키고 공복 인슐린 수치를 낮춘다고 시사하므로, 전체적인 기본 식습관에서 저혈당 지수 식단을 따르는 것이 중요하다. 또한 일부 연구는 체질량 지수가 과체중 또는 비만 범위에 있는 환자의 경우, 저혈당 지수 식단이 체중 감량을 촉진할 수 있음을 보여준다. 하지만 다른 연구 결과들도 있다. 확실한 것은 저혈당 지수 식단을 따르면, 최적의 대사 건강 유지에 도움이 된다는 사실이다. 이것은 건강한 체중을 유지하는 데뿐만 아니라, 비정상적 인슐린과 포도당 대사와 관련된 만성 질환의 위험을 줄이는 데에도 도움이 된다.

녹말이 많은 채소는 많은 양의 녹말을 공급하지만, 그와 함께 약간의 단백질도 공급한다. 고구마는 감자보다 베타카로틴과 파이토케미컬이 더 많다. 오스트레일리아의 영양학자 제니 브랜드-밀러Jennie Brand-Miller는 이렇게 설명한다. "감자는 일관되게 혈당 지수가 70 이상이며, 때로는 90대에 이르기도 합니다. 인스턴트 감자는 이보다 더 높아요. 야생 감자 품종은 혈당 지수가 더 낮았을 가능성이 있습니다. 품종 개량 과정에서 더 큰 감자를 만들려고 하다가 의도치 않게 감자의 녹말 구조가 더 분화하면서 혈당 지수가 높아지지 않았을까 추측합니다."[22]

콩, 완두콩, 렌즈콩 같은 콩류는 소화 가능한 탄수화물이 적당량 포함돼 있다. 이것들은 비동물성 단백질 공급원이며, 건강에 좋은 수용성 식이 섬유도 풍부하고 지속 가능성도 뛰어나다.

과일은 혈당 지수가 낮은 과일과 높은 과일로 쉽게 나눌 수 있다. 저혈당 지수 과일에는 딸기류, 사과, 배, 오렌지, 키위가 포함된다. 이 과일들은 다른 공급원에서 얻기 힘든 비타민 C 같은 파이토케미컬과 함께 마그네슘, 칼륨, 아연 같은 미네랄을 공급한다. 브랜드-밀러는 "일반적으로 과일은 혈당 지수가 낮거나 중간 정도에 그칩니다. 과일은 포도당, 과당, 자당이 혼합돼 있는데, 포도당과 과당의 비율은 평균적으로 약 1 대 1입니다. 과당은 빨리 산화되기 때문에 혈당 지수가 20 정도에 불과합니다. 또한 과일에는 소화를 늦추는 산과 섬유질도 포함돼 있습니다."라고 말한다.

저혈당 지수 탄수화물에 초점을 맞춘 식단은 인슐린 분비를 조절하고 혈당을 관리하는 데 도움이 된다. 저혈당 지수 탄수화물에는 섬유질, 단백질, 식물 영양소, 항산화제와 함께 그 밖의 유익한 영양소가 포함돼 있는데, 이것들은 탄수화물의 분해 속도를 늦춰 혈당 상승을 완화하고 지속적인 에너지 방출을 촉진한다. 저혈당 지수 식단을 따르면, 대사 건강을 최적 상태로 유지해 건강한 체중을 유지할 수 있을 뿐만 아니라 만성 질환 위험도 줄일 수 있다.

섭취하는 탄수화물의 질에 초점을 맞추면 누구나 혜택을 얻을 수 있다. 녹말과 당분, 녹말이 많은 채소 섭취를 최소화하고 저혈당 지수 과일 섭취를 최대화하며, 콩류를 섭취해 단백질 공급원을 최대화하고, 섬유질이 풍부하고 녹말이 적은 채소를 먹음으로써 모두가 그 혜택을 누릴 수 있다.

하지만 이러한 지침에 매몰되어 현대의 식량 공급 중 탄수화물이 큰 부분을 차지한다는 사실을 무시해서는 안 된다. 피자, 햄버거 롤, 빵, 파스타, 제과류 등은 피하기가 어렵다. 여기서 '위해 저감 harm reduction' 개념이 매우 유용하다. 정제 설탕과 녹말, 고혈당 지수 과일의 섭취를 제한할 수 있는 사람도 있지만, 그것이 현실적으로 가능하지 않은 사람도 많다. 완벽함은 체중 관리나 내장 지방 감소를 위한 필수 조건이 아니다. 가능한 한 위해를 줄이는 것을 목표로 삼아야 한다. 우리 모두는 중독 회로를 자극하는 식품들이 엄청나게 많이 널려 있는 현실에서 살아간다. 작지만 점진적으로 일어나는 긍정적 변화 하나하나가 모두 유익하다.

19

♦♦♦

행동 요법을 바라보는
새로운 관점

새로운 비만 치료제가 극적인 성공을 거두었다는 사실은 과식과 체중 감량 치료법으로 사용된 행동 요법에 대해 오랫동안 간과된 진실을 새삼 드러낸다. 행동 변화는 오랫동안 많은 체중 감량 프로그램과 치료 방식의 핵심 요소였지만, 다른 방법들만큼 효과적이지 못했는데, 음식 중독의 신경생물학을 해결하도록 설계되지 않은 것이 큰 이유였다. 비만 치료제가 체중 감량에 도움을 준다고 해서 위장관 호르몬이 비만의 *원인*임이 입증된 것은 아니다. 마찬가지로, 진통제는 통증과 염증을 줄일 수는 있어도 아직 문제의 근본 원인을 해결하지는 못한다. 하지만 이러한 약물의 효과는 분자 수준의 생물학적 개입이 질병의 과정에 영향을 미칠 수 있음을 보여준다.

브라운대학교 마인드풀니스센터의 행동사회과학 교수인 저드슨 브루어Judson Brewer는 인지행동 요법이 성공적인 결과를 낳는 것을 보여준 적은 한 번도 없다고 이를 더 직설적으로 표현한다.[1] 인지행동 요법의 장기적 성공률이 낮은 것은 "하위 수준의 보상 기반 시스템에 뿌리를 둔 행동을 하향식으로 조절하려는 시도가 지속되기 어렵다는 점"에서 비롯된 결과일 수 있는데, "그 시도는 이러한 행동에 동기를 부여하는 보상 가치 평가 과정을 실제로 변화시키지 못하기 때문"이다. 브루어는 여기에 필요한 것은 "처음에 이러한 행동을 하게 만든 하위 수준의 강화 학습 메커니즘을 변화시킴으로써 중독 행동에 영향을 미치는" 행동 요법이라고 말한다. 다시 말해서, 사고 수준 아래에서 변화를 일으킬 필요가 있다. 행동 요법은 음식을 보상으로 지각하는 것을 바꿈으로써 중독의 기본 생물학에 영향을 미쳐 자동적으로 일어나는 행동을 막아야 한다.

뇌에는 우리가 내리는 모든 선택의 행동적 결과를 만드는 데 관여하는 대규모 신경 회로가 수십 개나 있는데, 이 회로들은 보상, 정서 기억, 인지 조절, 충동과 같은 기능을 지배한다. 이것들은 학습, 기억, 습관, 동기와 관련이 있다. 중독은 이 모든 뇌 기능과 영역과 회로가 복잡하게 얽혀 상호 작용한 결과로 나타난다. 이 기능들이 함께 작용하면서 중독을 정의하는 충동성, 갈망, 욕구, 집착, 추구 같은 임상적 증상을 만들어 낸다. 중독의 복잡한 특성 때문에 성공적인 치료를 위해서는 포괄적이고 통합적인 치료 개입이 필요할 때가 많다. 하지만 더 구체적으로는, 회복에 관한 전략을 참고해 행동 요법을 중독의 렌즈로 바라보면서, 초조제 식품을 우리의 생물학을 변화시키는 습관 형성 물질로 간주하는 관행을 만들어야 한다.

중독은 오랫동안 도파민이 매개하는 보상 경로와 뇌의 전전두 피질에 있는 집행 억제 조절 회로 사이에서 벌어지는 전쟁으로 간주돼왔다. 이 이론은 고대 그리스 철학자 플라톤이 『파이드로스』에서 영혼을 두 말이 끄는 날개 달린 전차에 비유한 이야기까지 거슬러 올라간다. 한 마리는 우리의 지성과 이성을 상징하는 고귀한 말이고, 다른 한 마리는 우리의 저급한 충동과 욕구를 상징하는 천한 말이다. 하지만 중독을 바라보는 더 나은 모형은, 주어진 순간에 환경 속에서 정서적으로 가장 강한 영향을 주는 자극이 우리 행동을 지배한다는 개념을 포함하는 것이다.[2] 피자 한 조각이건 쿠키 한 쟁반이건, 그 자극은 피드포워드 고리와 신경망 전반에 걸친 신경 발화의 무한 반복을 유발하여 우리의 주의를 사로잡고 결국 중독 행동을 만들어낸다. (현저한 자극은 반대 방향으로 작용할 수도 있다.[3] 예를 들면, 나는 아이스크림 판매 트럭을 본 순간부터 아이스크림을 사 먹어야겠다는 생각에 사로잡혀 있다가도, 내 손을 놓고 차도로 달려가는 손주를 보면 즉각 주의가 전환된다. 왜냐하면 그 순간 내 주변에서 정서적 현저성이 그만큼 높은 자극은 아무것도 없기 때문이다.) 중독의 경우, 초조제 식품이라는 정서적으로 큰 영향을 미치는 자극의 현저성이나 매력을 변화시키지 못하면 치료는 결국 실패할 수밖에 없다.

이 점은 매우 중요한데, 정서적으로 현저한 자극은 우리의 느낌을 변화시키기 때문이다.[4] 그리고 우리가 어떻게 느끼느냐(단지 어떻게 생각하고 행동하느냐뿐만 아니라) 하는 것이 중독적 섭식 행동을 이끈다. 정서는 주관적 경험, 생리적 반응, 표현적 요소, 행동적 반응을 수반한다.

주관적 경험은 감정, 즉 느낌의 상태를 만들어내고 자율 신경계의 각성을 유도하는데, 이것은 자율 신경계가 활성화되었을 때 일어나는 반응으로서 심박수가 증가하고 호흡이 가빠지는 것과 같은 생리적 변화(본질적으로 '투쟁-도피' 반응에 해당하는)를 유발한다. 이런 일이 일어나면 부정적 느낌이나 불편한 느낌이 생기고, 우리는 자동적으로 그 감정을 원래 상태로 되돌리려고 시도한다.

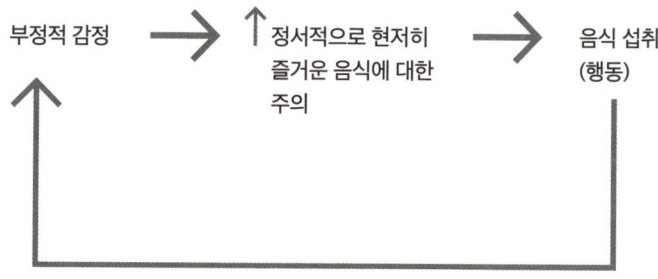

하루 동안 우리는 수많은 내부 자극(내수용 감각 자극으로, 예컨대 갈증, 에너지, 혈당 수치, 배고픔, 슬픔, 스트레스, 지루함)과 외부 자극(예컨대 스트레스 요인이나 단서)을 경험하는데, 이것들도 우리의 감정을 변화시킬 수 있다. 이러한 주관적 감정은 신경계를 활성화시켜 결국 어떤 행동이나 반응을 낳는다. 만약 그 행동이 '먹는 것'이라면(그리고 먹는 것이 기분을 더 좋게 만들거나 혹은 덜 나쁘게 만든다면), 그 행동은 강화되어 결국 중독성을 띠게 된다.

특히 스트레스는 음식 중독을 지속시킨다. 스트레스 요인은 신체의 항상성을 위협하는 것이라면, 즉 뇌나 몸을 이상적인 기능 상태에서 벗어나게 하는 것이라면, 어떤 것이라도 될 수 있다. 사랑하는 사람을 잃는 것처럼 매우 충격적인 사건은 물론이고, 혈당 수치의 급격한 상승이나 하락처럼 단순한 현상도 스트레스 요인이 될 수 있다. 우리는 뇌에 큰 신경망이 두 개 있다고 개념화할 수 있는데, 하나는 현저성을 위한 신경망이고 다른 하나는 집행 제어 시스템을 위한 신경망이다. 스트레스 요인은 이 둘 사이의 자원 배분을 변화시켜 현저성 신경망 쪽으로 더 많은 자원을 몰아주고, 주의에 초점을 맞추고, 정서적으로 현저한 자극 쪽으로 행동을 유도한다. 이렇게 스트레스를 받는 상황에서는 자동적인 행동이 상황을 지배하게 된다.[5] '스트레스 섭식stress eating'의 정의가 바로 이것이다. 하지만 스트레스 요인이 사라지면, 집행 제어와 정서적 현저성이 균형을 이루는 일상적인 상태로 되돌아갈 수 있다. 그렇다면 성공적인 장기적 행동 변화는 어떻게 일어날까? 독일 비텐/헤어데케대학교의 마렌 미카엘센Maren Michaelsen과 토비아스 에슈Tobias Esch는 일반적으로 중독에서 행동 변화를 향상시키는 메커니즘이 무엇인지 고찰한 과학 문헌을 조사했다.[6] 이들은 '현저한 것'에 대한 우리의 관점을 바꾸고, 그럼으로써 보상에 대한 지각 자체를 바꿀 수 있는 세 가지 방법을 제시했다.

첫 번째 방법은 하나의 보상을 다른 보상으로 대체하는 것이다. 미카엘센과 에슈는 이 접근법을 '동기 부여'라고 부른다. 만약 과거에 초조제 식품을 즐거운 것으로 경험했거나 그것에 대해 긍정적 견해를 갖고 있다면, 우리는 자동적으로 그것을 향해 나아가게 된다. 이 접근법의 목표는 '동기가 지배적인 영향력을 행사할 때'까지 다른 자극에 좌우되는 새 행동을 만들어내 기존의 중독 행동을 대체하는 것이다.

두 번째 방법은 회피 동기avoidance motivation이다. 이 방법은 부정적 가치가 부여되었거나 그런 연상을 불러일으키는 대상이나 물질을 피하는 것이다. 이렇게 회피함으로써 바람직하지 않은 결과를 피했다는 안도감을 느끼게 되는데, 이런 느낌 자체가 새로운 보상 혹은 동기가 될 수 있다. 이 방법이 실제로 적용된 사례로는 흡연이 있다. 20세기 초, 담배 산업은 흡연을 매력적인 것으로 보이게 하려고 할 수 있는 일이라면 전부 다 했다. 사람들이 담배의 실체를 보도록, 즉 중독성과 치명성을 지닌 제품으로 바라보도록 그러한 연상을 지우고 인식을 바꾸기까지는 무려 100년이라는 세월이 걸렸다.

세 번째 방법은 주장 동기assertion motivation로, 항상성 상태 또는 균형 상태에 도달하는 과정을 포함한다. 미카엘센과 에슈는 평온한 상태에 이르는 것 자체가 보상이 될 수 있으며, 행동 변화를 지속하는 데 도움이 된다고 주장한다. 이들의 표현을 빌리면 이 상태는, "'불원不願' 시스템과 연결돼 있고, 무행동, 수용, 만족과 관련이 있다." 부교감 자율 신경계를 활성화하고 뇌의 화학 물질을 진정시키면서 내면의 평온함을 보상으로 가져다주는 이 상태는 원치 않는 행동을 하는 것보다 더 큰 가치를 지닐 수 있다.

이 세 가지 방법이 공통적으로 보여주는 것은 중독을 극복하려면 행동 요법의 비상한 노력이 필요하다는 것이다. 중독 행동을 바꾸려면, 강력한 '자극-반응'이 그 행동을 유발한다는 점을 이해해야 한다. 이제부터는 우리의 지각을 바꾸고, 궁극적으로는 그 기저에 있는 신경생물학적 시스템을 바로잡음으로써 음식 중독을 타파하는 다양한 행동 요법을 살펴볼 것이다.

환경 변화를 통한 행동 변화
◆

섭식 행동을 바꾸는 방법을 연구한 최초의 의사 중 한 명은 정신과 의사 앨버트 J. 스텅커드이다.[7] 그는 경력 기간 중 대부분을 펜실베이니아 대학교에서 보냈고, 그곳에 체중과섭식장애센터를 설립했다. 행동주의(우리의 행동과 행위가 조건화와 환경의 자극을 통해 형성된다고 주장하는 학파[8])는 1960년대와 1970년대에 발전했다. 스텅커드는 행동주의 원리 중 일부를 식습관에 적용했는데, 예컨대 환자들에게 식품 섭취 기록을 작성하도록 권유했다. 또한 그는 비만을 사회경제적 요인과 연결 지은 최초의 사람 중 한 명이었으며, 비만에 덧씌워진 오명을 벗기기 위해 의료계에서 선구적인 노력을 기울였다.[9]

스텅커드는 경력 초기에 비만 때문에 고생하고 있던 한 보험 회사 임원으로부터 전화를 받았다. 이 남성은 얼마 전에 심장마비를 겪었고, 체중을 감량해야 한다는 사실을 잘 알고 있었다. 그는 스텅커드의 연구 논문들을 읽었는데, 거기서 본 '행동 수정'에 대해 더 자세한 것을 알고 싶어 했다. 그 후 이 남성은 TOPS Take Off Pounds Sensibly(현명하게 체중 줄이기)라는 자조 모임을 만들었고, 이 모임은 필라델피아 지역에 여러 지부가 생기면서 확대되었다. 스텅커드는 이 모임들의 효과적인 결과에 깊은 인상을 받았다. 실제로 이들이 감량한 평균 체중은 15파운드(약 6.8kg)에 가까웠는데, 의학 연구에서 보고된 결과보다 더 나은 것이었다.

스텅커드는 22개 TOPS 지부를 대상으로 연구를 시작했다. 그는 이 모임들이 자기 절제를 매우 중시하며, 체중 감량을 놓고 개인 간 경쟁이 치열하다는 사실에 주목했다. 아무도 모임에 빠지려 하지 않았고, 매주 체중 감량 성과를 인정하는 상도 있었다. 게다가 스텅커드에 따르면, 참가자들은 프로그램에 꾸준히 참여하는 한 감량한 체중을 계속 유지할 수 있었다.

스텅커드는 2014년에 세상을 떠났는데, 그 몇 해 전에 나는 그를 만나 물어보았다. "체중 감량을 지속하는 데 가장 중요한 것은 무엇인가요?" 그의 대답은 간단했다. 칼로리 섭취를 줄여야 하며, 특히 지방과 당분을 줄여야 한다고 했다. 나는 TOPS 프로그램이 성공한 이유가 참가자들이 예외적으로 자제력이 강해서인지, 아니면 프로그램 자체가 그들의 행동 변화를 돕는 데 효과가 있기 때문인지도 물어보았다.

"그것은 단순히 자제력 때문일 겁니다."라고 그가 대답했다. 그는 다시 한 번 TOPS의 엄격한 규칙을 지적했다. "이 프로그램은 중도 하차하면 다시 들어갈 수 없습니다."

"그럼 프로그램을 통해 생물학적 특성이 변하는 건 아니군요?"

"네. 그런 건 없습니다." 그는 단호하게 대답했다.

대신에 변화를 가져온 핵심 요인은 과식보다는 자기 절제를 중시하는 태도, 그리고 모임이 제공하는 공동의 성취감(상금도 포함해)을 중시하는 태도였다.

자신과 중독 물질 사이에 스스로 장벽을 세우는 이러한 종류의 사회적 지지 모임은 집단적 형태의 '자기 구속self-binding'[10]에 해당한다. 이 용어는 1970년대에 행동경제학 분야에서 토머스 셸링Thomas Schelling 교수가 처음 사용했지만, 그 후 개념이 더 확장되어 금욕(특히 알코올 남용과 관련해)의 대안적 접근법까지 포함하게 되었다. 자기 구속은 중독 물질이나 그것과 관련된 단서에 대한 노출을 제한함으로써 중독 물질 사용을 줄이는 방법이다. 예를 들면, 아편 유사제 확산에서 보듯이, 이 약물의 가용성 확대는 사용 증가와 상관관계가 있는 것으로 드러났다. 자기 구속으로 중독 물질을 완전히 차단하기는 매우 어려운데, 그 물질이 알코올과 식품처럼 상업적으로 쉽게 구할 수 있는 제품인 경우에는 특히 그렇다.

하지만 자기 구속을 다르게 바라보는 방법도 있는데, 이 방법은 특히 음식 중독과 관련해 실현 가능성이 더 높다. 스탠퍼드의학대학원의 애나 렘키는 자기 구속을 세 범주로 나눈다.[11] 첫째, 물리적 자기 구속physical self-binding은 앞서 말한 것처럼 중독 물질과 그 단서를 환경에서 제거한다(렘키는 이 개념을 확장해 여기에 비만 수술까지 포함시키는데, 이 수술이 과식을 불가능하게 만들기 때문이다). 둘째, 시간적 자기 구속chronological self-binding은 중독 물질에 노출되는 시간을 제한하는 것으로, 간헐적 단식이 이에 해당한다. 셋째, 범주적 자기 구속categorical self-binding은 특정 종류의 식품을 제한하는 다이어트처럼 여러 형태의 물질에 대한 노출을 차단한다. 규칙의 가치는 의사 결정에서 양가감정을 배제하는 데 있다. 양가감정은 우리가 어떤 물질에 관여하지 않으려는 노력에서 가장 약한 고리가 되기 쉬운데, 반추의 여지를 제공해 갈망을 불러일으키기 때문이다.

그럼에도 불구하고, 욕망에 대한 양가감정은 실재하며, 우리는 이에 맞서야 한다. 우리의 모든 부분이 변화를 원하는 것은 아니다. 최적의 삶 센터를 설립한 앤드루 타타스키는 양가감정을 부정하는 것은 우리 내면에서 결국 자신의 노력을 방해하게 될 부분을 키울 뿐이라고 말한다.[12] 규칙 자체는 단기적으로는 효과가 있지만, 규칙에 의미나 결과가 결부되어 있지 않다면 그 유용성은 제한적이다. 예를 들어 종교적 휴일에 금식을 한다면, 보통 금식 기간이 끝날 때가 다가올수록 갈망이 더욱 강해진다. 깊이 뿌리내린 규칙이라도 그 규칙에 결부된 의미가 있어야만 물질의 보상 가치가 감소할 수 있다.

자기 구속 역시 위해 저감의 한 형태인데, 이는 중독 치료에서 점점 더 열띤 논의의 대상이 되고 있다. 위해 저감은 금욕을 무조건 강요하는 대신에, 약물 치료의 선구자인 고(故) 댄 빅Dan Bigg이 말한 것처럼, 중독 물질과 관련된 위험을 줄이는 "모든 긍정적 변화"[13]를 추구한다. 초조제 식품의 광범위한 가용성과 접근성을 감안하면, 음식 중독의 경우에는 위해 저감 전략이 특히 적절할 수 있다.

타타스키는 물질 남용을 의학적 문제를 우선시하는 '제한적 질병 모형limited disease model'으로 바라보는 시각에서 벗어나, 이 복잡한 행동들 속에 내포된 '다양한 의미 있는 반응들'을 이해하는 방향으로 전환해야 한다고 믿는다. 또한 중독을 치료하는 방법이 단 한 가지만 있는 게 아니라는 사실을 인정해야 한다고 생각한다. 사람마다 제각각 다른 동기와 중독 물질과의 관계를 고려해 맞춤형 치료를 제공할 필요가 있다.

또한 위해 저감 정신을 촉진하는 상식적인 섭식 접근법도 있다. 최근에 컬럼비아대학교에서 열린 회의에서 리사 영Lisa Young 박사는 행동 요법에 관한 강연을 했는데, 그 내용에는 건강한 습관 형성, 식사량 조절, 마음 챙김 식사mindful eating에 대한 인식과 실천 등이 포함돼 있었다.[14] 영의 연구는 특히 식사량에 초점을 맞추고 있다. 영은 지난 수십 년 동안 가장 많이 증가한 것은 초조제 식품의 용량이었다고 말한다. 그녀는 제품의 양과 포장의 크기가 식품 섭취량에 영향을 미친다는 증거를 인용했다. "양이 많은 식사를 제공받은 사람들은 실제로 더 많이 먹었습니다. 전체 식단에서 더 적은 양을 제공하면, 하루 에너지 섭취량을 약 30%나 줄일 수 있었습니다."

강연 후에 진행된 질의응답에서 영이 한 말 중 인상 깊게 다가온 부분이 있었다. 환자들이 마음 챙김 식사와 음식에 대한 집착 사이에서 어떻게 균형을 맞출 수 있느냐는 질문에 영이 한 대답이었다. "그래서 저는 칼로리 계산을 좋아하지 않고, 음식의 무게를 재고 측정하는 것도 좋아하지 않습니다. 큰 그림에 집중해야 합니다. 마음 챙김에 집중하면, 음식 칼로리에 대한 집착이 줄어들고 자신이 느끼고 반응하는 것에 더 집중하게 됩니다. 저는 많은 환자들이 자신이 느끼는 것과 단절돼 있다고 생각합니다. '나는 지금 먹고 있는 걸 즐기는가?' '나는 지금 배가 고픈가?' '배부른가?' '멈출까?' 음식은 사라지지 않습니다. 그리고 이런 느낌에 초점을 맞추는 것은 집착적 사고를 만들지 않지요. 반면에 먹는 음식의 칼로리를 일일이 추적하는 것이야말로 오히려 집착을 더 키울니다."

위해 저감의 한 형태를 사용하는 섭식 프로그램 중에는 오로지 당분 금지에만 초점을 맞춘 것이 많다. 음식 중독에 대해 나와 대화를 나눈 여러 비만 전문의를 훈련시킨 스웨덴의 내과 간호사 비텐 욘손은 해로운 물질에서 벗어나도록 돕는 프로그램을 운영하는 선구자 중 한 명이다. 또 한 사람의 선구자는 베라 타먼Vera Tarman으로, 2008년에 어딕션스 언플러그드Addictions Unplugged(중독 끊기)라는 웹사이트를 만들어 대중을 상대로 음식 중독에 관해 교육해왔다.[15] 그 밖에 익명의 음식 중독자들Food Addicts in Recovery Anonymous이라는 국제단체가 있으며, 1960년에 설립되어 가장 오랜 역사를 지닌 익명의 과식자들Overeaters Anonymous[16]도 있다.

나도 단맛과 당분이 음식이 지닌 중독성의 핵심이라고 확신하지만, 이 프로그램들이 제안하듯이 절제의 대안은 렘키가 자신의 '범주적 자기 구속'에 포함시킬 만한 것을 실천하는 것이다. 즉, 그런 식품의 섭취량을 줄이는 것이다. 예를 들면, '지방-당분' 조합을 끊거나, 하루 탄수화물 섭취를 20g, 30g, 혹은 50g으로 제한할 수 있다.

타타스키는 고故 앨런 말랫의 연구를 인용해 위해 저감은 '동정적 실용주의compassionate pragmatism'에서 나온다고 주장한다. 체중 감량과 관리를 실천하려면 확실히 이런 태도가 꼭 필요하다. 개인 간 차이 때문에 모두에게 적용할 수 있는 단일 규칙은 절대로 존재할 수 없다. 게다가 환경과 치료 방식, 사고방식이 변함에 따라 규칙도 변해야 한다. 예를 들면, 비만 치료제를 사용할 때에는 "필요한 것을 섭취하라"가 규칙일 수 있지만, 약물 사용을 중단하고 나서 인슐린 저항이 있는 경우에는 탄수화물을 제한하라는 것으로 규칙이 바뀔 수도 있다.

  자신이 정한 규칙을 따를 수 있도록 적정 수준의 압박을 가하는 것도 중요하다. 위해 저감이 인정하듯이, 지나친 경직성은 오히려 역효과를 불러일으켜 섭식 장애나 그 밖의 해로운 결과를 초래할 수 있다. 토론토 워턴메디컬클리닉의 의료 책임자 숀 워턴의 말처럼, 우리 모두는 자신에 대한 것을 포함해 다양한 편향을 내면화하고 있다는 사실을 인식하는 것도 중요하다. 다양한 생리적, 호르몬적 요인에 영향을 받는 중독을 다룰 때에는 약물 사용이 일종의 반칙이라는 생각을 버려야 한다. 강박에 가까운 자제력을 발휘하지 않고도 칼로리 섭취를 줄이는 능력은 성공적인 체중 감량의 핵심 요소이다.

갈망

◆

갈망과 싸우다 보면 여러 가지 이유로 좌절을 느낄 수 있다. 가끔은 누구나 쉬운 해결책을 하나쯤은 갖고 있는 듯이 보이지만, 예컨대 갈망이 사라질 때까지(대다수 갈망은 잠시 지나면 가라앉으므로) 잠시 기다리는 방법인 '충동 서핑 urge surfing'을 비롯해 최선의 팁조차 그 효과는 단기간에 그치고 만다.[17] 부분적인 이유는 뇌가 우리에게 '거짓말'을 하도록 설계돼 있기 때문이다.[18] 오마르 마네즈왈라는 이렇게 썼다. "대뇌 피질이 자기 파괴적 행동을 합리화하는 방법은 당신의 창의력만큼 무한하다. 이런 잘못된 믿음들은 당신의 자기 감각과 통제력 감각을 보호하기 위해 설계되었다."

내가 갈망에 저항하는 방법에 대해 마네즈왈라와 직접 대화를 나누었을 때, 그는 '뇌를 바꾸는' 생각의 힘을 무시하지는 않았지만, 궁극적으로는 습관이나 환경을 바꾸려고 시도하는 해결책을 제안했다.[19] 우선 그는 자신의 상황을 철저히 평가할 것을 권했는데, 그는 이를 농담으로 '부검 autopsy'이라고 불렀다.[20] 갈망은 아주 복잡하기 때문에 이해하려면 아주 깊이 파고들 필요가 있다. "여러 요인 중 어떤 것이 자신의 갈망을 이끌고 있는지 이해하는 것이 중요합니다."[21]라고 그는 말했다. "그것은 어떤 패턴인가요? 아니면 어떤 습관인가요?" 만약 밤늦게 단것이 당긴다면 마지막으로 먹은 것이 무엇인지 찾아보고, 그것을 역이용해 갈망을 피하는 방법을 모색해보라. 어쩌면 저녁에 단백질을 더 많이 섭취하거나, 하루 동안 채소를 더 많이 먹는 편이 좋았을지 모른다. "저녁에 운동했을 때와 아침에 운동했을 때를 비교하면, 어느 쪽이 갈망이 덜한가요? 목욕을 하면 어떨까요? 갈망을 줄여주는 향이 있을까요? 니코틴 섭취와 관련이 있을까요? 배우자와 다투고 나면 더 심해지나요?"

마네즈왈라는 갈망의 성격을 파악해야만 그것과 맞서 싸울 잠재적 전략을 찾을 수 있다고 조언한다. 이를 성공적으로 해내려면 약간의 실험이 필요할 수 있는데, 똑같은 두 사람이 없듯이 갈망도 제각각 다르기 때문이다. 어떤 사람은 저녁 식사에 섬유질을 더 추가했더니 밤늦게 쿠키를 먹고 싶은 욕구가 줄었다고 느끼는 반면, 다른 사람에게는 그런 시도가 아무 효과가 없을 수 있다. "기록을 하고, 패턴을 쌓고, 분석하고, 가설을 시험해보세요."[22]라고 마네즈왈라는 말한다. 그것은 다소 번거로울 수 있지만 큰 보상을 가져다줄 잠재성이 있다.

마네즈왈라에 따르면, 갈망이 고개를 들 때 그것에 맞설 도구를 갖추는 것도 중요하지만, 그보다 훨씬 중요한 것은 애초에 갈망이 생기지 않도록 예방하는 것이다. 그는 이렇게 말한다. "갈망을 다스리는 일은 무엇을 *멈춰야* 하는가와는 별로 관계가 없어요.[23] 대부분은 무엇을 새로 *시작해야* 하는가와 관계가 있지요." 예를 들어 밤늦게 먹는 습관이 있는 나처럼 갈망이 특정 시간대에 계속 일어난다면, "그 시간에 깨어 있지 않도록 하거나 그것보다 더 몰입할 수 있는 활동을 하는 식으로 생활 방식을 바꿀 필요가 있습니다." 비록 살아가면서 음식을 완전히 피할 수는 없지만, 갈망을 충족시키기 어렵도록 자신의 주변 환경을 바꿀 수는 있다. 냉장고에 건강에 좋은 식품만 채워둔다면, 결국 그것을 먹는 수밖에 달리 선택의 여지가 없고, 그러면 그 식품으로 포만감을 느껴 갈망도 사라질 것이다.

더 크고 더 전체론적인 변화도 유익할 수 있다. 마네즈왈라는 종교의식, 달리기 모임 같은 스포츠 활동, 혹은 더 나아가 사회적 요소가 있는 자원봉사나 나눔 활동처럼 만족감을 주는 집단 활동에 참여하라고 제안한다.[24] 이타심과 사회적 연결은 술이나 약물과 동일한 보상 경로를 자극할 수 있다. 그는 12단계 지원 그룹에 참여하는 사람들에 대해 이렇게 설명한다. "회복 단계에 있는 사람들이 긍정적이고 적극적인 활동에 매우 집중하는 이유가 바로 여기에 있습니다. 이들은 사회적 관계와 우정이 발달하고, 이타적 행동을 중시하는데, 그런 활동에서 얻는 쾌감이나 흥분 때문이지요."[25] 이렇게 더 큰 생활 방식 변화 중 많은 것은 언뜻 보기엔 갈망 자체와는 아무 관계가 없어 보일 수 있지만, 이것들은 전반적으로 스스로를 더 나은 사람으로 느끼도록 도와주기 때문에 큰 파급 효과를 낳을 수 있다.

20

마음의 속임수

음식을 심리적으로 지각하는 방식을 더 잘 이해함으로써 외적 환경을 바꾸는 것 외에도, 중독을 뒤집는 데 도움이 되는 다른 변화를 만들어 낼 수 있다.

인지행동 치료사이자 『정서적 섭식의 이해와 관리Understanding and Managing Emotional Eating』의 저자인 데니스 랫클리프Denise Ratcliffe는 사람들이 음식에 대한 정서와 생각을 관리하는 전략을 개발하도록 도와준다. 그녀의 접근법은 동정심 중심 치료와 전념 치료를 포함해 다양한 방법을 기반으로 하고 있다.

랫클리프는 어떤 사람이 음식에 대해 느끼는 정서적 관계의 구성 요소를 설명하면서 이렇게 말한다. "이것은 다트판과 비슷해요. 가장 바깥쪽에 있는 원은 사회의 영향, 사람들이 음식에 대해 받아들이는 메시지, 그리고 식품의 마케팅 방식에 해당합니다. 그다음번 안쪽 원은 가족의 환경을 나타냅니다. 즉, 음식을 특정 방식으로 사용함으로써 개인과 음식의 관계를 형성하는 가정 환경이지요."

랫클리프는 환자 각각에 대해 고유한 정서적 섭식 지도를 만들고, 각자가 특정 정서적 식습관을 배우고 발달시킨 방법을 조사한 뒤, 이 자동적인 순환 고리에서 벗어날 수 있는 출구를 찾아낸다. 각각의 지도는 과거의 경로와 새로운 우회로를 모두 보여주는 역동적인 여정을 나타낸다.

"목적지와 종착지는 중요한 차이가 있습니다. 목적지는 대개 특정 의도를 가지고 나아가는 장소(예컨대 섭식의 단기적 기능은 기분을 좋게 하거나 힘든 감정을 잊게 하는 것인데)인 반면, 종착지는 의도치 않게 도달하는 장소(그 단기적 기능은 금방 후회, 수치심, 좌절 같은 감정으로 대체된다)를 말합니다." 목적지는 일시적인 위안이나 다른 데로 주의를 돌리는 것이 될 수 있지만, 의도하지 않은 종착지는 체중에 대한 후회, 죄책감, 고통 같은 부정적 결과를 수반하는 경우가 많다. 랫클리프는 이러한 이해가 단기적 보상과 장기적 영향 사이의 간극을 인식하는 데 매우 중요하다고 믿는다. 이것은 일시적 위안 뒤에 지속적인 부정적 결과가 뒤따르는 정서적 섭식의 순환적 성격을 부각시킨다.

이러한 패턴에 맞서기 위해 랫클리프는 대체 경로를 만들라고 제안한다.[1] 비행기가 100km를 날아가면서 단 1° 만 방향을 바꿔도 완전히 다른 경로에 도달하는 것처럼, 랫클리프는 환자들이 작은 변화를 시도함으로써 완전히 다른 장소에 도달하도록 이끈다. 이 '경로 변경' 전략에는 자동 반응을 만들어내는 시작점 유발 요인(직장에서의 문제나 다툼 같은)을 파악하는 것이 포함된다.

랫클리프의 프로그램은 사람이 무엇을 먹는지에 집중하는 대신에 그 행동을 하기 직전에 어떤 일이 일어나는지 파악하는 데 초점을 맞춘다. 랫클리프는 먹고 싶은 충동이 일어나기 바로 직전에 생기는 감정—따분함, 분노, 스트레스, 죄책감, 무력감을 비롯해 그 밖의 다양한 감정—을 확인하는 것이 중요하다고 강조한다.

랫클리프는 또한 신체 상태의 변화가 자동적 섭식 행동에서 벗어나는 방법이 될 수 있다고 믿는다. 신체적 활동은 긴장을 풀고 정서적으로 압도당하는 순환에서 벗어나도록 도움을 주는 강력한 도구이다. 랫클리프는 몸을 흔들어 스트레스를 떨쳐내는 동물을 예로 들면서 사람도 춤을 추거나 팔을 흔들거나 단순히 다른 장소로 이동하는 등 비슷한 신체적 활동으로 효과를 볼 수 있다고 주장한다. 이러한 움직임은 억눌린 감정의 효과적인 배출구가 될 뿐만 아니라, 통제감을 느끼게 하고 고통을 잠시 멈추는 효과가 있다. 또한 이 접근법은 정서적 섭식 문제의 해결에 감각적 관여의 역할을 강조하는데, 여기에는 음악을 듣거나 손으로 하는 활동도 포함된다.

장기 전략은 정서 인식과 자기 동정을 키우는 데 초점을 맞춘다. 이것은 비판적 자기 대화를 돌아보고 부정적 신념에 도전하는 과정을 포함한다. 이 두 가지는 다 정서적 고통을 악화시켜 수치심과 무력감을 느끼게 하고, 정서적 섭식의 악순환을 지속시킨다. 랫클리프는 환자들이 자기 자신에게 더 친절하고 지지를 보내는 내면의 목소리를 발전시키게 함으로써 정서적 섭식 행동의 근본 원인을 해결하는 길을 향해 발을 내디디도록 돕는다.

이 과정에는 실험이 매우 중요하다. 각 개인에게 다양한 방법을 시도해보고 그 결과를 관찰하면서 효과가 있는 것과 없는 것을 구별하라고 권장한다. 좌절을 예상하고 관리하는 것도 중요한 단계이다. 랫클리프는 뿌리 깊은 습관과 뇌에 형성된 기존의 경로 때문에 익숙한 패턴으로 되돌아가는 경향이 있다는 점을 인정한다. 그러면서도 이러한 좌절은 자연스러운 것이며 실패로 간주해서는 안 된다고 강조한다.

랫클리프의 연구는 정서적 사고 패턴과 '정서적 섭식 사고 사다리'를 추적하는 것도 목표로 삼는다. 이 사다리에서 아래쪽에 있는 단일수록 생각과 신념이 우리의 의식적 인식에서 더 많이 벗어나 있다. 랫클리프는 '자동성automaticity'(반복적 행동을 통해 의식적인 노력이나 생각 없이 과제를 수행하는 능력)이 여러 이름으로 불리지만, 심리적 무력감과 연관이 있는 경우가 많다고 말한다.

정서적 섭식 사고 사다리의 출발점은 사람들이 음식과 갈망, 특정 종류의 식품 선호에 대해 갖고 있는 침투적 사고이다. 랫클리프는 "대개 그것이 사고의 첫 번째 층입니다."라고 말한다. "그 위에 또 다른 층이 있는데, 그것은 그 생각에 따라 행동할지 말지를 결정하는 단계입니다. 그 행동을 해도 좋다고 스스로에게 허락하는 것으로, 결정의 실행을 정당화하는 하나의 방편이죠." 랫클리프는 환자들과 함께 '원하는 생각'과 '결정하는 생각'을 구분하느라 많은 시간을 보낸다.

여기서부터 환자들은 정서적 섭식을 인식하고, 경로를 바꾸고 헤쳐나가려고 노력하는데, 그러면서 유발 요인을 관리하기 위해 멈춤과 '탈출'을 비롯해 그 밖의 다양한 반응을 모색한다. "불편을 느끼는 것은 혐오스러운 경험입니다. 그래서 많은 사람들은 그런 느낌을 없애려고 하죠. 사람들에게서 흔히 듣는 이야기 중 하나는 불편한 감정을 억제하는 수단으로 음식을 사용한다는 것입니다. 음식을 먹어서 그런 불편한 감정을 억누른다는 것이죠. 그걸 그냥 내버려두면 무슨 일이 일어날지 몰라 불안하니까요."[2] 랫클리프는 불편함을 편안하게 받아들일 필요가 있다고 조언한다. "감정에 기복이 있는 것이 정상이라는 사실을 인정하는 것이 중요합니다. 어려운 감정에 대해 반드시 뭔가를 '해야' 할 필요는 없습니다."

비만인 경우, 끊거나 경로를 바꾸기 어려운 부정적 피드백 고리가 존재할 수 있다고 한다. "사람들은 자신의 체중 때문에 괴로워하면서 도움이 되지 않는 방식으로 먹을 수 있습니다. 또 어떤 사람들은 더 심각한 경우도 있어요. 우울증이 있거나 과거에 학대나 트라우마를 경험한 적이 있어 그 때문에 음식과 연결되었을 수도 있거든요." 랫클리프의 일에서 심리학이 담당하는 역할은 "수술이나 약물과 같은 개입을 방해하는 다른 문제들을 정리하는" 데 도움을 주는 것이라고 한다.

이것은 지속적인 변화를 만들어내기 위해 사용할 수 있는 유형의 심리적 지원으로, 단독으로 사용하거나 약물 같은 다른 도구와 함께 사용할 수 있다. 실제로 랫클리프는 비만 치료제가 음식과의 정서적 관계를 영구히 바꾸지는 못하지만, 사람들이 다른 해결책이 없다는 느낌에 사로잡힌 섭식 행동을 할 때 도움을 줄 수 *있다*고 지적한다. "약을 사용하면 고통스럽거나 악순환의 덫에 빠진 느낌에서 벗어날 수 있습니다. 희망이 있다는 느낌이 더 커지는 거지요."[3]

현재 편향

◆

인간 행동의 가장 큰 수수께끼 중 하나는, 장기적 이익에 반한다는 것을 알면서도 왜 그렇게 자주 단기적으로 어떤 행동을 하기로 결정하는가 하는 것이다. 왜 우리는 나중에 후회할 것을 알면서도 지금 이 케이크를 먹을까? 행동경제학자 조지 에인슬리George Ainslie[4]는 의학대학원 재학 시절에 하버드실험심리학연구소에서 일할 때 이 주제에 관심을 갖게 되었다.[5] 그는 시간이 지남에 따라 선택이 어떻게 변하는지에 초점을 맞춰 연구했다. 이 관심은 의학대학원을 졸업하고 펜실베이니아주의 재향군인행정국에서 정신과 의사로 일하면서도 사라지지 않았는데, 그는 지금도 이곳에서 계속 근무하고 있다.

인간과 동물을 대상으로 한 연구를 통해 에인슬리는 우리가 미래의 어느 시점에 받을 수 있는 보상보다 즉시 받을 수 있는 보상을 과대평가하는 경향이 있다는 사실을 알게 되었다.[6] 하지만 과대평가의 정도는 미래를 얼마나 오래 기다려야 하느냐에 따라 감소한다. 예를 들면, 1년 뒤에 받을 200달러보다 즉시 받을 수 있는 100달러를 선호할 수 있지만, 만약 10년 후에 받을 100달러와 11년 뒤에 받을 200달러 중 선택해야 하는 경우에는 더 큰 금액을 기다리는 쪽을 택할 가능성이 높다(현시점과 보상과의 시간적 간격이 두 경우가 동일하더라도). 즉각적인 보상의 가능성이 사라지면(그리고 그에 반응해 느끼는 충동도 사라지면), 두 가지 선택을 각각의 가치만으로 저울질할 수 있게 된다. 그리고 보상을 기다리는 시간이 길어질수록 그 보상의 지각된 가치는 감소한다. 이처럼 시간이 지남에 따라 보상의 가치를 평가하는 방식이 변하는 현상을 '과도한 할인hyperbolic discounting' 또는 '지연 할인delay discounting'이라고 부르는데, 이것은 에인슬리의 연구에서 중요한 주제이다.

중독 문제가 있는 재향 군인들을 대상으로 연구를 하면서 에인슬리는 지연 할인 문제를 새로운 관점에서 바라보게 되었다.[7] 구체적으로 그는 중독된 사람은 충동을 억제하는 능력이 떨어지며, 그 결과로 즉각적인 보상과 미래의 보상 사이에서 논리적으로 판단하는 능력이 저하된다는 사실을 관찰했다. 이러한 충동성은 중독이 신경 회로에 초래한 변화와 관련이 있다.

효과적인 장기 의사 결정(일부 사람들이 '의지력'이라고 부르는 것)에는 오늘의 행동이 내일의 목표를 방해할 가능성을 고려하는 것이 필요하다. 에인슬리는 즉각적인 보상과 미래 보상을 저울질하는 과정을 "두 시점 사이의 흥정intertemporal bargaining"이라고 설명했다.[8] 이것은 외부적 동기와 "변화하는 자기 예측"(에인슬리의 표현을 빌리면)을 모두 고려해 의식적인 판단을 하는 방법이다. 하지만 중독의 신경 회로는 사람들이 장기적으로 자기 파괴적 행동을 개선하기 매우 어렵게 만든다.

게다가 충동을 제어하는 데 반복적으로 실패하다 보면 부정적 피드백 고리로 접어들 수 있다.[9] 미래의 성공을 상상하지 못하면 목표에 맞취 행동하기가 더욱 어려워진다. 이 시점에서는 다른 동기를 찾아야 한다. 에인슬리의 표현을 빌리면, 그 사람은 "미래의 자신들과 관계를 재정립할 필요가 있다."

에인슬리에 따르면, 음식 중독을 극복하려면 우리의 선택이 초래할 미래의 비용이나 손해가 현재에 더욱 현저하게 드러나도록 해야 한다. 예를 들어 내가 35세인데 비만이고 음식 중독으로 애를 먹고 있다면, 70세 때의 건강은 현재 음식이 주는 즐거움만큼 큰 관심을 끌지 못하거나 현저성이 떨어진다. 나는 35세에 어떻게든 70세 때의 건강에 대해 더 관심을 기울이는 방법을 찾아야 한다. 반면에 70세인 사람은 자신의 건강에 신경을 쓸 동기를 느끼기가 더 쉬운데, 아무래도 죽음에 대한 공포가 더 큰 무게로 다가오기 때문이다. 그 사람은 미래의 자신을 더 많은 감정을 느끼면서 바라볼 것이고, 따라서 더 많은 자원을 동원할 것이다. 초조제 식품이 우리의 미래 건강을 어떻게 빼앗아가는지(그리고 식품 산업이 우리에게 어떤 일을 하는지) 더 일찍 인식할수록 음식 중독에 직면했을 때 더 합리적인 결정을 내리는 데 도움이 될 것이다.

종합하면, 자신에게 정서적으로 가장 가치 있는 목표가 무엇인지 파악하고, 그 목표를 향해 행동의 균형추를 옮기도록 노력하는 것이 중요하다.

수면의 중요성

◆

수면은 정신적, 신체적 건강에 매우 중요하다. 그런데 전체 인구 집단을 놓고 보았을 때, 충분한 수면을 취하는 사람이 많지 않다. 성인은 매일 최소한 7시간 이상 잠을 자는 게 좋다고 권장되지만, 3분의 1 이상이 이 최소한의 기준을 채우지 못하고 있다. 미국인 중 4분의 3은 수면 장애 증상을 적어도 한 가지 이상 겪고 있으며, 이는 수면 부족으로 이어질 수 있다.[10] 의사들은 수면 부족이 건강에 나쁜 체중 증가에 기여한다는 사실을 잘 알고 있다. 이 관계는 명확해 보이지만 대다수 사람들이 알고 있는 것보다 훨씬 더 복잡하다.

"수면 시간이 짧을수록 체질량 지수가 높아지는 경향이 있습니다."[11] 보스턴 브리검여성병원의 수면장애과 부책임자이자 하버드의학대학원 조교수인 로런스 엡스타인Lawrence Epstein은 이렇게 말한다. 수면 박탈은 신경 호르몬을 변화시키고 보상 민감도를 높인다. 이 때문에 사람들은 더 많이 먹으면서도 포만감을 잘 느끼지 못한다. 이들이 주로 먹는 것은 무엇일까? 대부분 초조제 식품이다. 게다가 잠을 덜 자면 깨어 있는 시간이 많기 때문에 음식 섭취 기회가 더 많아진다는 것은 말할 필요도 없다. 여러 연구에 따르면, 수면 박탈은 하루에 200~450칼로리를 더 섭취하는 결과를 낳는다.[12]

이렇게 식품의 형태로 연료를 더 많이 섭취하면서도 그 연료를 덜 소비하는 상황에 놓인다. 수면 박탈 상태의 신체는 휴식 때 소비하는 칼로리가 줄어들고, 너무 피곤해 운동을 하기가 어렵고, 계단을 걸어가는 대신에 엘리베이터를 타려고 한다.[13]

알다시피, 음식 중독은 집행 제어 기능이 식욕을 충분히 억제하지 못할 때 일어나는데, 수면 박탈은 이 집행 제어 기능을 약화시킨다. 따라서 졸린 상태에서는 갈망 앞에서 무력해진다. 실제로 연구 결과들은 졸린 상태는 뇌의 제어 활동을 감소시키는 반면, 중독성 있는 식품에 대한 쾌락 반응을 증폭시켜 파괴적인 조합을 만들어낸다고 시사한다.

컬럼비아대학교의 영양의학 부교수인 마리-피에르 생-통주Marie-Pierre St-Onge는 2013년에 발표된 소규모 연구를 인용하는데, 하버드의학대학원의 사회인지감정신경과학연구소가 진행한 이 연구에서는 피험자들에게 고칼로리 식품과 저칼로리 식품 사진을 보여주면서 그들의 뇌 영상을 촬영했다.[14] 또한 그들의 수면 습관과 과식 경향에 대한 질문도 했다. 그 결과, 낮 동안 졸림을 더 많이 보고한 사람들은 정서와 행동 제어에 관여하는 뇌 부위인 복내측 전전두 피질의 활성도가 감소했다.[15] 피험자 집단에서 여성들은 의도한 것보다 더 많이 먹는 것을 참기 어렵다고 보고했다(남성들은 그렇지 않았다). 로런스 놀런Lawrence J. Nolan과 앨런 겔리프터Allan Geliebter는 "수면 문제는 집행 제어 기능의 감소를 통해 섭식 장애에 직접적으로 기여할 수 있다."[16]라고 썼다.

생-통주의 fMRI 연구에서 이를 보완하는 결과가 나왔다.[17] 생-통주는 그 주에 잠을 충분히 잔 사람과 잘 자지 못한 사람으로 피험자들을 나눈 뒤, 음식과 기타 사물의 사진을 보여주었다. 수면이 부족한 피험자들에게 음식 사진을 보여주었을 때, 특히 건강에 좋지 않은 음식 사진인 경우 더욱 중독 회로가 활성화되었다. 다른 뇌 영상 연구들에서는, 피곤한 사람들에게 음식 사진을 보여주었을 때 뇌의 정서 중추인 편도[18]와 호르몬 신호에 반응해 음식 섭취를 조절하는 시상하부[19]의 활동이 증가했다.

피곤한 사람은 쾌락 중추와 항상성 중추 양쪽에서 배고픔 단서를 받는다. 반면에 생-통주 박사의 연구에서 잠을 충분히 잔 피험자들은 뇌의 제어 중추에 활성화가 더 증가했다. "충분히 휴식을 취한 사람들은 음식 섭취와 …… 음식 선택에서 더 나은 결정을 내릴 수 있었다."

부정적 영향은 만성적 수면 부족 상태에 있는 사람에게만 나타나는 것이 아니다. 단 하루만 제대로 자지 못해도, 뇌가 자동 조종 모드에 빠져 중독성이 강한 초조제 식품의 유혹에 저항하는 인지 제어 능력이 떨어진다.[20] 수면 패턴이 일정하지 않아 꾸준히 충분한 수면을 취하지 못하는 사람들은 더 많이 섭취하는 경향이 있으며, 특히 포화 지방 함량이 높은 식품을 더 많이 먹는 것으로 나타났다.[21] 잠이 들거나 잠든 상태를 유지하는 데 어려움을 겪는 남성은 배고픔을 더 많이 느끼고 체중도 더 많이 나간다. 메이요클리닉의 심장혈관내과에서 일하는 비렌드 소머스Virend K. Somers는 제한된 수면의 지속은 체중 증가를 낳을 뿐만 아니라, 뇌와 신체가 과잉 칼로리를 처리하는 방식을 변화시키는 것 같다고 말한다. 2022년에 실시된 소규모 연구에서는 젊고 건강하고 비만이 아닌 성인들을 2주 동안 매일 4시간만 잠을 자게 했더니, 음식 섭취량이 하루에 300칼로리 이상 늘어났고, 체중은 1~2파운드(0.5~1kg) 증가했다.[22] 이것은 그다지 놀랄 만한 결과가 아니었다. CT 스캔으로 그들의 신체 조성을 분석하자, 복부 깊숙이 쌓인 내장 지방이 11% 증가한 것이 이 체중 증가의 주요 원인으로 드러났는데, 알다시피 내장 지방은 심혈관 질환과 대사 질환, 비만과 밀접한 관련이 있다.

좋은 소식은 이 문제는 대부분 되돌릴 수 있다는 점이다. 수면의 질과 양을 개선하면 1일 섭취 칼로리가 줄어든다. 잠을 잘 자기 위해 필요한 조치를 취한다면, 체중을 감량하거나 유지하기가 훨씬 쉽다. 잠을 잘 자려면 매일 같은 시간에 자고, 그보다 더 중요하게는 매일 같은 시간에 일어나야 한다. 그러려면 잠들기 한두 시간 전에는 휴대폰을 내려놓거나 노트북을 닫아 노출되는 빛의 양을 줄이는 것이 필요하다. 때로는 백색 소음 발생기나 수면 무호흡증 치료에 쓰이는 CPAP(지속성 양압기)를 사용하는 것도 도움이 될 수 있다.

하지만 수면 위생을 아무리 철저히 하더라도 해결할 수 없는 문제가 있는데, 그것은 바로 초조제 식품의 강한 유혹이다. 특히 이 식품들은 우리가 가장 취약한 취침 시간에 우리를 강하게 끌어당긴다. 실제로 많은 사람들은 하루 동안 섭취하는 칼로리 중 대부분을 오후 6시에서 10시 사이에 섭취한다. 브리검여성병원의 수면과 일주기 리듬 장애과에서 일하는 신경과학자 프랭크 시어 Frank Scheer 는 야간 섭식과 비만의 연관성을 연구해왔는데, 이런 습관이 우리의 생체 리듬에 내재되어 있을지 모른다고 말한다. 저녁 시간이 되면 자연스레 배고픔이 증가하는데, 시어는 이것이 몸이 수면을 준비하는 방법 중 하나일 수 있다고 추측한다. 즉, 7~8시간의 단식을 앞두고 밤에 칼로리를 보충하려는 생체 리듬적 충동이 발동하는 것이다. "말하자면, 신체가 항상성 유지에 필요한 것 이상의 연료를 채우는 셈인데, 이는 배고픔 때문에 수면을 방해받지 않도록 하는 데 도움이 됩니다."라고 그는 설명한다. 하지만 그 시간에 신체가 갈망하는 식품은 대개 브로콜리나 당근이 아니다.

시어와 공동 연구자들은 늦은 시간의 섭식이 신체에 어떤 영향을 미치고, 비만 위험을 얼마나 높이는지 알아보는 실험을 설계했다.[23] 이 실험에서는 1일 칼로리 섭취량 중 대부분을 이른 시간에 먹는 집단과 하루가 끝날 무렵에 먹는 집단의 생리적 반응과 배고픔 수준(피험자들이 보고한)을 비교했다. 일찍 먹는 집단은 기상 후 1시간 뒤에 아침을, 정오가 조금 지난 뒤에 점심을, 오후 5시 20분경에 저녁을 먹었다. 반면에 늦게 먹는 집단은 아침 식사를 거르고, 일찍 먹는 집단보다 각각 4시간 늦은 시각에 점심과 저녁을 먹었는데, 저녁은 잠자리에 들기 2시간 30분 전인 오후 9시 30분경에 든든하게 먹었다. 모든 피험자는 동일한 음식을 먹었고, 깨어 있는 동안 에너지 소비를 조절하기 위해 일상 활동도 제한했다. 그런데도 밤에 저녁을 먹은 집단과 먹지 않은 집단 사이에는 분명한 차이가 있었다. 늦게 먹는 집단은 낮 동안 배고픔을 더 많이 느꼈으며, 식욕 억제와 관련이 있는 호르몬인 렙틴이 현저하게 감소했다. 게다가 깨어 있는 동안 소비하는 칼로리도 적었는데, 이것은 체중 증가로 이어지는 지름길이다. 이 결과는 체중과 관련된 행동 패턴을 이해하는 데 중요한 차원을 추가하는데, 그것은 *언제* 먹느냐도 중요하다는 것이다.

역설적이게도 비만 자체는 수면 박탈 위험을 높인다. 비만인 몸은 낮은 수준의 만성 염증 상태에 놓이게 되는데, 이 때문에 뇌에서 각성을 유발하는 부위가 활성화된다. 목 주변의 지방은 누웠을 때 상기도를 압박해 폐쇄성 수면 무호흡을 초래한다. 이것은 매우 흔하면서도 진단이 잘 되지 않는 질환으로, 밤 동안 정상적인 호흡을 방해해 수면을 파편화시킨다. (폐쇄성 수면 무호흡은 고혈압, 심장병, 제2형 당뇨병, 뇌졸중, 우울증을 포함해 많은 의학적 문제의 위험도 높인다.) 미국 질병통제예방센터의 자료에 따르면, 미국에서 수면 박탈 수준이 가장 높은 주들 중 다수는 비만율도 높은 것으로 나타났다.

'닭과 달걀'의 문제라고 부르건, 단순히 악순환이라고 부르건, 수면과 체중이 밀접한 관계가 있다는 사실은 이론의 여지가 없다. 수면을 제대로 조절하지 못하면, 체중 조절 기회도 제한적일 수밖에 없다.

사고방식의 변화

◆

진정한 변화에 관한 주류 견해에 따르면, 변화는 지루하면서도 꾸준한 조정이 수많이 필요하고, 오랜 시간과 내성과 노력(그것도 종종 아주 많은 노력)의 결과물이다. 변화가 예측 가능한 이 경로를 따르지 않으면, 우리는 본능적으로 변화를 경계하게 된다. 하지만 지각의 전환을 통해 개인적 변화를 달성할 수 있다면 어떨까? 그런 종류의 변화가 충분히 실현 가능하고, 심지어 바람직하다면 어떨까? 현대의 사례 두 가지는 사람이 변하는 방식에 대한 기존의 선입견을 뒤집어엎고, 덜 힘든 방식으로 자신을 다시 만들고자 하는 사람들에게 길잡이가 될 수 있다.

많은 사람들의 말에 따르면, 앨런 카Allen Carr는 그다지 특별한 점이 없는 인물이었다. 1932년에 런던에서 노동자 부모 밑에서 태어난 그는 장학금을 받으며 현지 학교를 다녔다.[24] 영국 공군에서 복무를 마친 뒤에는 회계사로 일했는데, 그 일에 만족하지 못했다. 또래들처럼 담배를 피웠지만, 평생 지속될 이 습관은 다소 불길하게 시작되었다. 책에서 그는 이렇게 썼다. "대다수 흡연자들은 인생의 어느 시점에 담배를 즐긴다는 환상에 젖어 살지만, 나는 그렇지 않았다. 나는 담배 맛과 냄새를 늘 싫어했지만, 담배가 긴장을 푸는 데 도움이 된다고 생각했다."

수십 년에 걸쳐 카는 담배를 여러 번 끊으려고 시도했지만, 환경이 금연에 우호적이지 않았다. 우선 그가 담배를 피우기 시작했을 무렵에는 흡연이 널리 받아들여지고 있었다. 일부 추정에 따르면, 1950년에 영국에서는 성인 남성 중 약 80%, 성인 여성 중 약 40%가 담배를 피웠다.[25] 사람들은 식당, 비행기, 심지어 병원에서도 담배를 피웠다.[26] 건강에 미치는 담배의 부정적 영향이 일부 알려지긴 했지만, 담배와 폐암 사이의 연관성은 아직 널리 알려지지 않은 상태였다. 다양한 담배 브랜드들은 제품의 안전성에 대한 우려를 미연에 방지하기 위해 자사 제품을 '진정 효과가 있는', '필터로 여과된', '순한' 등의 표현을 쓰며 광고했다. 금연을 종용하는 외부의 압력이 거의 없던 환경에서 생리적 중독에 맞서 싸울 만한 핑계를 찾기는 어려웠다.[27] 카는 폐암으로 죽어가던 아버지에게 담배를 끊겠다고 맹세했지만, 그 대화를 나눈 직후 곧바로 담배를 피웠다. 그는 금연에 실패했던 경험을 "완전한 지옥"이라고 표현했다.

그런데 불과 2년 뒤에 카는 정말로 담배를 끊었다. 더 놀라운 것은 그가 영구적으로 금연에 성공했다는 사실인데, 그것도 금단 증상도 전혀 없이 그 일을 해냈다. 도대체 무슨 변화가 있었던 것일까?

그 경험을 되돌아보면서 카는 자신이 거의 연달아 겪은 두 차례의 깨달음에 대해 이야기했다.[28] 첫 번째 깨달음은, 담배 의존은 그저 니코틴 중독일 뿐, 그 이상도 이하도 아니라는 것이었다. 흡연이 왜 그렇게 매혹적인지 설명하는 수많은 이야기는 실제로는 사람들이 금연을 하지 않으려고 만들어낸 핑계에 불과했다. 이 깨달음은 담배가 지닌 유인가 誘引價[*]를 드러내는 데 도움이 되었다. 그 이전에 카는 흡연이 서로 모순적이기도 한 이득을 다양하게 제공한다고 믿었던 반면(흡연은 환영할 만한 주의 분산인 동시에 집중을 도와주는 수단이었고, 때로는 자극제이면서 때로는 이완제였으며, 사회적 윤활유이자 동시에 혼자만의 시간을 갖게 해주는 핑계이기도 했다), 이제는 담배가 이런 것들 중 어느 것도 가져다주지 못한다는 사실을 깨달았다. 따라서 담배를 끊는 것은 사실은 희생이 아니었는데, 담배는 실질적인 이득을 제공하는 게 전혀 없기 때문이었다.

  두 번째 깨달음은 어쩌면 이보다 더 중요한 것이었는데, 자신이 금단 과정의 핵심 부분을 지금까지 '거꾸로' 바라보고 있었다는 점을 알아차린 것이다. 담배가 갈망을 해소하는 위안을 제공한다고 여겼지만, 사실은 애초에 그 갈망을 *만들어낸* 것이 담배였다. 담배를 피우기 전에는 어느 누구도 니코틴을 갈망하지 않는다. 대신에 많은 흡연자들은 카처럼 젊은 시절에 그저 멋져 보이고 싶어서 니코틴을 '억지로' 자신의 몸에 집어넣었고, 대다수 중독에서 그렇듯이 그러고 나서 생겨나는 갈망을 금단 증상으로 해석하는 대신에 물질 자체에 대한 욕구로 해석했다. (사실, 금단 과정은 상당히 경미하고 견딜 만한 수준이며, 대다수 흡연자들이 견

---

* 특정 보상이나 결과가 개인에게 가져다주는 가치 혹은 매력.

뎌내지 못하는 일반적인 이유는 그것이 고통스러울 것이라는 두려움 때문이다.) 담배 연기를 한 모금 들이마셨을 때 흡연자가 느끼는 안도감은 실은 비흡연자가 평소에 늘 느끼는 상태, 즉 갈망에서 벗어난 상태이다. 카는 이를 이렇게 표현했다. "흡연은 그저 벗는 순간의 쾌감을 느끼려고 꽉 끼는 신발을 억지로 신는 것과 같다."

이러한 깨달음을 얻은 뒤 카는 마지막 담배를 비벼 끄고는, 미심쩍어하는 아내에게 자신은 이제 담배를 완전히 끊었을 뿐만 아니라, 세상의 흡연 습관을 '치유'하고 싶다고 선언했다. 그는 흡연자에게 음울한 통계 수치를 들이밀거나 담배가 건강에 미치는 해로운 영향을 상기시킬 필요가 없다고 생각했다. 그들은 이미 그런 사실들을 잘 알고 있지만, 여전히 담배를 끊을 수 없었다. 흡연자가 정말로 배워야 할 것은 담배를 피우고 싶은 욕망에 대처하는 방법이 아니라, 애초에 담배를 원하는 욕망 자체를 사라지게 하는 방법이었다.

카는 금연 전도사가 되어 세미나를 열고 세계 각지에 클리닉을 개설했다. 1985년에는 『스탑 스모킹 Allen Carr's Easy Way to Stop Smoking』을 출간했는데, 일부 추정에 따르면 이 책은 출간 이후 약 2000만 부가 팔렸다고 한다. 그가 강조하는 핵심 교훈—담배는 아무 이득도 주지 않는다, 비흡연자는 박탈당한 것이 아무것도 없다, 흡연에서 즐거움을 얻는다고 생각하지만 실제로는 담배가 *초래한* 불편을 약간만 일시적으로 완화하는 것에 불과하다, 금연은 미디어나 보건 당국이 말하는 것과 달리 아주 간단하다—은 책을 읽는 과정에서 자연스럽게 머릿속에 스며든다. 책을 다 읽을 즈음이면 그의 자신감이 독자에게 전염된다. 결론에서 그는 이렇게 쓴다. "나는 당신에게 행운을 빌어주지 않을 것이다. [왜냐하면] 당신에겐 필요가 없을 테니까."

많은 서양 국가에서 마침내 흡연율이 낮아지는 데에는 오랜 세월에 걸친 법률가, 정책 입안자, 공중보건 관계자의 협력이 필요했다. 하지만 의존과 욕망, 그리고 이 두 가지에 수반되는 환상에 대한 카의 개념은 완전히 다른 종류의 중독과 싸우던 사람들을 포함해 많은 사람들에게 영향을 주었다.

그중에 애니 그레이스Annie Grace라는 중년의 기업 임원이 있었다. 그녀는 콜로라도산맥의 단칸방 오두막집에서 어린 시절을 보냈지만, 30대 중반에는 다국적 기업에서 고위직을 맡아 전 세계를 누비는 마케팅 전문가가 되었다.[29] 그레이스는 각국의 사무실들을 방문하는 출장으로 시간을 보내는 날이 많았고, 공항 라운지에 잠깐 들러 샤워를 하고, 저녁에는 동료들과 회식을 하거나 술자리를 가졌다. 가끔은 마치 일 자체에 음주가 필수적인 것처럼 느껴졌다. 실제로 경력 초기에 한 상사는 최고의 거래는 회의실이 아니라 바에서 일어나니, 모든 술자리에 꼭 참석하는 편이 좋을 거라고 말하기까지 했다. 하지만 회사에서 승진을 거듭한 지 10여 년이 지나자, 음주는 더 이상 바에만 국한되지 않았다. 매일 밤 평균적으로 와인 두 병을 들이켰고, 매일 새벽 3시 33분이면 식은땀을 흘리며 공황 상태에서 깨어났다. 얼마 지나지 않아 자기 비난과 뉘우침의 다짐이 반복되는 악순환의 소용돌이에 빠져들었다. 심지어 가끔은 그런 자책감을 가라앉히기 위해 새벽 시간에도 술을 마셨다.

그레이스의 궁극적인 회복(비록 그녀 자신은 이 단어를 쓰지 않을 테지만)

은 카와 비슷한 논리를 통해 일어났다. 그레이스는 자신이 알코올에 중독되었다는 사실과, 문제가 있는 이 패턴에 대해 자신을 비난하는 것은 아무런 효과가 없다는 사실을 깨달았다. 알코올에 대한 욕구를 완전히 없애야 했는데, 그러려면 사이비 종교 신자에게 적용해야 할 일종의 탈세뇌 과정이 필요했다. 그레이스는 특정 사람들은 알코올 중독자이고 다른 사람들은 아니라는 것을 포함해 12단계 모형의 일부 측면에 발끈했다. 우리가 알고 있는 대로 알코올이 중독성이 있고 유독한 물질이라는 게 확실하다면, 문제의 원인은 개인이나 개인의 유전적 요인이나 정신적 구조에 있는 게 아니라고 생각했다. 그레이스는 이러한 설명들이 '정상' 음주자를 잘못된 안도감에 빠뜨리고 탐욕스러운 알코올 산업에 면죄부를 준다고 느꼈다. 또한 그레이스는 장기간 금주 상태로 살아가는 사람들이 시도하는 것처럼, 알코올을 평생 동안 그 손아귀에서 벗어나려고 노력해야 하는 악마처럼 만드는 개념도 마음에 들지 않았다. 대신에 그레이스는 자신의 삶에서 알코올을 '작고 무의미한' 존재로 만들고 싶었다. 그리고 자신의 책 『벌거벗은 마음This Naked Mind』에서 설명한 시스템을 통해 그렇게 하는 데 성공했다. 그레이스는 책에서 이렇게 털어놓는다. "나는 원할 때마다 원하는 만큼 마신다. 그런데 진실은, 내가 더 이상 술을 마시고 싶어 하지 않는다는 것이다."

그레이스는 카처럼 독자에게 우리의 집단 무의식으로 스며든 알코올에 관한 수많은 믿음(예컨대 술은 긴장을 풀어주며, 사회적 유대 형성에 중요한 부분을 차지하고, 그저 단순히 오래되고 재미있는 여흥이라는 믿음)이 거짓임을 보여준다. 이런 생각들은 미디어, 친구와 가족, 그 밖의 문화적 영향을 통해 우리 머릿속에 자리잡는다. 시간이 지나면서 알코올은 우리 뇌에 미묘한 변화를 부추기면서 더 많은 술을 원하게 만든다. 보상 경로나 도파민, 수많은 신경학적 과정을 통해 갈망은 자기 영속적으로 증폭되면서 점점 더 강렬해진다. 그레이스는 알코올이 몸에서 빠져나가는 데 얼마나 오랜 시간이 걸리는지 설명하고, 단순히 와인 한 잔을 원하는 일견 무해한 욕구조차도 사실은 금단 상태에 접어드는 신체에 대한 반응일 뿐이라고 결론짓는다. 하지만 그레이스는 신체는 경이로운 치유 능력을 가진 유기체이며, 알코올에 대한 우리의 잘못된 믿음을 영속시키는 '집단 사고'를 꿰뚫어볼 수 있다면(그레이스는 이것이 술을 끊는 것보다도 더 어렵다고 썼지만) 다른 이들도 자신이 찾은 '자유'를 누릴 수 있다고 말한다.[30]

카와 그레이스는 담배와 알코올이 얼마나 유해하고 혐오스러운지 직설적으로 표현할 때가 많다. 카는 담배를 '독'이라고 부르면서 발암 위험을 반복해서 언급하고,[31] 그레이스는 알코올을 엔진 오일에 비유한다.[32] 이 접근법은 분명히 그들의 중독을 끊는 데 효과가 있었다. 둘 다 장기적 변화를 이끌어내는 데 성공했고, 그것도 금연과 금주를 생각하는 많은 사람들이 당연히 겪을 것이라고 여겼던 분노와 좌절, 신체적 고통을 모두 건너뛰는 방식으로 해냈다. 일부 중독 연구자들은, 결국 회복은 심리학자 짐 오퍼드Jim Orford의 표현대로 '대차대조표'를 보는 것처럼 자신의 손실을 깨닫는 데 달려 있다는 이론을 세웠는데,[33] 그레이스와 카는 전례 없이 간결한 방식으로 이를 해낼 수 있었다.

카가 담배를 끊거나 그레이스가 알코올을 끊은 것과 같은 성과를 초조제 식품 부문에서 보여준 사람은 지금까지 아무도 없다. 담배를 끊거나 술을 삼간다고 해도 나빠지는 것은 사실상 거의 없지만, 음식에 대한 혐오감을 주입하는 것은 개인에게 과도하게 경직된 태도를 조장할 수 있고, 이것은 신체적 건강과 정신적 건강에 비만만큼이나 해로운 결과를 초래할 수 있다. 게다가 초조제 식품이 서구 식단에서 점점 더 큰 비중을 차지하면서 대다수 사람들은 이제 시나본이나 던킨 도너츠 같은 식품에 향수를 느끼게 되었다. 그 바람에 사람들에게 주변에 과일이나 채소 같은 자연식품이 가득 널려 있던 더 순수한 과거를 떠올려보라고 하기가 점점 더 어려워지고 있다.

그렇다면 초조제 식품의 중독에서 벗어나기 위한 프로젝트는 어떤 모습일까? 카와 그레이스의 접근법에서 힌트를 얻는다면, 초조제 식품에 대한 혐오감을 이용할 수도 있다. 우리는 오늘날 식품 가공 과정의 기괴하고 역겨운 이미지들을 떠올릴 필요가 있을지도 모른다. 예컨대, 고기 슬러리 meat slurry* 로 만든 치킨 너겟,[34] 비료와 금속 광택제에 들어가는 부식성 성분인 인산을 포함한 탄산음료[35] 같은 것이 있다. 우리는 강력하고 부유한 초대형 식품 기업들이 담배 산업과 주류 산업이 사용한 것과 유사한 방법을 사용해 그동안 우리를 어떻게 착취해왔는지 상기할 필요가 있다. 사실, 이런 식으로 조종당했다는 사실에 분노를 느끼도록 소비자들을 부추기는 것이 필요할 수도 있다. 정신과 의사이자 신경

---

* 액체에 가깝게 만든 고기 혼합물.

과학자, 저자인 저드슨 브루어가 말한 '쾌락의 고원pleasure plateau'[36](쿠키나 아이스크림 같은 식품 섭취가 더 이상 즐겁지 않고 기계적이고 심지어 역겹게 느껴지기 시작하는 지점)에 초점을 맞출 필요가 있을지도 모른다. 그리고 그 지점을 넘어서고 나서도 생겨나는 계속 먹고자 하는 충동은 진정한 포만감을 주지 못하는 당분, 소금, 지방 같은 성분들이 *만들어낸* 것이라는 점을 설명할 필요가 있을지도 모른다.

하지만 이 노력은 단지 부정적 측면을 반복해서 강조하는 것에 그치지 않고, 사람들에게 건강한 식단을 따르면서도 충분히 만족스럽고 행복하게 살아갈 가능성이 있음을 상기시켜야 한다. 나아가 음식 중독에서 벗어난 삶에서 *더 많은* 행복과 만족을 찾을 수 있다는 점을 강조해야 한다. 맛은 아주 많은 방식으로 경험될 수 있기 때문에, 박탈로 가득 찬 미래를 상상할 필요는 없다. 어떤 동물의 몸도 말토덱스트린이나 디부틸히드록시톨루엔을 갈망하지 않으며, 어떤 아이도 구아검guar gum을 먹으려고 손을 뻗지 않는다.* 혐오의 시기는 지나갈 것이고, 한때 집착했던 식품은 연기처럼 사라질 것이다. 아삭아삭하고 신선한 사과나 즙이 풍부한 생선을 한 입 가득 씹으면서 즐거움을 느낄 수 있다. 채소와 건강에 좋은 곡물과 단백질이 풍부한 식사를 먹을 때뿐만 아니라, 그 후에 내 몸이 튼튼하고 활기가 넘치고 살아 있음을 느낄 때에도 큰 만

---

* 말토덱스트린과 디부틸히드록시톨루엔은 각각 녹말의 불완전한 가수 분해로 생성된 탄수화물과 주로 화장품에서 산화 방지제로 사용되는 성분이며, 구아검은 구아콩에서 추출된 다당류 식품 첨가물이다.

족을 얻을 수 있다. 초조제 식품을 구매하는 우리에게 의존하는 기업들에서 독립적으로 살아간다는 느낌에서 얻는 만족감도 있다. 이런 개념들은 체중에 대한 논의에 의존하지 않고도 충분히 받아들일 수 있다. 이것들은 어디에서나 누구에게나 적용되는 진리이다.

물론 이제는 비만 치료제를 사용해 음식의 유혹을, 따라서 음식 중독을 자동적으로 차단함으로써 이러한 변화를 더 쉽게 일어나게 할 수 있다. 이런 의미에서 비만 치료제는 카와 그레이스가 중독 물질을 끊는 데 반드시 필요하다고 강조했던 인식의 전환을 위한 토대를 마련할 수 있다. 또한 이러한 인식의 전환—초조제 식품이 꼭 자연식품보다 더 맛있는 것이 아니고, 그것들은 우리를 그 올가미에 옭아매도록 의도적으로 설계되었으며, 대형 식품 기업이 초조제 식품을 만들면서 우리의 건강이나 안녕을 고려하지 않았다는 사실 등—은 약물 사용을 멈춘 뒤에도 계속 유지할 수 있다. 궁극적으로 비만 치료제는 우리의 사고방식을 지배하지 않으며, 단지 생리적 변화를 일으켜 우리 스스로 인식을 전환할 수 있는 능력이 생기도록 도울 뿐이다.

21

◆ ◆ ◆

계속되는 여정

체중을 줄이고 건강을 되찾는 길은 하나만 있는 것이 아니다. 모든 사람은 제각각 다른 지점에서 출발해 서로 다른 경로로 나아간다. 그리고 환자를 대상으로 한 수많은 임상 시험과 방대한 임상 경험은 한 가지 불편한 진실을 확인시켜준다. 그것은 바로 체중 감량 계획은 거의 다 조만간 실패한다는 것이다. GLP-1 약조차도 중도 포기 비율이 높다. GLP-1 약을 시도한 환자 중 약 절반은 1년 이내에 사용을 중단하는데, 부작용과 비용, 가용성 문제가 주요 원인이다. 사람들은 전략들을 결합하고, 번갈아 사용하고, 자신만의 고유하고 끊임없이 변하는 필요에 맞게 조정해나가야 한다.

우리가 처한 현실을 좀 더 명확히 이해하기 위해, 나는 가장 많이 인용되는 체중 감량 임상 시험 중 하나인 DiRECT(Diabetes Remission Clinical Trial, 당뇨병 완화 임상 시험)를 살펴보았다. 연구진은 세 가지 다이어트를 비교했다. 첫 번째는 칼로리 제한이 전혀 없는 저탄수화물 다이어트, 두 번째는 여성의 1일 섭취량을 1500칼로리로 제한한 지중해 다이어트, 세 번째는 동일한 칼로리를 기반으로 한 저지방 다이어트였다. 저탄수화물 다이어트는 6개월 뒤에 가장 좋은 결과를 보였지만, 2년 뒤에는 체중이 전부는 아니더라도 일부가 되돌아왔다. 저지방 다이어트를 따른 피험자들은 전체적인 체중 감소가 가장 적었으며, 감량 효과는 6개월 뒤에 정점을 찍었다. 이 경우에도 역시 2년 뒤에는 원래 체중 중 일부(전부는 아니지만)가 되돌아왔다.[1]

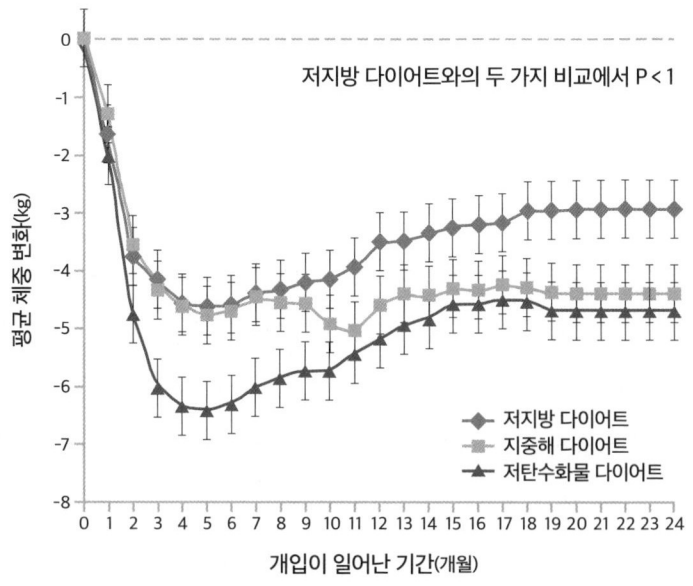

같은 연구진이 6년 뒤에 피험자들을 추적 조사했을 때, 모든 집단은 2년 뒤의 시점보다 체중이 추가로 증가한 것으로 나타났다. 저지방 다이어트를 한 사람들이 체중이 가장 많이 회복되었는데, 다이어트를 시작하기 전과 거의 비슷한 수준으로 되돌아갔다. 저탄수화물 다이어트 집단은 최대 감량 체중의 약 절반이 회복되었다. 지중해 다이어트를 한 사람들이 가장 결과가 좋았지만, 이들 역시 1~2년이 지난 시점에 비해 체중이 다시 늘어났다.

새로운 GLP-1 약들이 모든 문제를 해결할 수는 없지만—지속 가능한 방식으로 사용하고, 다이어트 전략과 행동 변화 전략을 병행한다면—체중 감량 여정을 헤쳐나가는 데 더 낫고 더 효율적인 방법을 약속하는 것처럼 보인다. 지금까지는 GLP-1 약을 사용하는 동안에 체중이 다시 늘어난다는 증거는 없지만, 평생 동안의 안전성과 효능은 아직 완전히 밝혀지지 않았다. 또한 간헐적으로 약을 사용할 때에 그 효능이 유지되는지도 불확실하다. 하지만 약 사용을 중단한 뒤에도 상당한 이득을 누릴 수 있을지 모른다.

앞에서도 언급했듯이, 버타 헬스는 영양 요법 연구의 일환으로 GLP-1 약을 사용하다가 중단한 환자들의 체중 변화를 관찰했다. 탄수화물 제한 영양 요법을 따른 환자들은 체중을 유지하거나, 더 놀랍게도 체중 감량이 계속되었다. 아마도 이 약들이 식습관을 조절하는 데 도움을 주었을 것이다.[2]

나 자신의 체중 감량 여정은 새로운 GLP-1 약과 다른 체중 감량 방법을 결합했을 때의 가능성과 문제점을 잘 보여준다. 약물 치료를 시

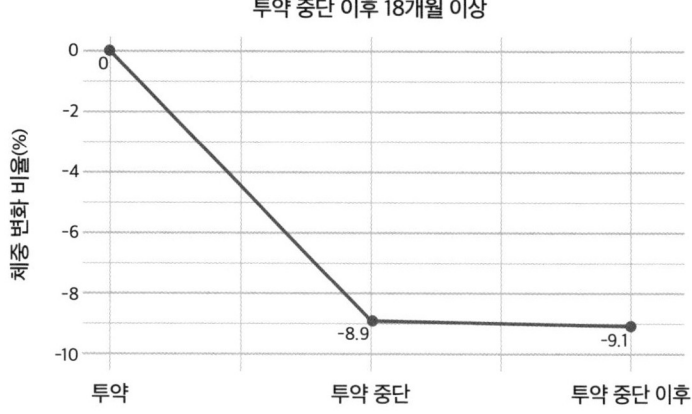

작한 후, 나는 공복 혈당 수치가 20포인트 낮아져 당뇨병 전기 범주에서 벗어날 수 있었다. 혈압도 정상으로 돌아왔다. 체지방률은 33%에서 14%로 크게 감소했고, 허리둘레는 12인치나 줄었다. 남성형 비만 대 여성형 비만 비율(체지방 분포를 나타내는 척도)도 1 아래로 떨어져 내장 지방이 상당히 줄어들었음을 시사했다. 감량한 체중은 모두 합쳐 65파운드(약 29kg)였다.

나는 GLP-1 약을 7개월간 사용한 뒤, 그것을 무한정 사용하지 않겠다는 결정을 내렸다. 지금은 약을 끊은 지 상당히 오래되었다. 체중이 요동치며 다시 증가했을 때 주사를 다시 맞은 적이 한 번 있긴 하다. 그 외에는 영양 요법과 행동 변화를 고수하는 쪽을 선호했다. 그 이후로 나는 체중을 꽤 안정적으로 유지해왔고, 내장 지방도 이전보다 훨씬 건강한 수준으로 유지하고 있다.

나의 경험은 단 한 건의 사례 연구에 불과하다. 체중 감량을 원하는 이유는 매우 다양하다. 동기가 무엇이건 체중 감량이 내장 지방을 지속적으로 줄이고 건강을 개선한다면, 그것은 분명한 긍정적인 결과이다. GLP-1 약은 건강에 이득을 가져다주는 방식으로 처방할 수 있는 한 널리 사용되는 게 좋다고 생각한다. 지금까지는 과도한 체중, 더 구체적으로는 내장 지방의 치료를 장기간 유지하는 것이 불가능했다. 이것은 우리 뇌 속의 중독 회로가 위장 호르몬 신호(비정상적인 대사 상태를 지속시키는)와 함께 작용하기 때문이다. GLP-1 약은 이 회로들을 진정시키는 데 도움을 주어, 이전에는 우리가 누릴 수 없었던 새로운 가능성을 열어준다.

내 혈당은 빨리 흡수되는 탄수화물에 매우 민감하다. 나는 지방과 단백질이 주는 포만감에 강하게 끌린다. 약물 사용을 중단하면, 저탄수화물 다이어트를 유지할 필요가 있다. 그러지 않으면 체중이 다시 증가할 것이다. 또한 나는 내장 지방과 함께 근육까지 빠지지 않도록 조심해야 한다.

나는 GLP-1 약을 사용해 식욕을 재설정함으로써 에너지 적자 상태를 유지할 수 있었다. 그리고 다이어트를 통해 고인슐린 혈증을 조절함으로써 내장 지방을 줄일 수 있었다. 나는 이 방법을 부정행위나 쉬운 길로 생각하지 않는다. 지금의 내 건강이 개선되었다. 다음 달이나 내년에 어떤 일이 일어나느냐 하는 것은 전혀 다른 이야기이다. 모든 사람의 여정과 마찬가지로, 나의 여정에는 지속적인 노력이 필요하다.

| 4부 |

비만 해방의 길

22

새로운 풍경

비만 치료제는 체중 감량의 풍경을 바꾸어놓았다. 나는 중요한 신약 발견이 질병에 대처하는 방식에 큰 변화를 가져오는 모습을 직접 목격해왔다. 1990년에 내가 FDA 국장이 되었을 때, HIV 치료제는 단 하나만 있었고 효과도 그다지 좋지 않았다. 1997년에 FDA를 떠날 무렵에는 훨씬 많은 치료제가 나왔고 효능도 훨씬 뛰어났다. 그러한 발전은 제약 산업 부문의 인력을 포함해 많은 연구자와 신약 개발자들이 비상한 노력을 기울인 덕분에 가능했다. 그들은 AIDS를 완치하지는 못했지만, 치료가 가능하게 만들었다. 급성 림프모구 백혈병(어린이에게 가장 흔한 암[1]) 치료에서처럼, AIDS 증상 관리에서 지속적인 효능을 보장하는 데에는 병용 치료가 중요하다는 사실을 알게 되었다. 여러 메커니즘을 통

해 질병을 표적으로 삼는 치료법은 결과를 개선하고 부작용을 줄일 수 있다.[2]

비만과 내장 지방 문제에서도 우리는 비슷한 전환점에 도달했다. 비만과 내장 지방은 여러 메커니즘을 통해 치료할 필요가 있는데, 여기에는 여러 생물학적 시스템이 복합적으로 작용하기 때문이다. 우리 뇌에는 현저성을 감지하고 보상을 추구하는 회로가 있어, 그 결과로 중독의 생리학이 작동한다. 독성 물질로부터 우리를 보호하는 혐오 반응 회로[3]는 위 운동성을 늦추어 중독 행동을 억제할 수 있다. 빠르게 흡수되는 탄수화물과 녹말은 혈당을 높이고, 인슐린 수치에 영향을 미치고, 체내 독성 지방의 양을 증가시킨다.[4] 우리는 음식을 계속 먹도록 자극하는 초조제 식품이 넘쳐나는 환경에 살고 있다.[5] 식품 회사들은 이러한 상황을 지속시켜야 할 경제적 유인이 강하다.

GLP-1 약 시대의 효과적인 체중 감량 여정은 어떤 모습이어야 할까? 이제 음식 중독을 극복할 도구가 있는데, 왜 필요한 모든 사람에게 그것을 기본적인 방법으로 제공하지 않을까? 나는 이 질문들에 대해 많이 생각해보았다.

일부 의사들은 다이어트와 운동만으로는 비만과 내장 지방을 치료하기에 충분치 않으며, 약물과 수술만이 효과적인 치료법이라고 공개적으로 말했다. 하지만 이들의 주장은 틀렸다. 다이어트와 운동은 여전히 대사 건강 개선의 기반을 이루고 있다.[6] 약물은 만능 해결책이 아니다. 식욕 조절에 도움을 주어 다이어트와 생활 방식 개입이 효과를 낼 수 있게 해주는 도구일 뿐이다.

GLP-1 약은 복잡하고 잠재적 위험성이 있다.[7] 어떤 경우에는 사용자를 중독 상태에서 끌어내 기아에 가까운 상태로 몰아넣는 것처럼 보인다. 약물에 대한 반응은 개인에 따라 차이가 크다. 어떤 사용자는 먹는 즐거움이 줄어든다.[8] 우리는 약물만으로는 충분치 않다는 사실을 잘 알고 있다. 영양 지원과 적절한 근력 운동[9]을 병행해 보완해야 한다(특히 나처럼 나이가 많은 사람은 근육 손실과 근감소성 비만이 나타나기 쉬우므로 더더욱).

게다가 GLP-1 약은 더 근본적인 문제, 즉 식품 산업이 중독적이고 에너지 밀도가 높은 식품을 공급하는 문제를 해결할 수 없다. 나는 우리 사회가 한 산업이 사람들을 중독성 식품에 빠지게 만들고, 다른 산업이 그 중독에서 벗어나는 약을 팔아먹는 악순환의 나락에 빠지는 모습을 보고 싶지 않다. 그것은 해결책이 아니다.

간단한 해결책을 바라는 유혹이 점점 더 강해질 것이다. 현재 개발 중인 많은 비만 치료제가 앞으로 5년 안에 시장에 출시될 것으로 예상된다. 이 약들은 최대 25%의 체중을 감량해야 하는 환자들에게 치료를 제공할 수 있을 것이다.[10] 우리 모두는 단 한 가지 간단한 답을 원한다. 이것이 바로 그 다이어트이고, 이것이 바로 그 약이라는 답을 바란다. 하지만 복잡한 질병의 생물학은 그렇게 단순하지 않다.

어떤 한 가지 행동만으로는 지속적인 체중 감량을 보장할 수 없다. 다양한 지점에서 여러 가지 치료법을 병행하면 시간이 지나면서 나타나는 치료에 대한 저항을 완화하고, 한 가지 치료법에서 나타나는 부작용도 줄일 수 있다. 체중 감량 전문가인 존 포레이트John Foreyt는 한 환자가 체중을 감량한 후 평생 동안 매일 똑같은 식사를 했다는 이야기를 즐겨 한다. 이 이야기가 눈길을 끄는 이유는 그런 일이 완전히 기이하지는 않더라도 아주 특이하기 때문이다. 대다수 사람들은 그런 식으로 자신의 행동에 집착하기가 어렵고, 설령 그렇게 할 수 있다 하더라도 그러길 원치 않는다. 우리는 평생 동안 반드시 지켜야 할 단 한 가지 식단을 찾지 못할 것이다. 인간은 그런 식으로 행동하지 않는다.

그럼에도 불구하고, 나는 우리 사회가 비만과 음식 중독 문제에서 진전을 이룰 수 있을 것이라고 과거 그 어느 때보다도 더 낙관적으로 생각한다. 우리는 체중에 대해 지금까지 불가능했던 수준으로 아주 강한 약리학적 영향력을 행사할 수 있게 되었다. 이제 효능이 아주 좋은 약들이 있으니, 비만과 내장 지방으로 인한 건강 문제를 예방하고 치료할 수 있다(우리가 현명한 선택을 하고, 양질의 의료 서비스에 접근할 만큼 충분히 운이 좋다면).

이 과정에서 어떤 부분도 간단한 것은 없기 때문에, 우리는 도중에 도움이 필요할 것이다. 제약 회사들은 위 마비를 포함해 이 약들과 관련된 위장 부작용에 관한 정보를 더 투명하게 공개해야 한다.[11] 또한 사람들이 안전하게 약물 사용을 중단하는 방법과 급격한 체중 감량의 위험을 이해할 수 있도록 추가 연구를 할 필요가 있다.[12] FDA는 이러한 연구와 약물의 간헐적 사용 가능성에 관한 연구를 의무적으로 하도록 명령해야 한다. 제조 회사와 FDA 모두 영양실조를 방지하기 위한 조치도 취해야 한다.

나는 FDA가 제약 회사들에 충분한 연구를 요구하지 않은 채 GLP-1

약을 장기간 만성적으로 사용할 수 있도록 승인한 조치를 크게 우려한다. 제약업계는 이 약들이 수십 년 동안 사용되었다고 주장하지만, 지금처럼 고용량으로 사용되거나 비만 치료를 위해 사용된 것은 아니었다. 어떤 사람들은 평생 동안 이 약물을 사용하고도 아무 문제가 없을 수 있겠지만, 우리는 확실한 것을 아직 모른다. 현재의 용량 사용과 관련한 데이터는 아직까지는 5년 치[13]에 불과하다. 나는 FDA가 어려운 질문들을 던지는 것을 아직 보지 못했다. 의료계 역시 어려운 질문들을 제대로 던지지 않고 있는데, 이 약에 너무나도 많은 돈이 걸려 있는 것이 큰 이유이다. 의학 학회에 참석할 때마다 발표에 나선 거의 모든 의사가 제약업계로부터 어떤 형태로건 금전적 보상을 받은 것처럼 보였다. 이 약들을 만드는 회사들의 심기를 거스르지 않아야 큰돈을 벌 수 있는 전문가들을 어떻게 신뢰할 수 있겠는가?

 FDA는 복합 제제의 안전성[14]을 보장하고, 중국 등지에서 수입되는 의약품[15]을 철저히 검사할 의무가 있다. 또한 체중 감량 효과가 있다고 홍보되지만 효능이 의심스러운 의료 장비[16]에 대해서도 조치를 취할 필요가 있다. 의료계는 환자의 의료 기록을 1분도 채 안 되는 시간에 간단히 검토하는 것만으로는 GLP-1 약의 처방 여부를 판단하기에 충분치 않다는 사실을 인정해야 한다. 외과 분야는 재수술 비율이 높은 위소매절제술의 안전성과 효능을 재평가하고, 그와 함께 이 수술의 사용을 제한하고 환자에게 그 한계를 분명히 알려야 한다. 수술은 약이 효과가 없는 환자에게만 사용하는 것이 좋다. 우리는 약물을 단순히 비만과 내장 지방 치료뿐만 아니라, 고도 비만 예방과 수술의 필요성 감소를 위해서도 사용할 필요가 있다.

성형외과 의사들과 메디컬 스파 산업의 그 동료들은 체중 감량을 건강에 이득을 얻기 위한 목적으로 바라보아야 하며, 다른 미용 절차를 유도하기 위한 수단으로 보아서는 안 된다.

비만 치료에 관련된 모든 산업의 모든 종사자들은 환자의 건강과 안전을 보장하기 위해 이 문제에서 함께 협력해야 한다.

식품 혁명을 위한 시간

◆

사용할 수 있는 모든 도구를 활용하면, 몇 년 전만 해도 불가능해 보였던 건강 개선을 이룰 수 있다. 하지만 아무리 좋은 결과를 얻더라도, 개인적 개선만으로는 근본적인 문제를 해결할 수 없다. 중독 회로[17]의 영향을 억제할 수는 있지만, 우리는 그저 중독의 근원을 덮어 가릴 뿐이다.

미국 국민 전체의 몸이 병들어 있다. 지난 세기 동안 우리의 건강은 초조제 식품에 장악되었다.[18] 비만, 제2형 당뇨병, 심장병을 비롯한 다양한 질환의 증가에 대한 일반 대중의 우려가 점점 커지고 있다. 미국인은 평균 수명이 선진국 20개국 중 가장 낮으며,[19] 상황은 코로나19 팬데믹 기간에 더욱 악화되었다. 나는 코로나19로 입원한 중증 환자 중 약 3분의 2[20]가 비만이 주요 원인인 것을 직접 목격했다. 매년 약 67만 8000명이 식품과 관련된 질병으로 사망하며,[21] 영양과 관련된 만성 질환으로 인한 경제적 비용은 약 16조 달러에 달한다.[22]

음식 중독과 나쁜 대사 건강은 소아 질환으로 시작되므로, 이 문제에 대해 제대로 된 인식을 어린 시절부터 가질 필요가 있다. 어린이 5명 중 1명이 비만 상태로 살아간다.[23] 체중 증가로 인해 전에는 성인들에게서만 나타나던 제2형 당뇨병이 어린이들 사이에서 발병한다. 지방간 질환은 과거에는 주로 나이 많은 남성이나 알코올을 과도하게 섭취하는 사람에게만 발생했지만, 지금은 체중 증가 때문에 어린이 중에서도 5~10%나 발생하고 있다.[24] 지방간 질환은 이제 천식만큼 흔해졌다.[25]

중독 행동은 아동기에 형성된다. 초등학교 시절부터 건강한 식습관, 신체와 마음의 작동 방식, 활동적인 생활 방식의 중요성, 요리 기술, 감정 조절에 관한 교육을 시작하는 것이 예방에 도움이 될 수 있다. 특정 물질이 어떻게 뇌를 속여 더 많은 양을 원하게 만들고 결국 중독을 초래하는지 나이에 맞게 간단한 용어를 사용해 설명하는 교육도 유용하다.

지난 수십 년 동안 미국과 전 세계에서 점점 더 많은 사람들이 건강 포퓰리즘 운동[26]에 동참해왔다. 이들은 유기농 농업, 농산물 직거래 시장, 자연식품, 식물 기반 식단을 지지한다. 하지만 이 운동은 여전히 전국적으로 주류에 속하지 못하고 주변부에 머물러 있다.

만약 우리가 진정으로 미국을 건강하게 만들고 싶다면, 초조제 식품 문제에 정면으로 맞서야 한다. 이 식품들이 우리 몸에 미치는 영향을 좋아하는 사람은 아무도 없다. 이 식품들은 우리의 건강을 공격할 뿐만 아니라, 궁극적으로는 우리의 자유와 자율성을 침해한다. 우리는 모든 아이가 18세가 될 때까지 건강한 체중과 좋은 대사 건강을 유지할 수 있도록 책임을 져야 한다. 우리에게는 진정한 식품 혁명이 필요하다.

23

이보다 더 가공할 무기는
설계할 수 없었을 것이다

식품 산업은 우리와 먹는 것의 관계, 인류의 역사만큼이나 오래된 이 관계를 근본적으로 변화시켰다. 블루베리를 생각해보자. 수백만 년에 걸쳐 식물은 동물에게 먹힐 열매를 진화시켜왔고, 동물은 그러한 열매를 소화할 수 있는 소화계를 진화시켰으며, 그 결과로 양자 사이에 기본적인 공존 관계가 형성되었다. 블루베리는 비타민과 항산화 물질의 풍부한 공급원이다.[1] 또한 그 미세 구조는 인간의 소화계와 잘 들어맞는다. 식이 섬유가 풍부한 블루베리는 섭취된 뒤 당분을 천천히 방출하여 인체가 감당할 수 있는 속도로 처리하게 해준다.

하지만 카페에서 모닝커피와 함께 블루베리 머핀을 집어들면, 완전히 다른 것을 섭취하게 된다. 이제 블루베리는 조리되고 당분이 추가되었다. 설탕과 녹말, 표백 밀가루, 종자유, 강한 조미료와 결합되었다.[2] 밀가루 속 곡물의 기본 구조는 말할 것도 없고, 열매의 자연적 기본 구조까지 완전히 변형되었다. 한입 베어 먹은 그 머핀이 소화계에 도달하면, 거의 즉각 포도당이 급격히 방출되면서 상당수 사람들에게 대사 혼란을 유발한다.

우리는 한때 식품 가공이 우리에게 이롭다고 생각했고, 아주 오랫동안 그것은 사실이었다. 초기의 식품 가공은 우리의 생존에 필수적이었다. 조리는 우리가 평소에 먹기 어려운 뿌리, 줄기, 잎 등 식물의 다양한 부분을 먹을 수 있게 해주었다.[3] 소금에 절이거나 햇볕에 말리는 것 같은 간단한 보존 방법은 식량이 부족한 시기에도 신뢰할 만한 식량 공급을 가능하게 했다.[4] 1880년대에는 저온 살균과 통조림 기술 덕분에 식품이 더 안전하고 저렴해졌으며, 더 널리 보급되었다. 하지만 오늘날 식품 가공은 인간의 건강을 위협하고 있다.

고도로 가공되고 '극도로 맛있는' 식품은 칼로리 섭취와 내장 지방을 줄이고 인슐린 저항을 피하려고 애쓰는 사람들에게 끊임없는 문제를 안겨준다. 이 식품들은 섭취를 제한하려는 모든 시도를 극복하도록 설계되었다. 그리고 우리가 오늘날 직면한 가장 시급한 건강 문제 중 일부(비만, 당뇨병, 심혈관 질환 등)를 악화시키는 데 직접적으로 관여한다. 이러한 식품들은 강렬한 맛과 즐거운 섭식 경험을 제공하는데, 이것은 자연에서는 좀처럼 볼 수 없는 방식으로 지방과 설탕, 지방과 소금, 지방과 설탕과 소금, 또는 탄수화물과 소금을 결합한 조합을 통해 일어난다. 극단적인 가공 기술은 이들 식품이 원래 가진 미세 구조와 성분을 극적으로 변화시켜 중독성을 높이고 과잉 섭취를 유도하는데, 심지어 이성적으로는 절제해야 한다는 것을 아는 사람조차 과도하게 먹게 만든다.[5]

가공은 육류의 미세 구조와 영양 특성도 변화시킬 수 있다. 전체 쇠고기의 자연적인 미세 구조는 여기저기 분포한 지방을 근섬유가 둘러싸고 있는 형태인데, 이 때문에 소화가 천천히 되고 영양분이 지속적으로 방출된다. 반면에 미세하게 갈아서 만든 가공육에서는 근섬유가 파괴되고 지방이 분리된다. 이 때문에 핫도그에 들어 있는 포화 지방과 가공된 지방은 훨씬 더 빨리 소화된다.[6] 핫도그에는 나트륨, 방부제, 심지어 설탕과 같은 첨가물도 들어 있다. 이러한 성분들은 영양 가치보다 보상 시스템을 활성화하는 맛과 유통 기한을 우선시한다.

인체를 파괴하는 무기로 이보다 더 가공할 무기는 설계할 수 없었을 것이다.

극도로 좋은 맛과 높은 에너지 밀도

◆

극도로 좋은 맛은 음식 중독의 겉면이다. 사람들은 빅 사이즈 프렌치프라이를 곁들여 잘 설계해 만든 치즈버거에 저항하기 어려울 수 있지만, 적어도 자신이 무엇을 먹는지는 안다(혹은 피상적으로는 안다). 반면에 에너지 밀도는 그에 못지않게 중요한 음식 중독의 한 측면이지만 본질적으로 덜 분명한데, 그램당 또는 온스당 칼로리로 측정되는 칼로리 밀도 속에 감춰져 있기 때문이다.

우리에게 익숙한 많은 식품은 가공 과정에서 자연 상태보다 에너지 밀도가 크게 높아지는 변화가 일어난다. 워싱턴대학교의 애덤 드루노프스키Adam Drewnowski 교수는 초조제 식품이 덜 가공된 식품에 비해 에너지 밀도는 높고[7] 영양 밀도는 낮다는 사실을 입증했다.[8] 식품의 수분 제거는 유통 기한을 늘리고 운송 비용을 줄이지만, 지방과 설탕 조합과 함께 식품의 에너지 밀도를 높이는 수단이 되기도 한다. 이러한 산업적 조제 식품이 신선한 식품보다 더 저렴한 것은 전혀 놀라운 일이 아니다. 예를 들면, 토마토소스는 거의 모든 가정의 식료품 저장실에 비치되어 있으며, 바쁜 평일 저녁에 빠르게 파스타 요리를 만들 때 꼭 필요한 재료이다. 슈퍼마켓에서 파는 보통의 값싼 토마토소스는 토마토 페이스트에 물과 값싼 지방(콩기름이나 카놀라유 같은), 상당량의 첨가당을 섞어 만든다.[9] 이 가공 과정은 토마토 페이스트를 만드는 것으로 시작한다. 토마토를 조리해 체에 걸러낸 뒤 물을 증발시켜 만드는 이 농축 제품은 토마토보다 가볍고 운반하기도 쉽다. 토마토소스에 추가된 설탕은 소비자, 특히 아이들의 입맛에 맞는 맛을 제공한다.

좀 더 비싼 토마토소스는 '프리미엄' 또는 '슈퍼프리미엄'으로 분류되며, 약간 다른 성분을 포함하고 있다. 프리미엄 토마토소스는 일반적으로 설탕이 덜 들어가는 대신에 토마토 덩어리가 더 많이 들어 있다. 대체로 올리브유처럼 건강에 더 좋은 지방을 사용하지만, 신선한 재료에 비해 영양학적 이득이 떨어지는 말린 허브나 채소가 포함된 경우가 많다. 슈퍼프리미엄 토마토소스는 건강에 신경 쓰는 소비자들을 겨냥해 신선한 허브와 채소를 사용하고, 일반적으로 토마토 페이스트를 사용하지 않는다. 하지만 어떤 방법을 사용하건 간에, 가공 방식과 첨가된 기름 때문에 파스타 소스는 신선한 토마토보다 에너지 밀도가 훨씬 더 높다.

가공 식품은 더 많은 설탕과 지방, 다양한 맛, 첨가물을 전달하는 수단 역할을 하는 경우가 많아 건강에 미치는 부정적 영향을 더욱 심화시킨다. 궁극적인 예는 빵이다. 상업용 빵은 이미 설탕과 지방, 고도로 정제된 밀가루가 잔뜩 들어 있다. 거기다가 빵 조각은 버터와 마요네즈, 잼, 그리고 수많은 스프레드를 바르는 팔레트가 된다. 이 조합—설탕, 지방, 소금, 탄수화물—은 입속에서 녹으면서 보상 시스템을 효과적으로 활성화한다.

식사 속도 증가

◆

식품이 가공되면 섭식 행동의 조절을 돕는 요소들이 사라지는 경우가 많으며, 그 결과로 먹는 속도가 빨라져 칼로리 섭취량이 증가하게 된다. 더 부드럽게 가공된 식품은 씹는 노력이 덜 들기 때문에 식사 속도가 빨라진다. 네덜란드와 싱가포르의 연구자들이 진행한 연구에 따르면, 질감이 부드러운 식품은 에너지 섭취량을 증가시킬 수 있는데, 이는 부드러운 식품이 더 철저히 씹어야 하는 단단한 식품을 먹을 때와 같은 수준의 포만감 신호를 만들어내지 못해 더 빠르게 섭취될 수 있기 때문이다.[10] 본질적으로 많은 가공 식품은 '빨리 씹고 삼키고 처음부터 다시 반복하는' 순환을 조장하도록 설계돼 있다. 단단한 질감과 근섬유가 뒤

얽힌 미세 구조를 가진 쇠고기 한 덩어리를 먹는 데 걸리는 시간과 핫도그나 치킨 너겟 또는 얇게 썬 햄을 먹는 데 걸리는 시간을 비교해보라. 많이 씹고 입속에서 더 오래 처리 과정을 거치는 식품은 더 큰 포만감을 주지만, 빨리 먹는 식품은 그에 필적하는 포만감 신호 없이 칼로리를 빨리 전달한다.

음식의 형태(고체, 반고체, 액체)도 섭취 속도에 영향을 미친다. 연구[11]에 따르면, 액체 식품은 분당 최대 600g까지 섭취되는 반면,[12] 고체 식품은 보통 분당 10~120g의 속도로 섭취된다. 액체가 고체보다 더 빨리 섭취되는 이유는 입속에서 씹는 과정, 즉 기계적 분쇄 과정이 필요 없기 때문이다. 그 결과, 액체 식품은 같은 칼로리를 가진 고체 식품에 비해 더 약한 포만감 반응을 유발한다.[13]

먹는 것을 느끼는 신체적 감각도 음식 섭취 속도에 영향을 미친다. 많은 가공 탄수화물은 입속에서 녹도록 설계돼 있어 즐거운 경험을 제공한다. 녹말은 입속에서 부드럽고 응집력 있는 덩어리를 형성해 씹는 시간을 최소화하고 삼키기 쉽게 만든다. 크게 부풀린 스낵 식품은 미소한 공기 주머니가 가득 차 있어 표면적이 크다. 입속으로 들어가면, 침이 이 작은 구멍들로 빠르게 스며들어 구조가 급속하게 무너지면서 포만감 신호가 나오기 전에 빠른 섭취를 부추긴다. 바삭한 식감에서 녹기까지의 전환 과정이 매끄럽게 일어나는 것은 많은 가공 식품의 주요 특징으로, 과식을 조장하는 주요인이다.[14]

높은 혈당 지수

　가공 과정은 탄수화물의 혈당 부하를 크게 변화시켜, 식물성 식품을 에너지 밀도가 높고 소화가 잘되는 형태로 바꾼다. 이제 많은 가공 식품은 미리 소화된 녹말에 설탕과 지방이 결합된 것과 유사한 형태여서 칼로리를 빨리 공급하는데, 그 결과로 혈당을 급격히 올리고 체내에서 당분 과다 흡수를 유발한다. 인슐린 저항과 고인슐린 혈증은 이러한 혈당 급등과 직접적 연관이 있다. 사악하게도, 우리가 먹는 식품들은 이러한 혈당 급등의 느낌을 좋아하도록 우리를 훈련시킨다.

　식품 산업은 밀을 대사 혼란과 중독을 일으키기에 특별히 효과적인 무기로 바꾸어놓았다. 자연 상태의 밀알은 밀기울(섬유질이 풍부한)과 배아(필수 영양소가 많이 들어 있는), 배젖(주로 녹말로 이루어진)의 세 부분으로 이루어져 있다. 이 세 부분을 함께 섭취하면 균형 잡힌 영양 공급원이 된다. 하지만 밀을 정제하여 밀가루로 만들면, 밀기울과 배아가 제거되고 녹말이 주성분인 배젖만 남는다.[15] 고속 롤러는 곡물을 미세한 가루로 분쇄하면서 밀알의 자연적인 미세 구조를 파괴한다. 이 밀가루는 다시 압출이라는 추가 가공 과정을 거칠 수 있는데, 이 과정에서 녹말 알갱이가 고온과 수분에 노출된다. 압출 과정에서 녹말 입자는 젤라틴화되고 팽창한다.[16] 최종 결과물은 원래의 밀알보다 훨씬 더 빠르게 소화되고 흡수되어 혈당 수치를 더 급격히 상승시킨다.

　슈퍼마켓에서 파는 빵에는 일반적으로 밀 글루텐, 설탕, 유화제 같은 성분이 포함돼 있는데, 이 성분들은 질감을 높이고 유통 기한을 늘리며

각 빵 덩어리의 균일성을 유지하기 위해 사용된다. 겉보기에는 건강에 좋아 보이는 '통밀' 빵조차도 대개는 밀알의 자연 성분인 식이 섬유와 좋은 영양 성분을 많이 잃어 결국 혈당 부하를 높이게 된다. 일반적으로 식품의 자연적 구조가 많이 파괴될수록 그 속의 당분이 더 빨리 체내에 흡수된다. 인스턴트 오트밀, 쌀과자, 베이글, 크루아상 같은 식품은 혈당 지수가 높다.

신선한 과일을 유통 기한이 긴 식품으로 가공하는 과정에서도 혈당 부하에 큰 변화가 일어나는 경우가 많다. 시큼한 맛과 높은 영양가로 유명한 신선한 크랜베리는 맛을 높이기 위해 다량의 설탕을 첨가하는 가공 과정을 거쳐 '크레이신Craisin'(건조 크랜베리)으로 만들어진다. 이 과정은 크랜베리를 여러 번 설탕 용액에 담그는 절차를 포함한다. 천연 당분이 약 4%[17]에 불과한 크랜베리는 가공 과정이 끝나면 당분 함량이 최대 65%에 이른다. 설탕의 과도한 첨가로 맛이 극도로 좋아지는 바람에 사람들은 크레이신을 많이 먹게 되고, 그 결과로 혈당이 급격히 상승할 가능성이 높아진다.

식품 폭탄을 해체하는 법

◆

식품 산업은 식품의 자연적 구조를 허물고 설탕과 정제 녹말을 첨가함으로써 우리 모두를 아주 특이한 상황에 빠뜨렸다. 겉모양과 냄새와 맛이 아주 매력적인 식품이 혈당을 급등시키고, 체중을 늘리고, 내장 지방 축적을 초래하는 식품인 경우가 종종 있다. 이러한 식품들은 사회 전체를 인슐린 저항과 제2형 당뇨병 증가 상황으로 몰아가고 있으며, 이와 관련된 심혈관 질환과 위장 질환까지 확산시키고 있다. 현대의 식품은 우리의 생물학적 특성을 겨냥한 매우 효과적인 무기라는 사실이 드러나고 있다.

피험자들은 가공되지 않은 식품을 섭취할 때보다 초조제 식품을 섭취할 때 훨씬 많은 칼로리를 흡수하는 것으로 밝혀졌다.[18] 그 이유는 명백하다. 포도는 자연식품 중에서 아주 단 편에 속하지만, 그 칼로리는 100g당 약 67칼로리이다.[19] 반면에 가공된 간식 식품인 치즈 크래커와 초콜릿 칩 쿠키[21]의 칼로리는 각각 100g당 489칼로리와 451칼로리이다.[20]

FDA 같은 규제 기관은 식품 안전 지침을 정하지만, 극도로 좋은 맛과 매우 높은 에너지 밀도로부터, 그리고 포만감을 활성화해 과식을 멈추게 하는 시스템을 회피하면서 보상 시스템을 자극해 신체를 속이는 가공 기술로부터 대중을 보호하는 규제는 전혀 없다. 미국에는 초조제 식품이 대사에 미치는 영향으로부터 일반 시민을 보호하는 책임을 지는 사람이 아무도 없는 실정이다.

일부 국가들, 그중에서도 특히 라틴아메리카의 일부 국가들은 공중보건 캠페인[22]을 통해 초조제 식품을 규제하는 조치를 취하고 있다. 학교와 의료 시설에서 이러한 식품의 사용을 제한하려는 칠레의 시도[23]는 변화가 가능하다는 것을 보여주지만, 동시에 풍부한 자금력과 막강한 정치적 영향력을 가진 식품 산업과 싸우는 것이 얼마나 어려운지를 드러내기도 한다. 다국적 식품 기업들의 국제적 규모와 영향력은 이러한 규제 노력을 실행에 옮기기 어렵게 만든다. 이 기업들은 마케팅과 로비에 막대한 자금을 쏟아부음으로써 초조제 식품의 생산과 소비를 억제할 수 있는 유의미한 규제의 도입을 방해한다.[24]

그럼에도 불구하고 진짜 자연식품과 다시 연결되기를 원하는 사람들에게 희망이 있다. 농산물 직거래 시장과 로컬 푸드 운동은 점점 인기가 높아지고 있으며, 소비자들에게 더 신선하고 덜 가공되고 장거리 운송에 필요한 방부제나 기타 첨가물이 없는 식품을 섭취할 기회를 제공한다. 의학 부문에서 가장 인기 있는 강의 중 하나는 요리의학인데, 건강 전문가들이 초조제 식품에 의존하는 대신에 건강에 좋은 식품을 직접 요리하는 법을 가르친다. 최소한으로 가공된 식품에 초점을 맞춤으로써 우리는 가공 식품에 포함된 인공 첨가제 없이 자연스러운 섭식 과정(씹고, 맛을 느끼고, 진정한 포만감을 경험하면서)을 즐길 수 있다. 남은 과제는 자연식품을 쉽게 이용할 수 있게 할 뿐만 아니라 가공 식품의 매력적인 대안으로 만듦으로써, 건강에 좋은 선택을 지원하는 환경을 만드는 것이다.

혈당 급등 감시하기

◆

음식 중독과 이를 조장하는 식품 산업에 맞서는 또 하나의 방법이 있는데, 이것은 좀 더 개인적인 방법이다. 혼자서 거대 산업 전체에 맞서 싸울 수는 없지만, 식품이 내 몸에 어떤 영향을 미치는지 스스로 파악할 수 있는 도구를 갖추는 것은 가능하다. 그렇게 하면 적어도 자신의 반응을 형성하는 데 더 집중할 수 있고 전략적으로 접근할 수 있다.

약 50달러만 투자하면, 자신이 먹는 식품이 몸에 어떤 영향을 미치는지 실시간으로 직접 관찰할 수 있다. 이 데이터는 연속 혈당 측정기[25]라는 소형 장비가 제공한다. 대개 팔 뒤쪽 피부에 부착하는 이 장비는 혈당 수치를 측정한다. 이 장비는 식사 후에 혈당이 얼마나 급격히 상승하는지 매우 정확하게 기록한다. 음식을 한 입 먹을 때마다 그것이 혈당에 어떤 영향을 미치는지 몇 분 안에 확인할 수 있다.

전통적으로 연속 혈당 측정기는 고혈당을 관리하기 위해 혈당 수치를 정확히 알아야 하는 당뇨병 환자들만 주로 사용했다. 하지만 최근에는 건강한 섭식과 체중 감량에 관심 있는 사람들 사이에서도 점점 인기가 높아지고 있다. 노스웨스턴대학교의 내분비학자 그라지아 알레포Grazia Aleppo는 많은 사람들이 이 장비를 사용함으로써 혜택을 얻을 수 있다고 믿는다. 알레포는 인슐린 저항이 있고 당뇨병 전기 상태에 있는 사람들이 급격히 증가하고 있으며, 특히 미국에서 그렇다고 지적한다. 그녀는 사람들이 자신의 혈당 수치에 대해 더 정확한 정보를 안다면 식단을 개선하려는 노력을 더 적극적으로 기울일 것이고, 현대의 음식 중독이 얼마나 해로운지 더 명확하게 알 수 있을 것이라고 말한다.

"시리얼, 베이글, 설탕, 탄산음료 같은 식품을 먹으면, 혈당 수치가 140mg/dL 이상으로 올라갈 거예요. 문제는 한 번에 그치지 않는다는 겁니다. 한 번은 중요하지 않아요. 중요한 건 30년 동안 혈당 급등이 꾸준히 계속되면서 누적되는 효과입니다."[26]라고 알레포는 말한다.

나는 알레포에게 주로 어떤 사람이 혈당 급등에 신경을 써야 하느냐고 물어보았다.

"모든 사람이 신경 써야 합니다."

"그런데 혈당을 높이는 식품을 먹으면, 누구나 다 당연히 혈당이 올라가지 않나요?" 내가 다시 물었다.

알레포는 혈당 수치가 140mg/dL를 초과하는 시간이 길어질수록 심혈관 대사 질환 위험이 증가한다는 데이터를 지적했다. 목표는 혈당 수치를 70~140mg/dL로 유지하는 것인데, 당뇨병 전기 단계에 있는 사람들에게는 특히 그렇다. 과체중이나 비만인 사람들 중에는 당뇨병 전기에 해당하는 사람이 많다. 미국에서 당뇨병 전기 단계에 있는 사람은 약 9760만 명으로 추정된다.

혈류 내 고혈당은 혈관 내벽을 이루는 내피세포를 손상시켜 해로운 효과를 연쇄적으로 일으킬 수 있다. 알레포는 "내피세포는 혈당 변동에 지속적으로 노출되기 때문에 혈당 수치 변화에 매우 민감합니다. 이로 인해 염증이 증가하고, 결국에는 동맥 경화를 촉진해 심혈관 질환 위험이 높아질 수 있습니다."라고 설명한다. 다행히도 이 민감성 덕분에 식품 선택과 식습관에 약간의 변화를 주는 것만으로도 그 영향을 상당히 줄일 수 있다. 연속 혈당 측정기를 사용하면, 누구나 음식 중독에 맞서 작은 승리를 거둘 때마다 나타나는 변화를 직접 확인할 수 있다. 알레포는 "연속 혈당 측정은 식후 고혈당의 초기 변화를 보여줍니다. 평균 혈당 수치의 작은 차이가 장기적 예후를 바꿀 수 있지요."라고 말한다.

의학 연구자들은 지속적인 고혈당이 건강에 중대하고 갈수록 심각해지는 위험을 초래한다는 사실을 오래전부터 알고 있었다. 하지만 혈당 수치의 간헐적 급등도 큰 손상을 일으킨다는 사실을 깨달은 것은 최근에 와서였다. 연속 혈당 측정기에 나타나는 수치는 그것이 나타내는 실제 생화학적 영향과 연결될 때 더 구체적인 의미를 띤다. 이 연결 관계를 이해하고 식품과 혈당 급등 사이의 연관성을 직접 목격하면, 자신의 식단을 바꾸려는 마음이 생길 수 있다.

알레포는 혈당 급등이 초래하는 결과를 이렇게 설명한다. "혈당 수치가 높으면, 내피세포는 포도당에 노출되는 것을 막을 수 없습니다." 이 세포들은 스트레스를 받아 DAMP_{damage-associated molecular pattern}(손상 연관 분자 패턴)라는 분자를 방출하고, 그러면 파괴적 영향이 연쇄적으로 일어난다. DAMP 분자는 자유 라디칼(화학적 반응성이 매우 높은 원자 또는 원자단)을 생성하는데, 자유 라디칼은 노화와 세포 파괴를 가속화한다. 또한 DAMP는 혈소판의 과잉 생산을 촉발해 혈액 응고를 촉진할 수 있으며, 적혈구가 만들어지는 골수에서 세포의 기능을 방해하는 변화를 일으킬 수도 있다.

연속 혈당 측정기는 사람들에게 체내에서 일어나는 생물학적 문제들을 인식하도록 도움을 줄 수 있다. 이 장비는 또한 더 큰 사회적 변화를 촉발하는 계기가 될 수도 있다.

중독성이 있는 식품에 별도의 위험 표시가 붙거나 규제가 가해지지 않는 이유는 대체로 그 성분들이 '일반적으로 안전하다고 인정된' 과학적 기준을 충족하기 때문이다. 보통 물질들은 합리적으로 무해하다는 확신이 인정될 때 이 범주로 분류된다. 심혈관 대사 질환에 취약한 다수의 사람들이 사용한 연속 혈당 측정기에서 얻은 데이터는 특정 성분과 특정 성분 조합, 가공 기술이 실제로 해를 끼친다고 시사하는 중요한 정보를 제공할 수 있다.

어떤 식품이나 식품군의 안전성에 의문을 제기하는 증거는 '일반적으로 안전하다고 인정된' 그 자격에 도전할 충분한 근거가 될 수 있다. 연속 혈당 측정기에서 수집된 데이터는 일반 대중이 식품을 위험한 혈당 급등을 유발하는 중독성 전달 시스템으로 만드는 기업들에 맞서 싸우는 데 적어도 조금은 도움을 줄 수 있다.

24

우리를 노리는
식품 산업

30년 전, 수십 년 동안 흡연의 위험성에 대해 거짓과 얼버무림으로 일관해온 담배 산업의 광고 전략을 이해할 필요가 있었던 나는 브리티시컬럼비아대학교 소더경영대학원의 마케팅행동학 교수인 리처드 폴레이Richard Pollay를 찾아갔는데, 그는 그 당시는 물론이고 지금도 담배 광고 분야의 최고 전문가이다. 폴레이 교수는 흡연의 위험성에 대한 과학적 증거를 은폐하고 소비자들을 중독성 있고 치명적인 제품을 사도록 유도한 담배 회사들을 상대로 한 초기 소송에 자문을 제공했다. 그는 업계 내부의 마케팅 연구와 기획 문서를 분석했고, 그들의 왜곡되고 교묘한 광고 기법의 본질을 밝히는 연구 논문을 수십 편 발표했다.

나는 최근에 폴레이 교수에게 전화를 걸어 다시 그와 만남을 가졌다.

이번에는 줌을 사용한 화상 회의를 통해 만났는데,[1] 그때 우리는 교활하고 강력하며 설득력 있는 또 하나의 힘을 상징하는 얼굴을 바라보았다. 그것은 토니 더 타이거Tony the Tiger*[2]였다.

폴레이 교수는 켈로그가 1978년에 내놓은 슈거 프로스티드 플레이크의 인쇄 광고를 보여주었다. 광고 속에서는 한 소년이 아침 식탁에 앉아 기쁘게 시리얼 한 그릇을 먹는다. 광고지 상단에는 "누가 먹기 전까지 아침 식사는 아무 영양가가 없다."라는 문구가 적혀 있다.

이 광고에는 교묘한 속임수가 동원되었다. 광고 문구를 자세히 살펴보면 매우 치밀하게 지어낸 주장들이 넘쳐나는데, 이것들은 세부 내용에서는 정확하지만 소비자를 오도하기 쉽다. 한 예로 "켈로그라면 시리얼에 좋은 영양분을 넣기가 아주 쉽습니다. 어쨌든 우리는 오랫동안 그 일을 해왔으니까요."라는 문구가 있다. 폴레이 교수는 회사가 미량 영양소를 첨가하는 것은 맞지만, 프로스티드 플레이크의 원재료인 곡물과 다른 성분들에서 그 영양분을 제거하는 정제 과정을 거친 후에 그렇게 하며, 그 정제 과정에서 이 식품의 본래 가치가 사라진다고 지적한다. 또 다른 주장을 보자. "켈로그 슈거 프로스티드 플레이크 시리얼 1온스(약 28g)에는 일곱 가지 필수 비타민이 미국인 1일 권장 섭취량의 25%에 해당하는 양만큼 들어 있습니다. 게다가 비타민 D와 철분도 각각 1일 권장 섭취량의 10%가 들어 있습니다."라는 내용이 있다. 폴레이

---

*   시리얼로 유명한 켈로그의 대표적 캐릭터.

교수는 "만약 이것이 하루 세 끼 중 한 끼라면, 권장 섭취량의 10%는 결코 풍부한 영양 공급원이라고 말할 수 없지요."라고 조롱하듯이 말한다.

켈로그는 심지어 자사의 시리얼에 포함된 중독성 요소를 암시하기까지 한다. 슈거 프로스티드 플레이크가 필수 영양소로 가득하다고 자랑한 뒤, 광고는 이렇게 고백한다. "하지만 아이들이 좋아하는 이유는 이것 때문이 아닙니다. 시리얼을 그릇에서 꺼내 아이들의 입으로 들어가게 만드는 것은 바로 우리가 첨가한 반짝이는 설탕 코팅입니다." 다시 말해, 아무리 봐도 비타민만큼 유익해 보이지는 않는 정제당이 바로 그 역할을 한다는 것이다. 물론 이 설탕도 유익한 역할을 한다고 주장할 수 있는데, 설탕이 없다면 아이들에게 그 비타민들을 절대로 먹일 수 없을 것이기 때문이다. 이 관점에서 보면, 설탕은 비만이나 혈당 급등과는 무관하며 단지 영양가 있는 식사를 촉진하기 위한 도구일 뿐이다.

"많은 광고는 그 제품이 최고라고 설득하려 하지 않습니다. 오히려 제품에 씌워진 오명을 없애려고 노력하지요."라고 폴레이 교수는 말했다. 켈로그의 설탕 방어 전략은 대중을 오래 속이지 못했지만, 회사는 계속 변신을 거듭하면서 대응했다. 1983년에는 시리얼의 공식 명칭에서 '슈거(설탕)'라는 단어가 빠졌다.[3] 21세기가 시작될 무렵, 프로스티드 플레이크 광고는 또 한 번 변신해 시리얼을 마치 수행 능력을 향상시키는 약물처럼 보이게 만들었다. 프로스티드 플레이크는 '메이저 리그 야구 공식 시리얼'이 되었고, NASCAR(전미스톡자동차경주협회)의 후원사가 되었다. 2002년 동계 올림픽과 공동 브랜드로 제작한 인쇄 광고에는 단 두 단어만 적혀 있었다. "Get Supercharged!(초강력 에너지를 공급받으세요!)" 토니 더 타이거는 스키 코스의 기둥 사이로 사라지는 흐릿한 주황색 꼬리의 흔적으로만 알아볼 수 있다.[4] 같은 해의 또 다른 광고에서는 8층 높이에 설치된 호랑이 무늬 농구 골대 근처에 두 단어로 된 동일한 슬로건이 등장했다.

"이 광고는 이 제품이 건강과 운동 능력과 연관이 있다는 암시를 줍니다. 높은 건물을 단번에 뛰어넘으면서요."라고 폴레이 교수는 말한다. 거기에는 텍스트가 거의 없는데, 이것은 오늘날 우리가 흔히 보는 이미지 중심 광고 스타일의 전형적인 특징이다. 마케터들은 사람들이 인쇄된 정보를 모두 다 받아들이지 않는다는 사실을 깨달았다. 그것은 그저 공간의 낭비였다. 그리고 편리하게도, 광고가 거의 아무 말도 하지 않으면 허위 광고라는 비난을 피할 수 있다.

폴레이 교수와 대화를 나누면서 나는 식품 마케팅에 사용된 전략과 담배 마케팅에 사용된 전략이 놀랍도록 비슷하다는 사실에 충격을 받았다. 두 종류의 광고 모두 시장에서 효과적이면서 법정에서 잘 변호할 수 있는 방식으로 건강에 좋다는 것을 암시하도록 설계되었다. 폴레이 교수는 중요한 차이점 하나를 지적했다. 1960년대 이후부터 담배 회사들은 자사 제품이 건강에 좋다는 주장을 설득력 있게 펼칠 수 없었지만, 식품의 경우에는 자사 제품이 건강에 좋다는 것이 합리적인 가정이었고 지금도 그렇다는 점이다.

실제로 거대 기업들은 인공 화학 성분이 많이 포함된 가공 식품을 만들어 홍보하고 있는데, 이런 가공 식품은 우리의 생물학에 심각한 해를 끼칠 수 있다. 이제 기업들이 해결해야 할 과제는, 그들의 식품공학자들이 원래 식품의 건강한 요소를 제거하는 온갖 방법을 알리지 않은 채 자사 제품이 건강에 좋다고 사람들을 설득하는 것이다. 현재 미국의 가공 식품 산업은 과식과 체중 증가를 초래하는 제품을 홍보하는 데 매년 140억 달러를 쓰고 있다.[5] 이러한 광고 캠페인을 성공시키기 위해 기업들은 시대정신보다 한 발 앞서나간 홍보를 펼치려고 노력한다. 대중이 좋아하는 것과 싫어하는 것, 갈망하는 것과 두려워하는 것, 그리고 광고가 목표를 제대로 달성할지 여부를 알기 위해 시장 조사 업체를 고용해 조사와 분석을 의뢰한다.[6]

식품 산업은 그때그때 제기되는 우려에 대해 언뜻 해결책처럼 보이는 방책을 내놓으며 대중을 다독거린다. 원래 지방이 전혀 들어 있지 않은 제품에도 '무지방'이라는 라벨[7]을 붙인다. 밀이나 보리 같은 일부 곡물에 들어 있는 단백질인 글루텐이 원래 포함돼 있지 않은 제품에도 '글루텐 프리' 라벨[8]을 붙인다. (사실, 대다수 사람들은 글루텐을 소화하는 데 아무 문제가 없다.) 이처럼 대중을 오도하는 라벨을 붙이는 사례는 무수히 많다. '완전 천연 성분', '진짜 과일', '무無GMO', '무無인공 색소' 등이 그런 예이다. 이러한 라벨들은 제품의 문제점에서 눈을 돌리게 하는 역할을 한다. 이것들은 건강에 좋지 않은 식품을 건강에 좋은 것으로 보이게 만들려는 심리적 속임수이다.

나는 진지하고 선의의 의도로 진행된 영양학 연구들이 식품 산업이 이러한 속임수를 쓰는 데 도움을 주었다는 점을 인정한다. 연구자들은 식품을 그 구성 성분들로 분해해 화학 물질들의 집단으로 분석했다. 그럼으로써 기업들이 식품 본래의 필수적이고 기능적인 구조를 유지하지 않고도 이 성분들을 따로 판매할 기회를 제공했다.

그래서 폴레이 교수가 제기한 한 가지 비판이 특히 강하게 와닿았다. "가공 식품 포장지에 표시된 영양 정보도 (비록 소비자에게 정보를 제공하려는 의도이긴 하지만) 장점을 과시하는 일종의 수단이 되었어요. '여기에는 이런 영양소들이 있어요. 우리가 모든 영양소를 100% 제공하지는 않지만, 얼마나 많은 영양소를 *제공하는지* 한번 보세요.'라고 말하는 셈이죠. 나는 의무화된 영양 정보는 이런 식품들이 장점을 갖고 있다고 암시하게 만든다고 생각합니다."

내가 FDA 국장이었을 때, 바로 이 영양 정보 표시 제도를 도입했다.

"우리는 이런 결과를 간과한 측면이 있습니다."라고 나는 인정한다. 우리는 가공 식품 판매업체에 제품에 포함된 비타민, 미네랄, 단백질에 관한 정보를 표시하게 했다. 트랜스 지방과 첨가당도 명시하게 했다. 하지만 이 식품 성분들이 우리 몸에 어떤 영향을 미치는지에 관한 정보는 어디에도 공개하라고 요구하지 않았다. 그리고 원재료명에는 낯설고 기술적이며 혼란스러운 이름을 사용해 표기하는 걸 허용했다. 그럼에도 불구하고, 제품이 해가 없다고 합리적으로 확신할 만한 근거를 제공해야 하는 회사의 책임이 없어지는 것은 아니다.

"이 이야기를 들으니 담배 사건이 떠오르는군요." 폴레이 교수가 말했다. "산업계는 체스(더 복잡하고 전략적인 게임)를 두는 반면, 규제 당국은 체커(체스보다 단순한 게임)를 두는 셈이지요."

식품 회사들이 '제로 칼로리' 다이어트 소다, '로어 슈거' 주스, '라이트' 마요네즈, '내추럴' 프로틴과 그래놀라 바를 홍보하기로 결정했을 때, 그들은 바로 원재료명을 가리키기만 하면 되었다. 거기에는 제로 칼로리, 제로 트랜스 지방, 건강에 좋아 보이는 견과류와 곡물의 이름들이 흑백으로 분명히 적혀 있다. 그리고 식품 회사들은 자사 제품이 건강에 미치는 영향에 대한 책임을 회피할 수 있는 방법이 많이 있다.

새로운 버전의 식품 라벨

◆

많은 대형 식품 회사는, 자신들이 소비자가 건강하게 살아가기 위해 의존하는 식품을 만든다는 사실을 잊은 듯이 보인다. 대신에 식품 산업은 천천히 고객들을 죽이고 있다. 경영진도 이를 모를 리 없지만 제품의 안전성을 개선하기 위한 노력을 거의 기울이지 않았다. 정부 역시 적절한 행동을 취하지 않았다.[9] 불행하게도, 초조제 식품의 판매를 제한하거나 제조 방식을 바꾸도록 강제하는 규제를 도입할 정치적 주체가 거의 없다. 그래도 우리가 대중을 도울 수 있는 방법이 있다. 그것은 바로 사람들이 먹는 식품에 대해 훨씬 더 완전하고 유용한 정보를 제공하는 것이다.

가장 기본적인 수준에서, 소비자들은 자신이 먹는 식품에 무엇이 들어 있는지, 그것이 생물학적으로 자신에게 어떤 영향을 미치는지 잘 모른다.[10] 이러한 정보는 우리의 건강에 필수적이다. 가공 과정과 식품이 인슐린 분비와 혈당에 미치는 영향에 대한 세부 정보를 제공하는 것은 식품 산업이 할 수 있는 최소한의 일인데도 불구하고, 그들은 그렇게 하지 않고 있다. 현재의 식품 라벨은 완전한 투명성을 결여하고 있고, 소비자를 완전히 오도하기도 한다.[11] 나는 여기서 새롭고 개선된 접근법을 제안하려고 하는데, 이것은 기존의 영양 정보 표시는 그대로 유지하되 제품에 관한 추가 정보까지 제공하는 것이다.

우리가 먹는 식품의 안전을 보호하기 위해 설립된 FDA[12]는 이전의 식품 중 많은 것을 저렴한 초조제 제품(가정 주방에서 만들 수 있는 수준을 훨씬 뛰어넘는)으로 대체한 식품 산업의 변화 속도를 제대로 따라잡지 못했다. FDA는 산업계의 로비스트들에게 크게 휘둘리는 의회로부터 필요한 자금을 제대로 받지 못해, 더 이상 식품의 안전성이나 식품 라벨의 적절한 표기를 보장하지 못한다.[13] 나는 이전에 몸담았던 이 기관이 적극적으로 나서서 소비자들이 건강에 더 좋은 식품을 선택할 수 있도록 돕길 바란다. 또한 기업들이 공중 보건을 유지하는 데 도움을 주는 식품을 설계하는 동시에, 소비자가 원하는 맛과 비용, 편리성을 충족시킬 수 있도록 강한 동기를 부여하는 조치를 취하길 바란다.

추가적인 라벨 표시는 식품 성분과 가공 과정에 대한 투명성을 강조해야 한다. 그것은 구매하는 식품에 어떤 종류의 성분과 영양소가 들어 있는지, 왜 들어 있는지 더 쉽게 알 수 있는 것이어야 한다. 식품 라벨의 개편에 더해, 여전히 대사 건강이 좋은 사람들을 기준으로 설계된 미국인을 위한 식생활 지침도 재고해야 한다. 오늘날 이 기준에 해당하는 사람은 전체 인구의 20% 미만에 불과하다. 우리는 인슐린 저항이 있거나 건강한 체중 유지에 어려움을 겪는 80%의 미국인[14]을 위해 새로운 지침이 필요하다.

또한 구매하는 식품의 주성분이 소비자의 건강에 도움이 되는지 재빨리 알 수 있도록 라벨을 식품 포장지 앞면에 표시할 필요가 있다. 내가 선호하는 접근법은 그 식품의 가장 주요한 성분 세 가지를 명확히 표시하는 것이다.[15] 또한 해로운 식품에는 경고 라벨[16]을 붙이는 방식도 선호하는데, 이것은 다른 나라들에서 초조제 식품 섭취를 줄이는 데 효과가 입증된 방법[17]이다.

FDA도 이러한 문제들을 알고 있지만, 현재의 접근법은 지나치게 소극적이다. FDA는 그동안 테스트를 거쳐[18] 최근에 식품 포장지 앞면에 표시할 새 디자인을 제안했는데, 여기에는 가벼운 경고 문구가 포함돼 있었다.[19] 일부 소비자와 식품 회사는 이 디자인을 선호했지만, 연구를 통해 비슷한 디자인들을 사용해본 결과는 별로 효과가 없고 오히려 혼란을 초래하는 것으로 드러났다.[20] FDA가 제안한 라벨은 핵심 영양 성분(포화 지방, 나트륨, 첨가당 등)을 표시하고, 각각의 비율을 높음, 중간, 낮음으로 표시하도록 했다. 여러 성분을 나열하면서 거기에 양을 나타내는 표현까지 첨부하는 것은 정신적 교통체증을 초래하기에 딱 좋은 방법처럼 보인다. 교차로에 서 있는데, 신호등에 빨간색, 노란색, 파란색 불이 동시에 들어온다고 상상해보라. 그런 시스템은 얼마나 혼란스럽겠는가! 또 한 가지 문제는, 식품 회사들이 초가공 과정을 통해 문제의 성분들을 대체함으로써 라벨을 깨끗하게 세탁할 수 있다는 점이다.

투명성을 제공하려면, 오늘날 초조제 식품의 복잡성에 대응하기 위해 제품의 전체 세부 정보도 필요하다. 나는 모든 성분과 그 기능, 그리고 건강에 미칠 수 있는 잠재적 영향이 모두 표시된 라벨을 상상한다.

이런 라벨은 대다수 포장지보다 더 많은 공간이 필요하지만, 지금은 거의 모든 사람이 스마트폰을 가지고 있으니 큰 문제가 되지 않을 것이다. 추가 라벨 표시를 위해서는 해당 매장에서 판매되는 식품들의 모든 성분과 영양소가 실린 데이터베이스가 필요하며, 그와 함께 소비자들이 포장지의 코드를 스캐닝해 정보(명확한 언어로 표기되고 소비자 각자의 특정 관심사와 건강 필요에 맞춰 제공되는)를 받을 수 있는 앱도 필요하다.

FDA는 모든 중요한 정보를 정확하고 최신 상태로 이용할 수 있도록 마스터 식품 데이터베이스를 위한 기준을 설정할 필요가 있다. 또한 FDA는 판매 제품에 대해 해당 기업이 반드시 답해야 하는 질문들을 제시할 필요가 있는데, 그래야 소비자들이 기업이 일방적으로 주장하는 장점이나 마케팅에 의존해 제품을 선택하는 일을 방지할 수 있기 때문이다.

단순한 라벨이 아닌
식품 정보 시스템

◆

식품 회사들은 내가 제안하는 극도의 투명성에 반대할지도 모른다. 하지만 나는 그들은 선택의 여지가 없다고 생각한다. 소비자는 자신이 구매하는 포장 식품에 들어 있는 모든 성분의 기능과 건강에 미치는 영향을 반드시 알아야 한다. 정말로 투명한 시스템은 다음 질문들을 묻고 답할 수 있어야 한다.

- 이 제품을 이루는 성분은 무엇인가? 그것은 왜 포함되었는가? 건강상의 이득이나 우려 중 확인된 것이 있는가?

- 이 식품에는 지방과 소금, 지방과 단순당, 탄수화물과 소금의 조합이 포함돼 있는가? 그러한 조합이 '극도로 좋은 맛'을 시사하는 단순한 수치로 표현되었는가?

- 이 제품은 에너지 밀도가 높은가?

- 이 제품은 인슐린과 혈당에 어떤 영향을 미치는가?

- 이 제품은 어떤 가공 단계를 거치는가? 가공이 식품의 구조, 소화와 대사 방식에 어떤 변화를 가져오는가? 섭취 속도와 포만감, 건강에 어떤 영향을 미치는가? 이 식품은 어디에서 생산되었고, 농장에서 식료품점 선반에 도착하기까지 어떤 과정을 거쳤는가?

- 이 제품은 얼마나 단가? (1부터 5 사이의 점수로 나타내보라. 1은 단맛이 거의 없는 상태이고, 5는 단맛이 매우 강한 상태이다.) 감미료가 추가되었는가? 정제 탄수화물이 들어갔는가?

- 이 제품이나 그 성분들의 조합이 건강에 유익하거나 잠재적으로 해롭다는 것이 유효한 연구를 통해 증명된 적이 있는가?

우리는 또한 모든 포장 식품의 원재료명 표시를 고칠 필요가 있다. 현재 식품 포장지의 원재료명은 기업들이 일부 성분을 누락하거나 소비자를 오도하는 방식으로 표시할 수 있다. 예를 들면, 원재료명은 성분들을 무게 순서에 따라 나열하게 돼 있다. 식품에 포함된 모든 감미료를 합치면 주요 성분 중 하나가 될 테지만, 이 규정 때문에 식품 회사는 여러 가지 감미료를 각각 따로 표시함으로써 목록에서 저 아래쪽으로 보낼 수 있다. 또한 식품 회사는 대다수 소비자가 잘 모르는 이름을 자주 사용한다.[21] 예를 들면, 알룰로스, 타가토스, 토마틴, 네오테임 같은 성분이 있는데, 이것들은 모두 감미료이다.

개정된 원재료명 표시에서는 성분들을 종류나 기능별로 묶어서 분류해야 하기 때문에, 감미료에 속한 성분들은 모두 함께 나열해야 하고, 필요하면 다른 성분들도 그렇게 하도록 해야 한다. 그럼으로써 소비자에게 자신이 구매하는 식품의 특성을 더 잘 이해할 수 있는 정보를 제공할 수 있다. 각 성분의 양도 표시해야 하는데,[22] 이것은 이미 여러 나라에서 실시하고 있다. 이 규정에 따르면, 만약 어떤 성분이 그 식품의 특성을 구현하는 데 필수적이거나, 그 식품이 비슷한 제품들과 차별화되는 데 중요한 역할을 할 경우, 단어나 이미지로 그 성분을 강조해야 한다.

이렇게 하면 소비자는 그 제품에서 해당 핵심 성분이 차지하는 비율을 재빨리 알 수 있다. 또한 새로운 규정은 식품 포장지에 인쇄된 원재료명에서 상위에 위치한 성분의 가독성을 보장해야 하며, 영양 정보와 마찬가지로 글꼴과 글자 크기처럼 그래픽에 관련된 규정도 준수하게 해야 한다.

새로운 식품 정보 프로그램—식품과 가공, 건강에 관한 훨씬 더 광범위한 공공 정보 시스템으로 통합된—은 공중 보건에 큰 도움이 될 수 있다. 새로운 비만 치료제의 도움을 받든 받지 않든 간에, 이 프로그램은 수백만 명이 음식 중독에서 벗어나 식습관을 개선하는 데 도움을 줄 것이다. 하지만 라벨만으로는 현대 식품 산업이 만들어낸 엄청난 위기를 해결할 수 없다.

미국은 전 세계에서 과학 연구에 자금을 가장 많이 투자하는 나라이지만, 영양학 분야의 투자는 늘 부족한 상태에 있다.[23] 나는 오래전부터 식품의 조성, 식습관, 인간의 대사, 식단과 건강 사이의 연관성 같은 기본적인 문제들을 연구하는 국립영양연구소가 필요하다고 주장해왔다.[24] 하지만 지금까지 그러한 연구소를 설립하려는 정치적 움직임은 전무했다. 미국 국립보건원은 현재 연간 약 500억 달러[25]에 이르는 예산 중 대부분을 암, 당뇨병, 심장병을 전문으로 다루는 연구소들에서 효과적인 치료법을 개발하는 데 사용하는 반면, 그런 질병들의 주요 원인인 영양은 대체로 무시하고 있다. 국립보건원 예산 중 영양학 연구에 쓰이는 것은 5%도 채 되지 않는다.[26]

마찬가지로, FDA 역시 식품이 급성 질환이나 만성 질환을 유발하지 않도록 하려면 영양학에 관한 자원이 더 많이 필요하다.[27] 그중에서 일부 자금은 내가 여기서 제안한 광범위한 식품 정보 프로젝트에 투입해야 하지만, 그것 말고도 해야 할 일이 아주 많다. 연방 정부의 공격적인 식품 안전 프로그램 덕분에 미국에서 식품 관련 급성 질환으로 인한 연간 사망자 수는 1400명으로 줄어들었다.[28] 하지만 식품 관련 만성 질환은 매일 훨씬 많은 사람들의 목숨을 앗아가고 있는데도[29] 상대적으로 주목을 덜 받고 있다. FDA는 10억 달러가 넘는 식품 관련 예산 중 고작 2500만 달러만 영양과 식품 관련 만성 질환에 쓰고 있다. 50년이 넘는 지난 세월 동안 식품 관련 만성 질환으로 인한 사망을 줄이는 데 아무

진전도 이루지 못한 핵심 이유는 바로 이처럼 턱없이 부족한 자금 지원에 있다.

미국인의 평균 수명이 상대적으로 낮고 아동들 사이에 만성 질환 발생률이 증가하고 있는[30] 상황은 긴급한 경종을 울려야 마땅하다. 우리는 1980년대에도 이와 비슷한 위기에 직면한 적이 있는데, 그 당시에 흡연은 미국에서 예방 가능한 사망 원인 중 가장 큰 비중을 차지했고, 젊은이 중 25%가 흡연을 했다.[31] 우리는 문제 해결을 위한 행동에 나섰다. 과학자들은 흡연의 위험을 조사하고 문서화했다. 입법자들은 해결책을 내놓았다. 의회는 청소년 흡연을 줄이기 위한 법률을 제정했다. 지역 사회들은 금연 구역을 설정했다.

오늘날 미국에서 젊은이의 흡연율은 2% 미만으로 떨어졌다.[32] 우리는 만성 질환을 줄이는 데에서도 이와 비슷한 성공을 거둘 수 있으며, 또다시 우리 아이들부터 그 대상으로 삼아야 한다. 새로운 식품 라벨 시스템은 투명성을 제공하고, 소비자에게 힘을 실어주고, 또 우리를 잘 살아가게 하는 식품을 제공하는 것이 식품 회사들의 최우선 임무라는 것을 받아들이게 하는 최초의 효과적인 조치가 될 수 있다.

25

♦ ♦ ♦

비만 치료제 골드러시

GLP-1 비만 치료제에 대한 열광적인 반응을 볼 때면 이 약이 우리의 삶을 확 바꾸어놓을 잠재력을 지녔다는 점에서 가끔 옛날에 캘리포니아주에 몰아쳤던 골드러시가 떠오른다. GLP-1 약은 음식 중독을 끊는 치료법으로 지금까지 발견된 것 중 가장 유망하며, 수백만 명에게 체중 감량을 더 쉽게 달성할 수 있는 길을 제공한다.

제약 회사들에게 이 약은 굉장한 노다지가 되었다. 체중 관리 시장은 미국에서는 900억 달러로,[1] 전 세계적으로는 2750억 달러로 치솟았다. 티르제파타이드를 만드는 일라이 릴리와 세마글루타이드를 만드는 노보 노디스크의 비만 치료제 합산 수익[2]은 앞으로 10년 내에 미국에서만 연간 800억~1500억 달러[3]로 치솟을 것으로 예상된다. 이 엄청난 수치들을 보고 다른 주요 제약 회사들도 GLP-1 약물 또는 복합 약물 개발에 뛰어들었다.

하지만 나는 골드러시의 또 다른 측면이 계속 떠오른다. 그것은 혼돈과 혼란의 시기였으며,[4] 많은 사람들이 사기를 당하거나 허위 주장에 속고, 신뢰할 만한 정보가 없는 상황에서 소문에 기대어 헛된 희망을 품던 시절이었다. 나는 식품 산업에 그들의 행위에 대한 책임을 묻고 싶지만, 그와 동시에 의료 산업과 제약 산업에도 더 높은 기준을 요구하고 싶다.

제대로 사용하기만 한다면, GLP-1 약은 비만 치료에 유망한 희망을 던져주지만, 유명 인사의 추천과 언론의 과대광고, 입소문으로 증폭된 강력한 마케팅은 이미 오용을 부추기고 있다.[5] 제약 회사들은 이 약들을 모방한 제품[6]과 제네릭 제품을 생산하여 순진한 환자들을 위험에 빠뜨리고 있다. 연방 정부와 각 주의 규제 당국은 이런 상황에서 마치 수천 명의 폭도 앞에 선 단 몇 사람의 경비원처럼 압도당한 듯한 모습을 보인다. 이 약을 만드는 회사들조차 체중 감량을 일으키는 정확한 메커니즘을 아직 잘 모른다.[7] GLP-1 약의 생화학적 작용과 생리학적 작용을 제대로 이해하려면 훨씬 더 많은 연구가 필요하다.

새로운 GLP-1 약에 대한 수요가 급증하면서 노보 노디스크와 일라이 릴리는 재고가 바닥났고, 결국 FDA는 2022년 8월에 세마글루타이드 계열 제품인 오젬픽과 위고비의 공급이 부족하다고 공식 선언했다.[8] 그로부터 4개월 후, FDA는 티르제파타이드 계열 제품인 마운자로와 젭바운드도 공급 부족 의약품 목록에 추가했다.[9] 조제 약국(여러 가지 성분을 조합하거나 섞거나 변형해 처방에 맞게 맞춤형으로 약을 조제하는 약국)들이 공급 부족 사태를 해결하기 위해 뛰어들어 자체 제작한 세마글루타이드와 티르제파타이드 주사제를 공급하기 시작했는데, 이는 FDA의 공급 부족 지정으로 생긴 규제의 틈새를 파고든 것이었다. 이들 대체 공급자들은 표준 가격보다 훨씬 저렴한 가격(정식 허가된 의약품보다 월평균 1000달러 정도 더 싸게)에 약을 공급하지만, 환자들을 불필요한 위험에 처하게 할 가능성이 있다.

2024년 10월, FDA는 일라이 릴리의 의약품을 공급 부족 목록에서 제외했으며, 일라이 릴리는 마운자로와 젭바운드의 변형 버전을 만드는 조제 약국들을 상대로 소송을 제기했다. 한편, 조제 약국들은 공급 부족 지정을 유지하기 위해 FDA를 상대로 소송을 제기했다. 환자들은 고래 싸움에 끼인 새우 신세가 되어 혼란스러운 선택지 앞에 서게 되었는데,[10] 그중 많은 것은 위험을 초래할 소지가 있다.[11] 현재로서는 정부도 민간 기업도 이러한 위험을 줄일 권한도 의지도 없다.

디지털 마케팅 서비스 제공 업체인 옵젠 마케팅은 화이트라벨 클리닉들에 막대한 비만 치료제 수요를 충족시키는 방법을 안내하기 위해 『궁극의 체중 감량 마케팅 계획The Ultimate Weight Loss Marketing Playbook』[12]이라는 책을 만들었다. (화이트라벨은 한 회사가 제공하는 제품이나 서비스에 다른 회사가 자사 브랜드를 붙여 판매하는 관행을 말한다.) 옵젠 마케팅은 코로나19 팬데믹으로 인해 체중 감량 클리닉들이 경제적으로 큰 타격을 입었지만, 체중 감량 보조제 판매가 이를 만회하는 좋은 수입원이 되었다고 지적한다.[13] 또 다른 회사인 MD 인터그레이션스는 온라인 기업들이 며칠 만에 화이트라벨 사업을 시작할 수 있도록 돕는 서비스를 제공한다. 20만 명의 환자를 보유하고 있다고 자랑하는 온라인 화이트라벨 체중 감량 회사인 퓨처헬스에 내 연구원이 시험 삼아 연락해보았다. 자신의 유일한 목표는 최대한 빨리 체중을 줄이는 것이라고 알리고 전반적인 건강 상태에 관한 몇 가지 질문에 답하자, 그는 정식 브랜드 비만 치료제나 조제 비만 치료제 사용 승인과 함께 체중 15%의 감량[14]을 보장받을 수 있었다.

FDA가 승인한 비만 치료제 대신에 대체 약물을 처방하는 화이트라벨 클리닉은 조제 약국과 제휴하는 경우가 많다.[15] 표준적인 제약 회사와 달리 조제 약국은 지켜야 할 안전 요건이 덜 엄격하다.[16] 이렇게 느슨한 감독의 대가를 가끔 환자가 치르게 된다. 2012년, 조제 약국에서 만든 척추 주사제가 오염되어 798명이 뇌수막염에 걸렸고, 100명 이상이 사망했다. 주와 지방 자치 단체의 보건 부서와 FDA와 협력해 추적한 결과, 질병통제예방센터는 오염된 스테로이드 주사제가 매사추세츠주 프레이밍햄에 있는 뉴잉글랜드 컴파운딩 센터에서 만들어졌다는 사실을 밝혀냈다. 이 조제 약국 소유주[17]는 사건에 대한 책임으로 징역형을 선고받았다.[18]

노보 노디스크와 일라이 릴리가 제조한 GLP-1 약과 현재 시장에 범람하는 조제 버전의 차이를 살펴보자.[19] 법적으로 FDA 승인은 처방 약에만 필요하다. 승인을 원하는 제약 회사는 처음에는 동물 실험을 통해 안전성과 효능을 입증해야 한다. 마지막에는 인간을 대상으로 임상 시험을 진행해야 하는데, 그 결과는 독립적인 과학자들이 진행하는 동료심사 과정을 거친다. 이 과정은 투명해야 하며, 임상 시험의 피험자들은 임상 시험에 동의하기 전에 위험성에 관해 충분한 정보를 제공받아야 한다. 또한 처방 약을 생산하는 제조 공장은 철저하게 점검해야 하며, 원료는 화학 분석 과정을 통해 안전성을 입증받아야 한다.

이와 대조적으로, 처방 약의 조제 버전은 FDA의 승인을 받은 제품의 공급 부족이 발생할 경우에만 판매할 수 있다.[20] 하지만 일단 공급 부족 사태가 발생하면, 조제 버전은 안전성과 효능을 입증하는 임상 시험을 거칠 필요가 없다. 정확한 성분조차 확인하는 경우가 드물다.

해외에서 생산되는 의약품이나 성분은 사정이 더욱 좋지 않은데, 미국에서 판매되는 약품 중에는 해외에서 제조되는 것이 많다. FDA의 해외 생산 시설 실사 계획은 전통적으로 예산이 부족해,[21] 의심할 만한 근거가 있는 소수의 사례에 대해서만 실사를 진행할 수밖에 없다(현지나 미국 국경을 넘어 들어오는 장소에서). 미국이 해외 기업이 생산한 오염된 제품에 대응하는 방어선은 너무나도 허술해서, 의회의 감사 기관인 회계 감사원은 FDA의 해외 생산 시설 실사 계획을 '고위험' 연방 계획[22] 목록에 올렸으며, 이 계획이 공중 보건의 안전[23]을 보호하기에 미흡하다고 평가했다. 정부 분석가들은 FDA의 해외 생산 시설 실사가 "일반적으로 사전에 예고되고, 실사를 받는 회사가 제공하는 번역 서비스에 의존하는 경우가 많기 때문에" 매우 제한적이라고 지적했다.

그 결과, 수백만 명의 환자들이 실제 성분이나 제조처를 정확히 알지 못한 채, 그 의약품이 출고 전에 충분한 실사를 거친 시설에서 제조되었다는 보장도 없는 상태에서 비만 치료제를 투여받고 있다. 전국의 독성물질관리센터는 모조 GLP-1 약과 관련된 질병을 보고하고 있다. 미국의사협회는 비만 치료제와 관련된 중독 사건이 1500% 증가했다고 기록했다.[24] 미국의사협회는 또한 2024년 8월에 GLP-1 약 조제 버전을 판매하는 온라인 약국 중 약 절반이 불법적으로 운영되고 있다는 사실을 발견했다.[25] 주 정부 기관들을 대표하는 미국약학위원회협회는 불법적으로 활동하는[26] 온라인 조제 약국이 최소 3만 5000개[27]에 이른다고 보고한다.

2024년 초, FDA는 세마글루타이드의 조제 버전에 대한 '부작용 보고서'[28]를 받았다고 공식적으로 발표하면서 환자들은 "승인된 의약품을 사용할 수 있는 경우에 조제 의약품을 사용해서는 안 된다."라고 경고했다. 그리고 "환자와 의료 전문가들은 FDA가 이러한 의약품의 조제 버전에 대해 안전성이나 효능, 품질을 검토하지 않는다는 사실을 알아야 한다. 환자들은 반드시 면허가 있는 의료 제공자로부터 처방전을 받아 세마글루타이드가 포함된 의약품을 구입해야 한다."라는 경고를 덧붙였다.[29]

내가 이전에 몸담았던 FDA는 새로 승인받은 의약품을 엄격히 규제하는 조치와 복제 의약품을 허용해 공급을 늘리는 조치 사이에서 진퇴양난의 상황에 빠진 것처럼 보인다. 한편, 조제 비만 치료제는 여전히 널리 퍼져 있고 쉽게 구할 수 있다.

비만의학 분야에서 원격 의료가 대세로 자리잡은 상황은 조제 버전과 불법 버전의 GLP-1 약에 대해 강력한 조치를 취하려는 노력을 더 어렵게 한다. 환자들 입장에서 원격 의료는 여러 장점이 있다. 원격 의료는 광범위한 지역에서 의료 접근성을 개선하고, 선제적 환자 관리 능력을 높이며, 불필요한 비용을 줄여준다. 하지만 원격 의료는 대체로 규제가 미흡하고,[30] 환자를 보호하는 법이 충분하지 않으며, 연방과 주, 지방 자치 단체의 직접적인 감독이 거의 없거나 전혀 없는 실정이다. 이것은 수천만 명의 비만 환자에게 대규모 의료 지원 활동을 시작하기에 매우 위험한 환경이다.

한 대형 온라인 체중 감량 클리닉의 의료 책임자가 내게 개인적으로 이야기한 바에 따르면, 자기 밑에서 일하는 직원들은 온라인으로 제출된 서류를 평가하는 데 단 1분만 할애하고서 GLP-1 약을 처방한다고 한다. 일부 주에서는 체중 감량을 위한 원격 진료를 허용하지 않기 때문에, 회사들은 환자에게 체중 감량 서비스를 제공하기 위해 '메디컬 스파'를 만들었다. 이러한 메디컬 스파는 가끔 안전하지 않게 운영되고, 조제 의약품을 주로 사용하며, 환자를 종합적으로 검사하지 않고 모조 GLP-1 약을 판매한다.

한편, 모조 버전, 승인 없이 처방된 버전, 그리고 완전한 가짜 버전의 GLP-1 약 사용은 전 세계적인 문제가 되었다. 세계보건기구(WHO)는 "이 약들의 수요 증가와 함께 위조에 관한 보고"[31]를 확인했다고 하면서, "이러한 제품을 사용하는 환자들은 위조 의약품과 그 유해한 영향으로부터 자신을 보호하기 위해 면허를 가진 의사로부터 처방을 받은 의약품을 구입하고, 온라인 판매처들과 같이 불분명하고 검증되지 않은 출처에서 약을 구입하지 않는 등의 조치를 취해야 한다."라고 덧붙였다. 세계보건기구는 이런 경고를 하며 위조 의약품이 미국뿐만 아니라 브라질과 영국에서도 발견되었다고 지적했다. 오스트레일리아에서는 정부가 조제 비만 치료제의 위험성을 크게 우려하여 2024년에 그 사용을 전면 금지했다.

비만 환자들이 안전하지 않거나 효과가 없는 약과 보충제를 구입하는 일이 다반사로 벌어지는 구멍투성이 시스템을 그냥 받아들여서는 안 된다. FDA는 법적 한계에도 불구하고, 많은 화이트라벨 사이트와 조제 약국에 경고와 주의를 주는 것에 그치지 않고 그 이상의 조치를 취할 수 있다. FDA는 이 문제를 단지 말로만 넘어가려고 하지 말고, 문제 해결을 위해 자원을 투입하고 규제 개혁을 추진해야 한다. 또한 FDA는 승인된 치료법을 대체하는 조제 약국의 확산에 악용되지 않도록 의약품 공급 부족을 선언하는 과정도 개혁할 필요가 있다. 이러한 변화는 추가적인 자금 투입이나 새로운 입법이 없어도 충분히 가능하다.

2024년, 비만 치료제의 장기 사용에 관한 심포지엄에서 크리스티나 헨더슨 루이스Kristina Henderson Lewis는 "안전성에 관한 질문을 살펴보기 위해 시판 후 감시 과정의 개선이 시급히 필요합니다. 조제 의약품은 완전히 맹점으로 남아 있습니다. 그곳에서 무슨 일이 일어나는지 반드시 알아야 합니다."라고 말했다.

우리는 GLP-1 약과 같은 새로운 비만 치료제가 필요하지만, 그것을 위해 환자의 안전을 담보로 사용해서는 안 된다. 19세기의 골드러시 때 사람들이 위험과 불확실성을 받아들인 것은 큰 보상을 기대하면서 그런 위험을 감수할 가치가 있다고 판단했기 때문이다. 이 점에서 현재의 골드러시는 성격이 전혀 다르다. 자신이 사용하는 비만 치료제가 어디서 왔는지, 누가 만들었는지, 누가 검사했는지, 심지어 그 안에 무엇이 들어 있는지도 모른 채 약을 사용하는 경우가 아주 많다. 그리고 그들이 좇는 보상은 일확천금이 아니라, 음식 중독에 얽매이지 않고 건강하게 살고자 하는 기본적인 인간의 가치이다.

비만 문제에 대한 해결책이 이토록 절실했던 적은 일찍이 없었고, 그 해결책들에 대한 신중한 감독의 필요성이 이토록 중요했던 적도 없었다. 지금은 안전하게 나아가고 조심스럽게 접근해야 할 때이지만, 우리는 둘 다 제대로 하지 못하고 있다. 화이트라벨 기업들과 조제 약국들은 GLP-1 약 시장에서 더 큰 점유율을 차지하기 위해 계속 경쟁할 것이고, 비만 환자들은 그들에게 계속 휘둘릴 것이다.

26

경제학과 공정성

우리 모두는 비만인 사람들이 겪는 낙인과 차별을 잘 안다. 이것은 수십 년 동안 문화의 일부였다. 비만인 사람들은 고용, 의료, 사회적 관계 등에서 보통 사람들과 다른 취급을 받는다. 사회는 날씬한 몸을 이상적으로 여긴다. 비만인 사람들은 그 기준에 부합하지 않는다는 이유로 차별을 받는다. 질병이나 중독으로 치료를 받을 때에도 정당한 대우를 받지 못할 때가 많다.

2010년에 오바마케어(ACA)가 서명되기 이전에 보험이 보장하는 범위는 전적으로 계약에 따라 결정되었다. 고용주는 보험 회사가 보장할 조건들이 명시된 계약서에 서명을 했다. 오바마케어의 1557조는 이런 관행을 바꾸어 보험 회사가 인종이나 피부색, 출신 국가, 성별, 나이, 장애를 이유로 차별을 하지 못하게 했다. 이 조항의 목적은 보험 회사가 보험 혜택 패키지를 설계하는 방식에서 차별을 없애려는 것이었다. 법은 장애가 있는 사람을 겨냥해 보험 혜택을 불리하게 설계하는 행위를 금지한다. 오늘날 많은 보험 회사들이 심장병이나 암 같은 질환에 대한 처방 약 지원은 보장하면서도, 비만 치료를 위한 치료에는 보험금을 지급하지 않는다는 조항을 보험 약관에 포함시키고 있다.

오바마케어의 다른 조항들 역시 1557조의 목적이, 보험 회사가 다른 보험 가입자들에게 보장하는 질병을 특정 집단에게만 보장하기를 거부하는 것을 금지하는 데 있다는 점을 강조한다. 나는 비만 치료에 매우 효과적인 의약품을 보장에서 제외하는 것은 1557조의 금지 조항에 위배된다고 생각한다. 왜냐하면 이 약관은 질병이자 손상이자 장애인 비만을 가진 사람들을 겨냥하고 있으며, 효과적인 의약품을 보험 보장에서 제외하고 있기 때문이다.

보험 회사들은 비만이 장애가 아니라고 주장한다. 하지만 비공식적으로는 그것이 사실이 아님을 모두가 알고 있다. 실제로 일부 주 법원과 연방 법원도 이에 동의하여 비만이 항상 장애에 해당한다는 결정을 내렸다. 이들 법원은 비만을 안고 살아가는 사람들의 경우, 그 상태 때문에 일상생활의 활동에 방해를 받는 정도가 충분히 장애의 정의에 부합한다고 주장했다. 연방법에 따르면, 의료 전문가가 어떤 상태를 진단하면 그 상태는 '손상'으로 간주되며, 해당 상태가 일상 활동에 중대한 영향을 미치면 '장애'로 분류된다.

비만의 보험 보장을 둘러싼 이러한 법적 논쟁 뒤에는 비만이 단지 의

지력 부족의 결과이며, 사람들이 자신의 식습관을 조절할 수 있어야 한다는 고정관념이 자리잡고 있다. 즉, 비만은 의학적 상태가 아니라 개인의 실패라는 것이다. 우리는 이것이 사실이 아님을 알고 있으며, 이제 그 이유도 분명히 안다. 비만은 초조제 식품에 둘러싸여 살아가는 사회 환경이 초래한 결과이다. 이 식품들은 뇌의 보상 회로를 변화시키고, 포만감 메커니즘을 손상시켜 식욕 조절 기능을 망가뜨리며, 그 결과로 비정상적으로 높은 체지방량에서 에너지 균형이 이루어지게 했다. 비정상적으로 높은 체지방량은 건강에 해로운 결과와 기능 손상과 관련이 있다.

이 현실을 인정하는 데 걸림돌로 작용하는 것이 있는데, 연방 항소 법원 네 곳이 비만을 생리적 상태나 손상이 아니라는 결정을 내렸다는 사실이다. 이들 법원은 보험 회사들의 주장, 즉 비만 자체는 충분한 손상이 아니며, 보험 보장을 위해서는 반드시 2차적인 기저 질환을 동반해야 한다는 주장을 받아들였다. 하지만 이것은 의학적으로도 법적으로도 틀린 주장이다. 우리는 비만이 당뇨병과 심장대사 질환의 핵심 원인이자 인과적 원인이라는 사실을 알고 있다. 비만은 또한 수면 무호흡증, 골관절염, 특정 암 등 비만과 여러 가지 중대 질환을 유발한다. 보험 회사들은 자신들이 비만인 사람들을 차별하는 것이 아니라, 단지 비만 치료제만 차별한다고 주장한다. 하지만 이것은 보험 회사가 암 환자에게 보장을 거부하면서, 자신들은 암 환자를 차별하는 것이 아니라 단지 화학 요법을 차별할 뿐이라고 주장하는 것과 같다.

나는 미국 연방 항소 법원 판사들이 왜 이런 결정을 내렸는지 이해하려고 노력했다. 이들은 비만이 질병이라는 사실이 알려지기 이전 시대에 성장한 사람들일 수 있다. 이들은 비만 치료제와 관련된 막대한 비용 때문에 비만의 의학적 본질을 인정하는 데 저항할 수도 있고, 그 비용이 의료 부문 예산을 압도할까 봐 우려할 수도 있다. 법은 판사의 과학적 이해력이나 예산과 지출에 대한 개인적 느낌에 좌우되는 경우가 많다. 하지만 법은 차별을 막아야 한다. 우리는 더 이상 비만인 사람들을 차별해서는 안 된다.

비만인 사람들의 보호에 차별을 두는 것 때문에 즉각 생겨나는 문제가 두 가지 있다. 첫째, 보험이 비만 치료제 비용을 보장하지 않기 때문에, 이 약이 필요한데도 경제적 여유가 없는 사람들은 안전성이 의심스러운 제품을 사용할 수 있다. 둘째, 이러한 의약품 사용이 제대로 된 임상적 관리 없이 이루어지고 있다. 공정한 사회라면 비만인 사람들의 체중 감량 관리와 모니터링은 건강 보험으로 보장받아야 할 필수 의료 행위로 간주해야 한다. 그렇지 않다면 그것은 차별이다.

비용 효율성
◆

보험 회사는 다른 이유로도 보장을 거부할 수 있다. 그들은 어떤 의약품이 비용 효율성이 낮다고 주장할 수 있다. 어떤 면에서 그들에게는 이것이 가장 강력한 논리인데, 차별에 관한 법적 쟁점이나 심지어 공정성에 대한 도덕적 논쟁을 피할 수 있기 때문이다. 이 관점에서는, 의약품의 비용이 그로 인해 얻는 건강상 이득보다 크다면, 그 비용을 보장하는 것은 보험 회사가 할 일이 아니다. 이제 보험 회사는 이 문제를 순전히 실용적인 경제 문제로 다룰 수 있게 된다.

이것은 처음부터 매우 의심스러운 논리였다. 새로운 GLP-1 비만 치료제가 심혈관계 질환에 뚜렷한 이득을 제공한다는 사실을 감안하면 이 논리는 설 자리를 잃는데, 특히 의약품 비용이 점점 낮아진다는 점 때문에 더욱 그렇다. 보험 회사들은 비만 치료제를 보장에서 제외한다는 조항을 보험 약관에 집어넣었는데, 비만 치료제가 의학적으로 불필요하다는 것을 소송에서 입증하려 하면 패소하리란 사실을 잘 알기 때문이다. 어떤 치료가 '의학적으로 효과가 있는지'를 판단하는 법적 기준은 그 치료가 실제로 효과가 있는지 여부, 그리고 비용이 더 저렴한 대안인지 여부이다. 새로운 비만 치료제들이 효과가 있다는 것은 의심의 여지가 없다. 또한 비만으로 인해 지출되는 막대한 의료비를 고려하면, 장기적으로는 이러한 치료가 오히려 이득이다. 문제는 보험 회사들이 일반적으로 예방 치료를 통한 장기적 이득을 우선시하지 않는다는 점이다. 만약 그들이 그렇게 한다면 환자들에게 궁극적으로 이득이 돌아갈 것이고, 전체 의료비 역시 줄어들 것이다.

보험 회사가 내세울 수 있는 최선의 경제적 논리는, 환자들은 결국 체중이 다시 늘 것이므로 비만 치료제가 실제로는 비용 효율적이지 않다는 주장이다. 또 환자가 비만 치료제 사용을 중단하거나 비만 치료제의 체중 조절 효과가 떨어질 수도 있다고 주장할 것이다. 만약 보험 회사의 이 주장이 옳다면, 새로운 GLP-1 약에 희망을 걸고 있는 수백만 명에게는 큰 타격이 될 것이다. 나는 새로운 비만 치료제가 만병통치약은 아니며, 대다수 사람들에게는 유일무이한 해결책이 아니라고 생각하지만, 이 약이 음식 중독과 그로 인한 심각한 부작용에 맞서 싸우는 우리의 능력을 크게 개선한다는 점만큼은 분명하다.

환자와 보험 회사 모두에게 시급한 질문은 GLP-1 약이 수년 동안 혹은 수십 년 동안 효과를 잘 유지할 수 있느냐 하는 것이다. 만약 연구자들이 장기적으로 유의미한 건강 이득과 비용 절감을 뒷받침하는 강력한 증거를 내놓는다면, 보험 회사가 보장을 거부하는 데 사용하는 가장 강력한 근거 중 하나가 무너질 것이다. 간단히 말해, 공정성을 위한 최고의 논거는 효능이다.

나는 이 문제에 대한 통찰을 얻기 위해 카이저 퍼머넌트에서 비만 치료의 복잡성을 탐구하는 데 평생의 경력을 보낸 의료 서비스 연구자인 데이비드 아터번David Arterburn에게 연락했다. 그의 연구는 비만 치료제의 약속과 그것이 현실 세계에서 사용되는 실상 사이에서 균형을 잡는 데 초점을 맞추고 있다. 비만에 대한 그의 관심은 레지던트 시절에 시작되었는데, 그 당시는 다이어트 약으로 쓰이던 펜펜을 둘러싼 논란이 최고조에 달한 때였다.[1] 펜펜은 결국 안전성 문제로 시장에서 퇴출되었다. 비만을 관리하기가 얼마나 어려운지 직접 목격한 아터번은 직접적인 임상 진료에서 비만 치료의 안전과 효과에 대한 연구로 전환했다.

시간이 지나면서 아터번의 연구는 비만 수술에서 비만 치료제로, 지금은 특히 세마글루타이드나 티르제파타이드 같은 새로운 GLP-1 약의 비용 효율성을 이해하는 것으로 초점이 옮아갔다.[2] 이 약들은 상당한 체중 감량을 달성하는 데 인상적인 잠재력을 보여주었지만, 그는 의료 시스템이 과연 그 사용을 감당할 수 있을지, 그리고 환자들이 비용과 접근성, 장기간 사용이라는 까다로운 문제들에 맞닥뜨려야 하는 현실에서 이 약들이 지속 가능하고 경제적이며 접근하기 좋은지 파악하려고 했다.

보험의 보장은 이 약들의 비용 효율성에 크게 좌우될 텐데, 비용 효율성은 약의 즉각적인 비용과 함께 제2형 당뇨병, 심장 질환, 뇌졸중 같은 비만 관련 합병증을 줄임으로써 발생하는 장기적 의료비 절감 효과도 따져보아야 한다. 현재로서는 GLP-1 약의 초기 비용은 상당히 높다.[3] 조제 의약품의 가격 압박과 일라이 릴리와 노보 노디스크의 생산 확대에도 불구하고, 현재 이 약의 사용 비용은 월 1000달러가 넘지만, 만약 지속적인 체중 감량과 값비싼 비용이 드는 만성 질환 예방에 도움이 된다면, 전체 의료 시스템은 막대한 비용을 절감할 수 있을 것이다. 하지만 여기에는 '만약'이라는 큰 전제가 따른다. 카이저 퍼머넌트 같은 종합 의료 서비스 회사에서도 더 많은 환자들이 GLP-1 약을 사용하길 원하면서 이 약에 지출되는 비용이 급증하고 있다.

아터번은 이 약들의 가격은 보험 회사뿐만 아니라 의사와 병원에도 큰 관심사라고 말했다.[4] "치료를 원하는 모든 사람들을 위해 의료 시스템이 이 약의 비용을 감당하는 것은 거의 불가능에 가깝습니다." 보건 의료 재정 책임자들은 자원의 효율적 배분을 놓고 점점 더 어려운 결정을 내려야 하는 상황에 직면하는데, 재정 시스템을 흔들지 않으면서 비만 치료가 가장 절실한 사람들에게 이 약을 사용할 수 있도록 해야 하기 때문이다. 이들 역시 이 약들의 장기적 비용 절감 효과가 초기 비용을 정당화할 만큼 충분한지 알 필요가 있다.

　GLP-1 약이 체중 감량에 효과가 있어 입원율 감소, 제2형 당뇨병 감소, 심장 질환 감소로 이어진다면, 초기 투자는 장기적으로 충분한 보상을 받을 수 있다. 하지만 그러한 투자 수익이 실현되기까지는 수년(어쩌면 수십 년)이 걸릴 수 있다. 아터번은 "이 약들의 비용 절감 효과는 당장 나타나진 않을 것입니다."라고 말했다. 게다가 현실에서 이 약들을 사용한 결과는 임상 시험 결과와 일치하지 않는 경우가 많다. 엄격하게 통제된 연구에서는 환자들이 장기간 약을 사용하면서 인상적인 체중 감량 결과가 나타난다.[5] 하지만 일반적인 삶을 살아가는 환자들은 지속적이고 유의미한 체중 감량에 도달하기 전에 사용을 중단하는 일이 흔하다.[6]

　"90% 이상의 환자들이 1년 이내에 비만 치료제 사용을 중단하며, 다수가 단 6개월 만에 중단합니다."[7]라고 아터번은 말했다. 조기 중단은 이 약의 장기적 이득의 잠재력을 크게 훼손한다. 사용을 중단하면 잃었던 체중을 회복하는 경우가 많으며, 때로는 체중이 빠지던 속도보다 더 빠르게 체중이 증가한다. 아터번은 이렇게 말했다. "체중 재증가 기울기는 체중 감소 기울기보다 가파른 경우가 많은데, 이것은 정말로 우려스러운 일입니다."[8] 이 요요 현상은 심혈관 질환과 대사 장애의 위험 증가를 포함해 부정적인 건강 결과를 초래한다.

　지속적 사용 문제는 많은 점에서 비만 치료제의 비용 효율성 논쟁의 중심에 자리잡고 있으며, 궁극적으로는 공정한 접근성 문제와도 관련이 있다. 환자들이 사용을 너무 일찍 중단하면, GLP-1 약의 인상적인 체중 감량 수치는 아무 의미가 없다. 비용 효율성이 좋다고 인정받으려면, 이 약이 인생의 상당 부분에 해당하는 장기간의 체중 감량을 달성하고 유지하는 데 도움을 주어야 한다. 하지만 이 약을 장기간 지속적으로 사용하는 것은 결코 쉬운 일이 아닌데, 환자들이 직면한 재정적 장벽과 잠재적 부작용을 고려하면 더욱 그렇다.

아터번의 연구는 환자들이 치료 계획을 장기간 지속할 수 있도록 도와주는 지원 시스템의 필요성을 강조한다. 여기에는 상담과 교육, 사용 지속성을 높이기 위한 재정적 지원 계획이 포함될 수 있다.

비만 치료제의 높은 비용을 감안해 아터번은 단계별 치료 모델을 지지하는데, 이것은 비용을 적정 수준으로 관리하는 동시에 환자가 효과적인 치료에 접근하도록 보장하는 구조화된 접근법이다.[9] 하지만 이 접근법은 GLP-1 약에 대한 소문을 듣고서 즉각 그 치료법을 사용하고 싶어 하는 환자들을 만족시키지 못할 수 있다. 단계별 치료 모델에서는 의사가 환자에게 GLP-1 수용체 작용제처럼 더 비싼 약을 처방하기 전에 비용이 덜 드는 개입 방법(식단 조절, 운동, 상담과 같은)을 먼저 권장한다. 초기 치료에서 유의미한 결과가 나오지 않는다면, 더 비싼 방법을 사용할 수 있다. 이 접근법의 문제점은 비용이 덜 드는 방법의 효과가 새로운 약에 비해 크게 떨어진다는 점이다.

아터번은 비용이 덜 드는 치료법을 첫 번째 방어선으로 사용하면, 비만과 관련된 심각한 합병증 위험이 가장 높은 환자들을 위해 더 비싼 약을 남겨둘 수 있다고 설명한다.[10] 그러면 자원의 효율적 사용을 보장하고, 환자들이 자신의 필요에 따라 가장 적절한 치료를 받을 수 있다고 주장한다. 하지만 아터번은 단계별 치료 모델의 한계를 인정한다. 모든 환자가 생활 방식 개입이나 저렴한 약에 잘 반응하는 것은 아니다. 또한 단계별 치료 모델은 그 성격상 환자가 GLP-1 약처럼 더 효과적인 비만 치료에 접근하는 길을 막는 장애물이다. 음식 중독 문제가 매우 광범위하다는 사실을 고려할 때, 이러한 장애물은 공정한 치료라는 목표에 정면으로 반하는 것이다.

궁극적으로 새로운 비만 치료제의 가격은 더 낮아져야 한다. 저렴한 약은 무엇보다도 '비용-편익' 관계를 변화시켜 보험 회사들에 더 광범위하고 공정한 보장을 제공하도록 압력을 가할 것이다. 아터번은 이 약들의 가격이 내려갈 것이라고 낙관한다. 이미 그런 방향으로 움직임이 나타나고 있으며, 그것은 단지 경미한 규제를 받는 조제 의약품에서만 나타나는 게 아니라고 한다. "GLP-1 복제약 버전이 더 많이 시장에 나오면서 가격은 크게 떨어질 것입니다."

공정성을 위한 싸움

◆

아무 싸움 없이 보험 회사들이 보장을 확대할 가능성은 낮다. 이미 그런 싸움이 벌어지고 있다. 시그나건강보험회사는 비만 치료제 비용을 보장하지 않았다는 이유로 집단 소송을 당했다.[11] 환자들을 대변하는 변호사들은 비만이 장애이며, 따라서 보험 회사의 조치는 오바마케어의 차별 금지 조항 적용을 받아야 한다고 주장했다. 보험 회사 측은 인구의 40%가 그 범주에 속한다면서, 비만인 사람을 모두 다 장애인으로 분류하는 것은 불합리하다고 강력하게 주장했다. 보험 회사들을 상대로 제기된 소송의 원고들은 미국의사협회의 권위를 인용해 반박했다. 미국의사협회는 2013년 정책 결정에서 비만을 "다양한 병리생리학적 측면을 지닌 질병 상태로, 여러 가지 개입이 필요하다."라고 인정했다.[12]

공정성을 위한 싸움은 느리지만 꾸준히 앞으로 나아가고 있다. 국제근로자복리후생계획재단의 조사에 따르면, 2024년에 GLP-1 약의 비용을 보장한 보험 약관은 34%였는데, 1년 전의 26%보다 증가한 수치이다.[13] 하지만 세마글루타이드와 티르제파타이드의 가격이 상당히 낮아지지 않는 한, 보험 회사들의 큰 양보를 기대하기는 어렵다. 가격이 적정 수준으로 낮아지더라도 미국의 모든 비만 성인을 치료하는 데 드는 예산은 엄청날 것이다.

진전이 일어나고 있는 곳도 있는데, 비만 치료를 위한 이 약의 사용에 대해 메디케어 파트 D(처방약 부문)를 통한 보험 적용이 논의되고 있다. 현재 메디케어 관련 법에서는 비만 치료제 비용 지급을 금지하고 있다. 하지만 보건복지부 산하 메디케어·메디케이드서비스센터(CMS)는 비만 치료를 체중 감량과 구별해, 그 목적을 위한 GLP-1 약의 비용을 지원하자고 제안했다. 제안된 규정이 최종 확정되어야 비용 지불이 가능한데, 그러기까지 몇 년이 걸릴 수도 있다.

현재 이 약들은 비싼 가격 때문에 그 혜택을 받을 수 있는 많은 사람들이 사용하지 못하고 있다. 나는 큰 비용과 큰 편익 사이에 이러한 도덕적, 재정적 딜레마가 존재하는 사례는 일찍이 본 적이 없다고 생각한다. C형 간염 치료가 가장 유사한 사례였지만, 그것은 훨씬 적은 인구를 대상으로 한 단기간의 치료였다. 비만에 맞서는 싸움과 마찬가지로 차별에 맞서는 싸움에서도 우리는 지금 미지의 영역으로 들어섰다.

맺음말

음식 중독에서
벗어나라

1950년대에 사르데냐섬에서 일어난 일은 전 세계 많은 곳에서 계속 반복되었고, 매번 동일한 비극적 결과를 초래했다. 식량 부족이 풍요로 대체되었지만,[1] 그 풍요에는 큰 대가가 따랐다. 새로운 기술들은 농업 생산성을 크게 높였고,[2] 새로운 제조 기술은 편리한 간식과 조리된 포장 식품을 풍부하게 제공했지만,[3] 우리가 얻은 것은 진짜 식품의 풍요가 아니었다.

   대신에 우리는 지방, 설탕, 소금의 조합으로 이루어지고 다량 영양소가 불균형하게 들어 있는 초조제 식품들을 거의 무한히 공급받았다. 이러한 제품들의 등장으로 언제든지 식사나 간식을 먹는 관행이 사회적으로 받아들여졌다. 이 식품들은 빨리 흡수되는 탄수화물, 부족한 단백질, 파괴된 식품 구조로 우리를 공격해 중독적인 식습관과 대사 혼란을 초래한다. 이 초조제 식품들은 우리 뇌와 몸에 유독하다. 그 결과로 발생한 건강 위기는 특히 미국에서 심각한데, 미국은 모든 선진국 중에서 비만율이 가장 높다.[4]

현재의 환경에서는 음식 중독의 유혹에서 벗어나 우리 뇌에서 작동하는 보상 반응을 극복하고 건강을 되찾기가 어렵다. 하지만 어렵긴 해도 불가능한 것은 아니다. GLP-1 비만 치료제의 개발이 돌파구를 제공한다. GLP-1 약은 단지 많은 사람들이 독성 체지방을 줄일 기회뿐만 아니라, 현대 식품 산업 전체를 재고할 기회를 제공한다.

비록 근본 원인을 가리는 것에 불과하다 할지라도, 이제 우리는 비만을 효과적으로 치료할 수 있게 되었다. 한 산업이 우리를 병들게 만들고, 또 다른 산업이 그 병을 치료하는 약을 개발하는 상황이 불합리해 보일 수 있지만, 지금 우리가 처한 현실이 바로 그렇다. 우리는 GLP-1 약을 최대한 잘 활용하는 것에서 시작할 수 있다. 식품 산업은 그들의 제품이 초래한 피해를 치유하는 데 드는 의료 비용을 책임질 필요가 있다. 그와 동시에 우리는 식단의 질을 개선해야 한다. 이것만큼은 절대로 타협의 대상이 될 수 없다.

진정한 변화가 일어나길 원하는 사람들은 큰 이익을 잃게 될 식품 제조업체들과 그 밖의 강력한 힘들로부터 큰 도전을 받을 것이다. 홍수와 가뭄을 포함한 기후 변화,[5] 식량 생산 동물에게 영향을 미치는 전염병, 식물의 병충해, 지정학적 격변 등은 질 좋은 식량을 생산하는 능력을 위협한다. 나는 조류 독감이 가금류와 낙농업에 미치는 영향을 직접 목격했다. 해당 산업들이 바이러스 확산을 막는 데 필요한 공중 보건의 개입에 지금도 얼마나 강하게 저항하는지 보았다. 그리고 정치인들이 얼마나 쉽게 그들을 옹호하는지도 보았다.

반면에 나는 사랑하는 가족을 보호하기 위해 필요한 조치를 취하는 사람들, 건강에 좋은 음식을 제공하기 위해 노력하는 식당 운영자들, 그리고 체중 문제로 어려움을 겪는 사람들에게 동정적인 치료를 제공하는 법을 배우는 의사들도 보았다.

내가 이 책을 쓴 한 가지 이유는 초조제 식품의 중독에서 벗어나는 방법에 대해 명확하고 구체적인 지침을 제공하기 위해서였다. 나는 또한 이 책을 집단행동을 촉구하는 호소로도 간주한다. 정치적 성향에 상관없이 모든 사람들은 식품 산업과 그들이 우리의 건강에 끼친 영향을 더 이상 참지 못하게 되었다. 마침내 식품 운동이 시작되었다. 더 건강한 사회를 만드는 일은 가능하다.

감사의 말

"데이비드입니다. 이번에 체중의 수수께끼에 관한 책을 쓰려고 하는데, 어떻게 하면 체중을 극적으로 변화시키고 유지할 수 있는지 조사하여 실을 것입니다. 독자들에게 자신의 몸과 건강을 변화시키는 데 필요한 정보를 제공하고 싶습니다. 이 책에는 수년간의 연구와 생각, 여정이 실릴 것이며, 물론 수백 페이지에 이르는 인용문과 미주도 포함될 것입니다." 이 이메일을 삭제하지 않은 사람들과 내 전화를 받아준 모든 분께 감사드린다.

넬 케이시와 코리 파월은 내 말을 경청하고 인내심을 가지고 원고를 읽었으며, 나의 더듬거리는 말과 두서없는 문장을 읽기 쉬운 산문으로 바꾸는 데 도움을 주었다. 이들의 뛰어난 재주와 통찰력에 큰 빚을 졌다.

타냐 보로프가 없었더라면, 나는 수백 페이지에 이르는 이 책의 초고에 파묻혀 가족에게조차 버림을 받았을 것이다. 당신의 탁월한 조율과 문제 해결 능력에 감사드린다. 이 책이 이렇게 완성될 수 있었던 것은 다 당신의 헌신과 전문성 덕분이다.

줄리 윌은 플랫아이언출판사에서 논픽션 부문 전무이자 편집장을 맡고 있다. 줄리 윌은 오랫동안 나의 든든한 후원자였으며, 나는 지금도 그녀의 정신과 재능, 우정에서 큰 도움을 받고 있다.

캐시 로빈스는 오랫동안 나의 에이전트로 일해왔다. 나의 열정을 지지하고 응원해준 캐시에게 감사드린다. 로빈스오피스의 재닛 오시로, 그레이스 개러핸, 알렉산드라 슈거먼에게도 감사드린다.

또 한 번 변함없이 내 작업을 믿어주며 후한 재정적 지원을 아끼지 않은 세 사람, 다그마 돌비, 린다 레스닉, 스튜어트 레스닉에게 무한한 감사를 드린다.

미주에는 수백 건의 인터뷰와 서신의 출처가 표시돼 있다. 이 복잡한 공중 보건 문제의 모든 측면을 한 사람이 이해하는 것은 불가능하다. 내 목표는 가장 훌륭한 생각들을 독자에게 알기 쉽게 전달하는 것이다. 또한 내 질문과 생각에 주의를 기울여주고 답을 해준 다음 저자들과 편집자들, 사상가들, 조언자들에게도 큰 빚을 졌다: 알렉산드라 카작스, 켈시 오스굿, 애비 실, 톰 캄피텔리, 제리 맨드, 마크 스몰론스키, 그레이스 플래허티, 짐 웹스터, 제니 스탠퍼드, 케이틀린 다우, 젤레나 마르코비치, 이오나니스 니키티디스, 스테파니 M. 멀, 데니스 랫클리프, 케이트 셔우드, 베벌리 기리얼드, 헤일 프랭크, 이보 피리시, 앤드루 시프, 야엘 서머필드. 이들의 전문성은 타의 추종을 불허한다.

나는 또한 실라 히멜, 로라 라일리, 리치 체밧, 프랜 스미스, 아만다 슈팍, 윌로 게이브리얼, 서배너 로건의 글쓰기 능력에서 큰 도움을 받았다.

제나 돌런과 크리스 제롬의 교열 작업, 켈시 쿠닥의 사실 확인, 캐서린 보게스의 인용 검토 확인 작업이 없었더라면, 나는 아직도 이 책을 쓰느라 고생하고 있었을 것이다.

로앤 골드페인에게 감사드린다. 로앤보다 변함없는 지지와 인내심을 보여주는 친구이자 편집자는 없을 것이다.

언제나처럼 캘리포니아대학교 버클리 캠퍼스의 도서관을 이용하게 해준 엘리자베스 듀푸이에게 감사드린다. 켈리 클로즈와 그녀의 팀은 소중한 정보를 제공하면서 큰 도움을 주었다.

교정자의 역할이 얼마나 중요한지는 모두가 공감할 것이라고 믿는다. 리처드 앨윈 피셔, 엘리자 차일즈, 크리스 제롬, 밥 랜드, 실라 오클리, 니나 퀘스털에게 감사의 마음을 전한다.

전사 작업을 맡아준 세도니아 토머스, 영상 관리를 담당한 에이바 라울라, 그래픽 작업을 한 임란 호세인, 안제 반 비란트, 크리스티나 고글러, 메이건 캐버노에게 감사드린다.

과학적 근거를 뒷받침하고 나의 생각에 영감을 준 출처로 안내하는 미주를 독자들이 소중히 여겨주었으면 좋겠다. 내가 '출처팀'이라 부르는 이들은 강한 심장과 용기로 자료를 정리하고 확인하고 재확인하는 일을 맡았다. 다음 사람들에게 감사의 마음을 전한다: 리처드 앨윈 피셔, 베벌리 기리얼드, 윌로 게이브리얼, 스테프 헨드렌, 나탈리 로그, 신시아 야우데스, 돈 바켄, 마리사 사리올-클로, 알라나 델 소르디, 캐서린 보게스, 밥 랜드, 에밀리 로프티스, 재클린 셀리니.

나의 학문적 고향인 캘리포니아대학교 샌프란시스코 캠퍼스에서 아끊없는 도움과 지원을 제공한 딘 탈마지 킹, 크리스토퍼 앤더슨, 라파엘 허시, 미란다 추, 이브 클라우센, 릴리 에번스에게 감사드린다.

우리 모두는 밤낮없이 일하면서 우리를 계속 나아가게 해주는 IT/컴퓨터 전문가들의 중요성을 잘 안다. 내게 그 IT 전문가들은 어니 프라닉과 존 마이컬슨이다.

플랫아이언출판사에서 내 책을 담당한 팀에게 감사드린다: 발행인 메이건 린치, 홍보와 마케팅 책임자 말레나 비트너, 편집자 시드니 전, 부편집장 모건 미첼, 편집자 할리 셰퍼, 제작 담당자 크리스토퍼 오코넬, 교정자 도널드 케니슨과 세라 스웨이트, 디자이너 켈리 게이츠먼.

외국어 판권을 담당한 수재너 리 어소시에이츠에 감사드린다. 수재너, 스티븐 모리슨, 마크 케슬러에게 고마움을 전한다.

내 생각은 정보의 원천과 활발한 아이디어 교환의 장이 되었던 여러 단체의 학술대회와 회의 덕분에 크게 발전할 수 있었다. 비만의학협회, 비만학회, 섭식행동연구학회, 유럽비만학회, 국제비만학회, 유럽당뇨병연구학회, 미국당뇨병협회, 미국심장협회, 내분비학회, 그리고 비만의학에 관한 하버드의 블랙번 강좌, '컬럼비아-코넬' 강좌, 보스턴의 강좌에 감사드린다.

체중 조절 장애는 질병이다. 이것은 우리의 건강에 극적인 영향을 미친다. 부디 좋은 의료 서비스를 받길 바란다. 그것이 항상 쉽지만은 않다는 것을 나도 잘 안다. 항상 질문을 하라.

내가 영양과 식품, 과일과 채소의 정치학에 관한 질문으로 수많은 저녁 식사를 방해한 것을 너그럽게 받아들여준 몰리 밴 리우에게 감사드린다.

  나의 가족은 나를 지지해주고, 나의 부재(정신적인 것과 그 밖의 것을 포함해)를 이해해주고, 나의 불규칙한 수면 패턴을 참아주고, 내게 기쁨을 준다. 폴레트, 엘리스, 벤, 마이크, 몰리, 레나, 데이비드, 로지, 바버라, 수전, 디에게 나의 사랑을 전한다.

머리말

1. '초조제'를 뜻하는 'ultraformulation'란 용어는 케빈 홀과 나눈 대화 도중에 홀이 사용했다는 사실을 언급하고 싶다.
2. Author interview with Koob, February 2024.
3. 각자 다른 다이어그램을 사용해 이 그림 설계의 기초가 된 체중 정착점을 설명한 리 캐플런Lee Kaplan와 랜디 실리에게 감사드린다.

1 환경은 운명이다

1. Loviselli, "Prevalence and Trend of Overweight and Obesity Among Sardinian Conscripts."
2. Monteiro et al., "The UN Decade of Nutrition, the Nova Food Classification, and the Trouble with UltraProcessing."
3. Callahan, "Why, Exactly, Are Ultraprocessed Foods So Hard to Resist?"
4. Gupta, "How Worried Should You Be About Ultraprocessed Foods?"
5. Hall, "Energy Compensation, Metabolic Adaptation, and Physical Activity."
6. Editors of Encyclopaedia Britannica, "Cigarette."
7. Edwards, "What Everyone Gets Wrong About the History of Cigarettes."
8. Truth Initiative, "Sex Sells."
9. Shirk, "The Real Marlboro Man."
10. Schalow, Toward a Phenomenology of Addiction.
11. Ibid.
12. Blomain et al., "Mechanisms of Weight Regain Following Weight Loss."
13. Hales et al., "Prevalence of Obesity and Severe Obesity Among Adults."
14. Spiegel, "What Vietnam Taught Us About Breaking Bad Habits."

15 Robins et al., "Vietnam Veterans Three Years After Vietnam."
16 Spiegel, "What Vietnam Taught Us About Breaking Bad Habits."
17 Robins, "Vietnam Veterans' Rapid Recovery from Heroin Addiction: A Fluke or Normal Expectation?"
18 Ibid.
19 내 동료인 가에타노 디 키아라Gaetano Di Chiara는 극도로 맛있는 식품의 보상 효과를 기술할 때에는 '중독'보다는 '의존dependence'이란 용어가 더 적절하다고 생각한다. 그는 예컨대 코카인이나 암페타민이 촉발하는 도파민과 설탕과 지방 조합이 촉발하는 도파민 수치에 양적인 차이가 있다고 주장한다.
20 National Cancer Institute, "Psychoactive Substance."
21 Wadden et al., "Four-Year Weight Losses in the Look AHEAD Study."
22 이 표현은 랜스 도즈Lance Dodes의 저서 『중독의 핵심The Heart of Addiction』에서 따왔다.

2 식품의 중독력

1 Auriacombe et al., *Diagnosis of Addictions*.
2 Schalow, *Toward a Phenomenology of Addiction*.
3 Pickard and Ahmed, *The Routledge Handbook of Philosophy and Science of Addiction*.
4 Manejwala, "Craving: Why We Can't Seem to Get Enough."
5 Muele, "Food Cravings in Food Addiction."
6 Frijda, *The Emotions*.
7 Solomon, "The Opponent Processes in Acquired Motivation."
8 Author interviews with Zorrilla, January and February 2024.
9 Valls and Esposito, "Signalling Dynamics, Cell Decisions, and Homeostatic Control in Health and Disease."
10 Koob, Powell, and White, "Addiction as a Coping Response."
11 Author interviews with Koob, 2024.
12 Muele, "Impulsivity and Overeating."
13 Cleveland Clinic, "Blood Glucose (Sugar) Test."
14 Beth Israel Deaconess Medical Center, "Profiles in Medicine."
15 National Cancer Institute, "Homeostasis."
16 Khantzian, *Treating Addiction as a Human Process*.
17 Cottone et al., *Compulsive Eating*, 2–3.
18 Wells, "After 12 Years of Reviewing Restaurants, I'm Leaving the Table."

19 Cottone et al., *Compulsive Eating*, 7.
20 Cottone et al., *Compulsive Eating*, 6.
21 Kessler, *The End of Overeating*.
22 Tatarsky, "Demystifying Harm Reduction."
23 McLellan, "Pre-addiction."
24 Ibid.
25 이 표현은 고故 에드워드 칸치안Edward Khantzian이 쓴 책의 제목 『인간이 겪는 하나의 과정인 중독 치료하기』Treating Addiction as a Human Process에서 따왔다.
26 Hughes et al., "Changing the Narrative Around Obesity in the UK."
27 Author interview with Wilcox, April 2024.
28 Author interview with Cywes, April 2024.
29 Author interview with McArthur, April 2024.
30 Author interview with Kalayjian, May 2024.
31 Author interview with Leduc, April 2024.
32 Arbour, "You Are Not Alone!"
33 Author interview with Dennis, September 2024.
34 Institute of Medicine, *Pathways of Addiction*.
35 Ibid.

3 우리 자신의 생물학이 알려주는 것

1   Sharma, "Heterogeneous Drivers of Obesity."
2   Berridge and Kringelbach, "Pleasure Systems in the Brain."
3   Sharma, "Heterogeneous Drivers of Obesity."
4   Ibid.
5   Ibid.
6   Cleveland Clinic, "Dopamine."
7   Author interview with Berridge, October 2024.
8   Author interview with Wise, May 2024.
9   Author interview with Berridge, October 2024.
10 Ranganath, *Why We Remember*.
11 Ibid.
12 Ibid.
13 Author interview with Koob, May 2024.

14. Author interview with Zorrilla, January 2024.
15. Huberman, "Dr. Anna Lembke."
16. Lembke, "From Dopamine Nation to Dopamine Planet."
17. Author interview with Roitman, May 2024.
18. Noël et al., "A Triadic Neurocognitive Approach to Addiction for Clinical Interventions."
19. Reasoner et al., "Sustained, Effortless Weight Loss After Damage to the Left Frontoinsular Cortex."
20. Speakman et al., "Set Points, Settling Points and Some Alternative Models."
21. Ibid.
22. Naleid et al., "Deconstructing the Vanilla Milkshake."
23. Ibid.
24. Groves, "Sucrose vs. Glucose vs. Fructose."
25. Townsend et al., "Nutrient Synergy."
26. Author interview with Sclafani, May 2024.
27. Kessler, *End of Overeating*.
28. Author interview with Fazzino, September 2024.
29. Fazzino, "Crossing Fields to Make Scientific Connections"; Fazzino et al., "Hyperpalatable Foods."
30. Author interview with Civille, September 2024.
31. Kessler, *End of Overeating*, 35–36.
32. Groves, "Sucrose vs. Glucose vs. Fructose."
33. Cleveland Clinic, "Duodenum."
34. Berthoud et al., "Gut-Brain Communication and Obesity."
35. Sclafani and Ackroff, "Flavor Preferences Conditioned by Intragastric Glucose."
36. Bai Ling et al., "Enteroendocrine Cell Types That Drive Food Reward and Aversion."
37. Author interview with Roitman, May 2024.
38. Farr et al., "Central Nervous System Regulation of Eating."
39. Author interview with de Araujo, August 2024.
40. Author interview with Germine, August 2024; Hawks et al., "Dynamic Associations Between Glucose and Ecological Momentary Cognition in Type 1 Diabetes."
41. O'Connor and Rudkowska, "Energy Intake."
42. Belfort De Aguiar et al., "Humans with Obesity Have Disordered Brain Responses to Food Images during Physiological Hyperglycemia"; author interviews with Belfort De

Aguiar, January 2024, April 2024.

43 Anguah et al., "Changes in Food Cravings and Eating Behavior."

44 Kullmann et al., "Central Nervous Pathways of Insulin Action in the Control of Metabolism and Food Intake."

4 민감도와 감수성

1   Kessler, *A Question of Intent*.

2   Epel et al., "The Reward-Based Eating Drive Scale: A Self-report Index of Reward-Based Eating."

3   Sanyaolu et al., "Childhood and Adolescent Obesity in the United States."

4   Brownell and Gold, eds., *Food and Addiction*, 10.

5   Edwin Thanarajah et al., "Habitual Daily Intake of a Sweet and Fatty Snack Modulates Reward Processing."

6   Roberts, "Current and Emerging Obesity Medications."

7   Kessler, *The End of Overeating*.

8   Roberts, "Current and Emerging Obesity Medications."

9   Bessesen, "Regulation of Body Weight: Relevance to Obesity."

10 Stunkard et al., "The Body-Mass Index of Twins Who Have Been Reared Apart."

11 Leibel, "Genetics of Obesity (Gene x Development & Environment)."

12 Leibel, "Genetics of Obesity."

13 Horvath, "Obesity Pathophysiology."

5 비만의 유산

1   Author interview with Rosenbaum, September 2024.

2   Author interview with Rosenbaum, September 2024.

3   Fox and Kelly, "Pharmacotherapy for Obesity in Youth." The facts of this case were changed. I want to acknowledge Dr. Claudia Fox for her assistance and permission.

4   Miller, "An American Girlhood in the Ozempic Era."

5   BBC News, "Childhood Obesity."

6   Hampl et al., "Clinical Practice Guideline for the Evaluation and Treatment of Children and Adolescents with Obesity."

7   Author interview with Rosenbaum, September 2024.

8   Dinkevich, "An Ounce of Prevention."

9　Ohlsson et al., "BMI Change During Puberty Is an Important Determinant of Adult Type 2 Diabetes Risk in Men."
10　Kolata, "Being Sugar-Deprived Had Major Effects on These Children's Health."
11　Hilts, "F.D.A. Head Calls Smoking a Pediatric Disease."

6 체중 재증가

1　Sharma, "Heterogeneous Drivers of Obesity."
2　Anderson et al., "Long-term Weight-Loss Maintenance."
3　MacLean, "Physiology of the Weight Reduced State."
4　Author interview with Rosenbaum, September 2024; MacLean, "Physiology of the Weight Reduced State"; Rosenbaum, "Why Is It So Hard to Keep Weight Off?"
5　Martins, "Metabolic Adaption and Increased Drive to Eat as Drivers of Weight Regain in Individuals with Obesity."
6　Author interview with Rosenbaum, September 2024.
7　MacLean, "Physiology of the Weight Reduced State."
8　Leibel et al., "Changes in Energy Expenditure Resulting from Altered Body Weight."
9　Hall, "Calories, Carbs, or Quality."
10　Author interviews with Koob, February 2024 and May 2024; Koob, "Hyperkatifeia and Negative Reinforcement as a Driving Force in Addiction-Like Overeating."
11　Author interview with Schiff, May 2024.

7 몸 긍정성, 건강 긍정성

1　Tribole, "Principle 8."
2　Ruiz, "They Rejected Diet Culture 30 Years Ago."
3　The Original Intuitive Eating Pros, "10 Principles of Intuitive Eating."
4　Author interview with Tribole, March 2024.
5　Ibid.
6　Hill, "Programme-Fed and Focused Interventions for Eating Disorders."
7　The Original Intuitive Eating Pros, "10 Principles of Intuitive Eating."
8　Schachter, "Obesity and Eating"; Schachter, "Some Extraordinary Facts About Obese Humans and Rats."
9　Herman and Mack, "Restrained and Unrestrained Eating."
10　Squires, "Holding Fast for a Change."

11 Rios et al., "Evaluating Bidirectional Predictive Pathways Between Dietary Restraint and Food Addiction in Adolescents."
12 Rickman et al., "The CALERIE Study."
13 Rios et al., "Evaluating Bidirectional Predictive Pathways Between Dietary Restraint and Food Addiction in Adolescents."
14 Fernandez-Aranda, "Management of Eating Disorders and Obesity from Transdiagnostic Perspective."
15 Author interview with Schiff, May 2024.
16 Reaven, "Role of Insulin Resistance in Human Disease."
17 Lundgren et al., "Adiposity and Adipose Tissue Distribution in Relation to Incidence of Diabetes in Women."
18 Vague, "La différenciation sexuelle."
19 Després et al., "Abdominal Obesity."; Després et al., "Regional Distribution of Body Fat, Plasma Lipoproteins, and Cardiovascular Disease."
20 Ferrante, "Obesity and Comorbidities."
21 Author interview with Taylor, May 2024; Taylor, "What We Learned from the DiRECT Trial and Related Studies"; Taylor, "Newly Diagnosed Type 2 Diabetes."
22 Sattar, "Mechanisms Linking Adiposity and Cardiovascular Disease."
23 Dicker, "Obesity as a Disease"; Bhaskaran et al., "Association of BMI with Overall and Cause-Specific Mortality."
24 Dicker, "Obesity as a Disease"; Field et al., "Impact of Overweight on the Risk of Developing Common Chronic Diseases During a 10-Year Period"; Kilpatrick et al., "The Effect of Glucose Variability on the Risk of Microvascular Complications in Type 1 Diabetes."
25 2023년과 2024년에 '컬럼비아-코넬' 비만 병인 회의에서 강연을 하면서 이 질병과 상태 중 많은 것과 관련된 위험을 열거한 앤서니 페런트와 2024년 유럽비만학회의 강연에서 역시 이 위험들을 열거한 드로어 디커Dror Dicker에게 감사드린다.
26 DeFronzo, "Keynote 2: New Horizons for T2D Treatment."
27 DeFronzo, "Keynote 2: New Horizons for T2D Treatment."
28 Author interview with Bays, November 2024; Bays, "Adiposopathy: Is 'Sick Fat' a Cardiovascular Disease?"
29 Sattar, "Mechanisms Linking Adiposity and Cardiovascular Disease."
30 Look AHEAD Research Group, Pi-Sunyer et al., "Reduction in Weight"; Look AHEAD

Research Group, "Effect of a Long-Term Behavioural Weight Loss Intervention on Nephropathy in Overweight or Obese Adults with Type 2 Diabetes."
31 Lincoff et al., "Semaglutide and Cardiovascular Outcomes in Patients with Overweight or Obesity Who Do Not Have Diabetes"; Deanfield et al., "Semaglutide and Cardiovascular Outcomes in Patients with Obesity and Prevalent Heart Failure."
32 Blüher, "Metabolically Healthy Obesity."
33 Goossens, "Sexual Dimorphism in Cardiometabolic Health."
34 Ibid.
35 Echouffo-Tcheugui et al., "Natural History of Obesity Subphenotypes."

8 여정

1 Farr, "Central Nervous System Regulation of Eating."
2 Bray and Purnell, "An Historical Review of Steps and Missteps."
3 Onakpoya et al., "Post-marketing Withdrawal of Anti-obesity Medicinal Products Because of Adverse Drug Reactions."
4 US Food and Drug Administration, "FDA Requests the Withdrawal of the Weight-Loss Drug Belviq, Belviq XR (Lorcaserin) from the Market."
5 Boyd, "Rimonabant—A Selective CB1."
6 Colman, "Anorectics on Trial."
7 US Food and Drug Administration, "FDA Approved Labeling Text."
8 Bello, "Update on Drug Safety Evaluation of Naltrexone/Bupropion for the Treatment of Obesity."
9 Ahmad, "Acute Pancreatitis Following Orlistat Therapy."
10 Drucker, "Discovery, Characterization, and Clinical Development of the Glucagon-Like Peptides."
11 Nadkarni et al., "Regulation of Glucose Homeostasis by GLP-1."
12 van Dijk et al., "Glucagon-Like Peptide-1 and Satiety."
13 Drucker, "The Obesity Society Keynote Speaker."
14 Novo Nordisk Foundation, "Episode 1: A Diabetes Doctor's Dream."
15 Tang-Christensen et al., "Central Administration of GLP-1."
16 Holst and Deacon, "Inhibition of the Activity of Dipeptidyl-Peptidase IV as a Treatment for Type 2 Diabetes."
17 Bays, "Excessive Weight Reduction with Highly Effective Anti-Obesity Medications."

18 Richards, "Excessive Weight Reduction with Highly Effective Anti-Obesity Medications."
19 Richards, "Excessive Weight Reduction with Highly Effective Anti-obesity Medications."
20 GlobalData, "GLP1 Agonists Set to Become the Best-Selling Drugs in 2024, Says GlobalData."
21 Montero et al., "KFF Health Tracking Poll May 2024: The Public's Use and Views of GLP-1 Drugs."
22 Lowe, "Self-Control as the Mediator of Change in the Behavioral Treatment of Obesity."
23 Nissen, "Metabolic Surgery vs. Pharmacotherapy for Treatment of Obesity."
24 Nissen, "Metabolic Surgery vs. Pharmacotherapy for Treatment of Obesity."

9 체중 감소에 저항하는 생물학적 힘

1 Hall, "Physiology of the Weight Loss Plateau in Response to Lifestyle Intervention, Novel Pharmacological Therapy and Bariatric Surgery."
2 Le Roux, "State of Obesity in 2023."
3 Wadden et al., "Four-Year Weight Losses in the Look AHEAD Study."
4 Aronne, "Leveraging Incretin Hormones for Weight Loss in Individuals with Obesity."

10 건강한 체중 목표를 정하는 방법

1 Piaggi, "Metabolic Determinants of Weight Gain in Humans."
2 Salans et al., "Experimental Obesity in Man."
3 Johannsen et al., "Metabolic Slowing with Massive Weight Loss Despite Preservation of Fat-Free Mass"; Fothergill et al., "Persistent Metabolic Adaptation 6 Years After 'The Biggest Loser' Competition"; Hall, "Diet versus Exercise in 'The Biggest Loser' Weight Loss Competition."
4 Kenny, "Direct Calorimetry."
5 Plucker et al., "Adult Energy Requirements Predicted from Doubly Labeled Water."
6 Lam and Ravussin, "Indirect Calorimetry"; Ravussin et al., "Energy Expenditure by Doubly Labeled Water"; Allerton et al., "Reliability of Measurements of Energy Expenditure and Substrate Oxidation Using Whole-Room Indirect Calorimetry"; Tataranni et al., "Body Weight Gain in Free-Living Pima Indians."
7 Abraham, "Association Between Visceral and Subcutaneous Adipose Depots and Incident

Cardiovascular Disease Risk Factors."
8   National Heart, Lung, and Blood Institute, "Calculate Your BMI."
9   Nordqvist, "Why BMI Is Inaccurate and Misleading."
10 Koenen et al., "Obesity, Adipose Tissue and Vascular Dysfunction."
11 Eknoyan, "Adolphe Quetelet (1796–1874)"; Quetelet, *Physique sociale*.
12 Keys, "The Seven Countries Study."
13 Eknoyan, "Adolphe Quetelet (1796–1874)."
14 Pray and Riskin, "History and Faults."
15 Nevill et al., "A New Waist-to-Height Ratio Predicts Abdominal Adiposity in Adults."
16 Busetto et al., "Changes in Visceral Adiposity."
17 Klein, "Comparing GLP-1 Agonists and Their Effect on Weight Loss."
18 Lincoff, "Semaglutide and Cardiovascular Outcomes in Patients with Overweight or Obesity Who Do Not Have Diabetes"; Lincoff et al., "Semaglutide and Cardiovascular Outcomes in Obesity Without Diabetes"; Deanfield et al., "Semaglutide and Cardiovascular Outcomes in Patients with Obesity and Prevalent Heart Failure."
19 Fontana and Hu, "Optimal Body Weight for Health and Longevity."
20 Busetto et al., "Changes in Visceral Adiposity Modify the Impact of Weight Loss on the 10-Year Risk of Obesity-Related Complications"; Busetto, "The Difficulties in Obesity Definition in Terms of Anthropometric Measures."
21 Bertz et al., "Frequent Self-Weighing with Electronic Graphic Feedback to Prevent Age-Related Weight Gain in Young Adults."

11 독성 지방

1   Author interview with Westman, April 2024.
2   Bray and Bouchard, "The Biology of Human Overfeeding."
3   Author interview with Fox, December 2024.
4   Kahn et al., "Exploring Visceral and Subcutaneous Adipose Tissue Secretomes in Human Obesity."
5   Libby, "The Changing Landscape of Atherosclerosis."
6   Sewaybricker et al., "The Significance of Hypothalamic Inflammation and Gliosis for the Pathogenesis of Obesity in Humans."
7   Browning, "Fate of Acetyl CoA Determines Metabolic Health"; author interview with Browning, August 2024.

8   Dilliraj et al., "The Evolution of Ketosis."
9   Gower, "Beneficial Effects of Carbohydrate Restriction in Patients with Type 2 Diabetes Can Be Traced to Changes in Hepatic Metabolism."
10 El Khoudary et al., "The Menopause Transition and Women's Health at Midlife."
11 Kodoth et al., "Adverse Changes in Body Composition During the Menopausal Transition and Relation to Cardiovascular Risk."
12 Hurtado Andrade et al., "Weight Gain in Midlife Women."
13 Gambacciani et al., "Body Weight, Body Fat Distribution, and Hormonal Replacement Therapy in Early Postmenopausal Women."
14 Hurtado Andrade et al., "Weight Gain in Midlife Women."
15 Wong, "Women's Fat Deposits Help Offset Load Imposed by Pregnancy."
16 Karvonen-Gutierrez and Kim, "Association of Mid-life Changes in Body Size, Body Composition and Obesity Status with the Menopausal Transition."
17 Genazzani et al., "Metabolic Syndrome, Insulin Resistance and Menopause."
18 El Khoudary et al., "The Menopause Transition and Women's Health at Midlife."
19 Kumar, "Women's Health and Obesity."
20 Hurtado Andrade et al., "Weight Gain in Midlife Women."
21 Cuevas, "Menopause."
22 Iyer and Hirsch, "Clinical Impact of 2020 American Heart Association Statement on Menopause and Cardiovascular Disease Risk."
23 Cushman et al., "Ten-Year Differences in Women's Awareness Related to Coronary Heart Disease."
24 Isakadze et al., "Addressing the Gap in Physician Preparedness to Assess Cardiovascular Risk in Women."
25 Tariq et al., "Women's Knowledge and Attitudes to the Menopause."
26 Dhawan et al., "Sex and Gender Medicine in Physician Clinical Training."
27 Iyer and Manson, "Recent Trends in Menopausal Hormone Therapy Use in the US."
28 Research News, "North American Menopause Society Updates Position Statement on Hormone Therapy."
29 Hodis and Mack, "Menopausal Hormone Replacement Therapy and Reduction of All-Cause Mortality and Cardiovascular Disease."
30 Hurtado Andrade et al., "Weight Loss Response to Semaglutide in Postmenopausal Women With and Without Hormone Therapy Use."

12 체중 재설정

1. Author interview with Seeley, December 2023.
2. Author interview with Friedman, September 2024.
3. Author interview with Roitman, May 2024.
4. Sumithran et al., "Long-Term Persistence of Hormonal Adaptations to Weight Loss."
5. Aronne, "Overcoming Barriers to Initiating Anti-obesity Medications."
6. Author interview with Sumithran, January 2024.
7. Horvath, "Obesity Pathophysiology."

13 새로운 시대

1. Author interview with Blundell, September 2024.
2. Eli Lilly and Company, "Lilly's Zepbound® (Tirzepatide) Superior to Wegovy® (Semaglutide) in Head-to-Head Trial Showing an Average Weight Loss of 20.2% vs. 13.7%."
3. Author interview with Borner, August 2024; author interview with Hayes, July 2024.
4. Kahan, "One Size *Does Not* Fit All."
5. Horn, "Informing Treatment Decisions."
6. Ibid.
7. Jastreboff, "Nutrient-Stimulated Hormone-Based Therapies for the Treatment of Obesity."
8. Drucker, "The Obesity Society Keynote Speaker."
9. Author interview with Borner, August 2024.
10. Author interview with Lutz, May 2024.
11. Alhadeff, "If You Give a Mouse Ozempic."
12. Author interview with Alhadeff, May 2024.
13. Author interview with Borner, August 2024; author interview with Hayes, July 2024; "Back to Basics."
14. Author interview with Borner, August 2024.
15. Author interviews with Grill, August 2023, July 2024, and October 2024.
16. Astrup, "Precision Dietary Management of Obesity and Type 2 Diabetes."
17. Allison, "Reflections on the Discovery of GLP-1 as a Satiety Hormone and Implications for Management of Obesity"; Astrup, "Reflections on the Discovery of GLP-1 as a Satiety Hormone."
18. Author interview with Skibicka, August 2024.

19 Howell et al., "Glucagon-Like Peptide-1 (GLP-1) and 5-Hydroxytryptamine 2c (5-HT2c) Receptor Agonists ..."
20 Dickson et al., "The Glucagon-Like Peptide 1."
21 Leggio, "GLP-1RA in Alcohol Use Disorder."
22 Chuong et al., "The Glucagon-Like Peptide-1 (GLP-1) Analogue Semaglutide Reduces Alcohol Drinking and Modulates Central GABA Neurotransmission."
23 Fink-Jensen et al., "Effect of the Glucagon-Like Peptide-1 (GLP-1) Receptor Agonist Semaglutide on Alcohol Consumption in Alcohol-Preferring Male Vervet Monkeys."
24 Aranäs et al., "Semaglutide Reduces Alcohol Intake and Relapse-Like Drinking in Male and Female Rats."
25 Wang et al., "Associations of Semaglutide with Incidence and Recurrence of Alcohol Use Disorder in Real-World Population"; Lähteenvuo et al., "Repurposing Semaglutide and Liraglutide for Alcohol Use Disorder"; Qeadan et al., "The Association Between Glucose-Dependent Insulinotropic Polypeptide ..."
26 Karaivazoglou et al., "The Contribution of the Brain-Gut Axis to the Human Reward System."
27 Pasqualotto et al., "Effects of Once-Weekly Subcutaneous Retatrutide on Weight and Metabolic Markers."
28 Author interview with Ryan, May 2023.
29 Chen et al., "The Antidepressant Effects of GLP-1 Receptor Agonists"; Gamble, "Suicide Risk"; Goodman, "More Data on the Association of GLP-1 Agonists with Severe Depression"; Ueda et al., "GLP-1 Receptor Agonist Use"; Wadden et al., "Psychiatric Safety of Semaglutide for Weight Management in People Without Known Major Psychopathology."
30 Love, "Understanding Desire in the Age of Ozempic."
31 Marathe et al., "Effects of GLP-1 and Incretin-Based Therapies on Gastrointestinal Motor Function."
32 The radioactive tracer containing technetium-99m.
33 Aronne et al., "Continued Treatment with Tirzepatide for Maintenance of Weight Reduction in Adults with Obesity."
34 Aronne, "SURMOUNT-4."
35 Lincoff et al., "Semaglutide and Cardiovascular Outcomes in Obesity Without Diabetes."

36　Ard, "SURMOUNT-3."

37　"Tides Are Changing for Obesity."

38　브리티시컬럼비아대학교의 모힛 소디Mohit Sodhi가 한 연구는 이 약들의 사용으로 인해 위 마비가 발생할 위험비가 3.67임을 시사하는데, 이것은 다른 비만 치료에 비해 세 배 이상 높은 것이다. 버펄로대학교의 윌리엄 젠킨스William Jenkins는 전자 건강 기록에서 위험이 증가했다는 증거를 전혀 발견하지 못했다. 하지만 클리블랜드클리닉의 S. 메스건s. Mesgun은 GLP-1 약을 사용하는 환자들 사이에서 위 마비가 새로 발병한 사례가 52% 증가했다고 보고했다. 캔자스대학교의 피유시 나타니Piyush Nathani는 GLP-1 약 사용자들의 위 마비 위험이 79% 높아진다는 사실을 발견했다. 클리블랜드클리닉과 제휴해 연구한 내과 의사 타벳 카파자Thabet Qapaja는 12개월과 24개월이 지난 시점에서 새로운 위 마비 진단이 24% 증가한 결과를 관찰했다. FDA 데이터에 따르면, GLP-1 약 사용으로 보고된 1만 5399건의 위장 관련 사례 중 15.8%는 위 배출 지연과 관계가 있었다. 미네소타주 로체스터에 있는 메이요클리닉의 와파 알달레이Wafa Aldhaleei가 2024년에 한 연구에서는 GLP-1 약을 사용한 현실 세계 환자 집단에서 5.1%가 위 마비를 겪은 것으로 드러났다.

39　노보 노디스크 측은 2023년 6월 27일에 보낸 편지에서 이렇게 썼다. "위 배출 지연은 오젬픽이 음식 섭취를 줄이는 잠재적 메커니즘으로 간주될 수도 있습니다. 하지만 이것이 식욕과 체중을 줄이는 주요 작용 방식으로 보이진 않습니다. 아세트아미노펜을 사용한 흡수 테스트를 통해 위 배출을 평가한 12주간의 무작위 이중 맹검 교차 연구에서 나온 데이터를 바탕으로 평가할 때, 오젬픽을 사용한 경우 처음 한 시간 동안은 위약과 비교해 위 배출이 지연되었으나, 오젬픽과 위약 사이의 식후(0-5시간) 위 배출의 전체적인 속도에서는 통계적으로 유의미한 차이가 관찰되지 않았습니다." Hjerpsted et al., "Semaglutide Improves Postprandial Glucose and Lipid Metabolism, and Delays First-Hour Gastric Emptying in Subjects with Obesity."

40　Camilleri, "Definite Benefits of GLP-1 Receptor Agonists." Note: This study did not record symptoms. Nausea is a common symptom of GLP-1s.

41　Using the gold standard (a technetium-99m scan); author interview with Camilleri, September 2024.

42　Camilleri et al., "Prevalence and Variations in Gastric Emptying Delay in Response to GLP-1 Receptor Agonist Liraglutide."

43　Author interview with Camilleri, September 2024.

44　이 연구는 다낭성 난소 증후군이 있는 비만인 여성들을 대상으로 진행되었다. Jensterle et al., "Semaglutide Delays 4-Hour Gastric Emptying in Women with Polycystic Ovary

45 Gaudiani, *Sick Enough*.
46 Author interview with Gaudiani, August 2024.

14 비만 치료제 사용

1 Doran, "There's a S.M.A.R.T. Way to Write Management's Goals and Objectives."
2 US Food and Drug Administration, "WEGOVY (semaglutide) Injection, for Subcutaneous Use."
3 "탈수는 리라글루타이드 (n = 318, 23.93%), 둘라글루타이드 (n = 434, 20.90%), 세마글루타이드 (n = 370, 25.10%), 티르제파타이드 (n = 70, 32.86%)를 사용할 때 심각한 결과를 초래하는 가장 빈번한 부작용 보고였다. Long et al., "Pharmacovigilance Study of GLP-1 Receptor Agonists for Metabolic and Nutritional Adverse Events."
4 US Food and Drug Administration, "WEGOVY (semaglutide) Injection, for Subcutaneous Use."
5 Lincoff et al., "Semaglutide and Cardiovascular Outcomes in Obesity Without Diabetes."
6 Klijs et al., "Obesity, Smoking, Alcohol Consumption and Years Lived with Disability: A Sullivan Life Table Approach."
7 Roberts, "How Do Energy Requirements Change During Aging, and Implications for Eating a Healthy Diet."
8 Novo Nordisk, "Wegovy® Dosing Schedule."
9 Eli Lilly, "How to Prescribe Mounjaro."
10 컬럼비아대학교 의학 교수인 주디스 코너는 갑상선암 위험을 평가한 보고서에서 이렇게 기술했다. "미국에서 갑상선 C세포 종양 공식 경고 사항: GLP-1 수용체 작용제는 MTC(갑상선 수질 종양)의 개인 병력 또는 가족력이 있는 환자와 다발성 내분비 종양증(MEN) 2형 환자에게는 사용해서는 안 된다. 설치류에서는 갑상선 C세포(칼시토닌을 분비하는 신경내분비 여포곁세포)가 GLP-1 수용체를 많이 발현한다. 자극은 칼시토닌 유전자 발현, 칼시토닌 합성, C세포 과형성을 상향 조절할 뿐만 아니라, 수질 선종과 암종의 위험을 증가시킨다. GLP-1 수용체는 비인간 영장류와 인간의 갑상선에서는 미미하게 발현된다. 리라글루타이드를 인간 용량의 60배 이상 투여받은 원숭이들은 20개월이 지난 뒤에도 C세포 이상이 나타나지 않았다. Bezin et al.의 연구 'GLP-1 수용체 작용제와 갑상선암 위험'은 갑상선암 환자 2562명과 갑상선암이 없는 대조군 4만 5184명을 대상으로 GLP-1 수용체 작용제의 사용 결과를 분석했다. 결론은 다음과 같다: GLP-1 수용체

작용제 사용은 갑상선암과 갑상선 수질 종양의 위험 증가와 관련이 있으며, 특히 치료 1~3년 뒤에 두드러지게 나타난다. 검출 치우침: GLP-1 수용체 작용제 사용은 모니터링과 영상 촬영이 증가한 것과 관련이 있을 수 있다. 드러난 증거로 볼 때, GLP-1 수용체 작용제가 갑상선암 증가를 초래하는지 여부는 불분명하다. 갑상선 수질 종양은 희귀 질환(연간 10만 명당 0.2건 발생)이기 때문에, GLP-1 수용체 작용제와 갑상선 악성 종양 사이의 연관성을 확실하게 배제하긴 어렵다. 발병 사례들에 대한 약물 감시가 계속 진행 중이다." Korner, "Side Effects of Pharmacologic Treatment and Their Management."

11 현실 세계의 임상 데이터에 따르면, 티르제파타이드를 투여받은 환자들은 치료 시작 후 3개월, 6개월, 12개월이 지난 시점에 체중이 평균 6%, 10%, 15% 줄어들었다. 그리고 세마글루타이드를 투여받은 환자들은 각각 4%, 6%, 8% 줄어들었다.

12 Wilding, et al., "Once-Weekly Semaglutide in Adults with Overweight or Obesity."
13 Jastreboff, et al., "Tirzepatide Once Weekly for the Treatment of Obesity."
14 Tzoulis and Baldeweg, "Semaglutide for Weight Loss."
15 임상의들은 치료되지 않은 갑상선 질환, 불안, 우울증, 폭식 장애가 있는 환자들은 잘 반응하지 않을 수 있다고 일화적으로 이야기해왔다. 의사들은 (이 역시 일화적이지만) 잘 반응하지 않는 환자들에게 심혈관 운동과 저항 운동을 추천한다. 이것은 추가 연구가 필요한 분야이다.
16 Tzoulis and Baldeweg, "Semaglutide for Weight Loss."
17 Wharton et al., "Managing the Gastrointestinal Side Effects of GLP-1 Receptor Agonists in Obesity."
18 Aldawsari et al., "The Efficacy of GLP-1 Analogues on Appetite Parameters, Gastric Emptying, Food Preference and Taste Among Adults with Obesity."
19 Jalleh et al., "Gastrointestinal Effects of GLP-1 Receptor Agonists."
20 Woronow et al., "Acute Cholecystitis Associated with the Use of Glucagon-Like Peptide-1 Receptor Agonists . . ."
21 Umashanker, "Very Low Calorie Diet."
22 Powell et al., "Medications and Conditions Associated with Weight Loss in Patients Prescribed Semaglutide.
23 Turker et al., "Investigation of Relationship of Visceral Body Fat and Inflammatory Markers."
24 US Food and Drug Administration, "WEGOVY (semaglutide) Injection, for Subcutaneous Use."
25 실제 이름이 아닌 가명이다.

26 Author interview with Atwater, September 2024.
27 Raffat, "GLP-1: Demand Issue?"
28 CDC, "Childhood Obesity Facts."
29 Hampl et al., "Clinical Practice Guideline for the Evaluation and Treatment of Children and Adolescents with Obesity."
30 Kral et al., "Large Maternal Weight Loss from Obesity Surgery Prevents Transmission of Obesity to Children Who Were Followed for 2 to 18 Years."
31 Sole-Smith, "Why the New Obesity Guidelines for Kids Terrify Me."
32 Gaffney, "Could New Childhood Obesity Guidelines Fuel Eating Disorders?"
33 Wanda Nicholson, in Cooney, "To Treat Obesity in Children."
34 Nicholson, "To Treat Obesity in Children."
35 Villafuerte, "Are GLP-1 Drugs Safe for Children?"
36 Singhal, "Are GLP-1 Drugs Safe for Children?"
37 Fox and Kelly, "Pharmacotherapy for Obesity in Youth."
38 Author interview with Rosenbaum, September 2024.
39 Villafuerte, "Are GLP-1 Drugs Safe for Children?"
40 Kolata, "How Fen-Phen, a Diet 'Miracle,' Rose and Fell."
41 Dicker et al., "Bariatric Metabolic Surgery vs Glucagon-Like Peptide-1 Receptor Agonists."
42 Elder and Wolfe, "Bariatric Surgery."
43 Eisenberg et al., "2022 American Society for Metabolic and Bariatric Surgery."
44 Ibid.
45 Alfadda et al., "Long-Term Weight Outcomes After Bariatric Surgery."
46 Tajeu et al., "Changes in Antihypertensive Medication Following Bariatric Surgery."
47 Kauppila et al., "Temporal Changes in Obesity-Related Medication After Bariatric Surgery vs. No Surgery for Obesity."
48 Wyszomirski et al., "Obesity, Bariatric Surgery and Obstructive Sleep Apnea."
49 Adams et al., "Cancer Incidence and Mortality After Gastric Bypass Surgery."
50 Syn et al., "Association of Metabolic-Bariatric Surgery with Long-Term Survival in Adults With and Without Diabetes."
51 Sjöström et al., "Effects of Bariatric Surgery on Mortality in Swedish Obese Subjects."
52 Ji et al., "Effect of Bariatric Surgery on Metabolic Diseases and Underlying Mechanisms."
53 Ibid.

54 Felsenreich et al., "Weight Loss, Weight Regain, and Conversions to Roux-en-Y Gastric Bypass"; Lauti et al., "Weight Regain Following Sleeve Gastrectomy."
55 Kraljevic et al., "Outcomes Beyond 10 Years of Laparoscopic Roux-en-Y Gastric Bypass vs. Laparoscopic Sleeve Gastrectomy for Obesity."
56 American Society for Metabolic Bariatric Surgery, "Estimate of Bariatric Surgery Numbers, 2011-2022."
57 Kraljevic et al., "Outcomes Beyond 10 Years of Laparoscopic Roux-en-Y Gastric Bypass vs. Laparoscopic Sleeve Gastrectomy for Obesity."
58 Lin et al., "Metabolic Bariatric Surgery in the Era of GLP-1 Receptor Agonists for Obesity Management."
59 Raffat, "GLP-1: Demand Issue?"
60 Wilding et al., "Weight Regain and Cardiometabolic Effects After Withdrawal of Semaglutide."
61 Sorice-Virk, "Beyond the Weight Loss."
62 Warren, "How Much Does Wegovy Cost?"; Eli Lilly, "How Much Should I Expect to Pay for Mounjaro®?"
63 Liss et al., "Treatment Modification After Initiating Second-Line Medication for Type 2 Diabetes."
64 Lincoff et al., "Semaglutide and Cardiovascular Outcomes in Obesity Without Diabetes."
65 Gleason et al., "Real-World Persistence and Adherence to Glucagon-Like Peptide-1 Receptor Agonists Among Obese Commercially Insured Adults Without Diabetes."
66 Blue Health Intelligence, *Real-World Trends in GLP-1 Treatment Persistence and Prescribing for Weight Management.*

15 감량한 체중 유지하기

1 Chomko, "Protocol in Practice—Standing Orders for RD/RN Management of GLP-1/GIP Receptor Agonist."
2 Christensen, "Dietary Intake by Patients Taking GLP-1 and Dual GIP/GLP-1 Receptor Agonists."
3 Friedrichsen, "The Effect of Semaglutide 2.4 mg Once Weekly on Energy Intake, Appetite, Control of Eating, and Gastric Emptying in Adults with Obesity."
4 Martini et al., "Exploring Caloric Restriction in Inpatients with Eating Disorders: Cross-

Sectional and Longitudinal Associations with Body Dissatisfaction, Body Avoidance, Clinical Factors, and Psychopathology."

5   US Department of Agriculture and US Department of Health and Human Services, *Dietary Guidelines for Americans,* 2020–2025.

6   Kalm and Semba, "They Starved So That Others Be Better Fed"; Tucker, *The Great Starvation Experiment*; Keys, *The Biology of Human Starvation.*

7   Almandoz, "Practical Aspects of Using Anti-obesity Medications."

8   Author interview with Dennis, September 2024.

9   Kanu et al., "Euglycemic Ketoacidosis After the Addition of Glucagon-Like Peptide-1 Receptor Agonist."

10 Ibid.

11 Ibid.

12 Author interview with Kanu, August 2024.

13 Albrechtsen, "Glucagon-Like Peptide 1 Receptor Signaling in Acinar Cells Causes Growth-Dependent Release of Pancreatic Enzymes."

14 He et al., "Association of Glucagon-Like Peptide-1 Receptor Agonist Use with Risk of Gallbladder and Biliary Diseases."

15 Hathaway et al., "Risk of Nonarteritic Anterior Ischemic Optic Neuropathy in Patients Prescribed Semaglutide."

16 Author interview with Jacoby, September 2024.

17 Amna Hussain, at Novo Nordisk, letter to author, June 27, 2023.

18 Author interview with Skibicka, August 2024.

19 Author interview with Gaudiani, August 2024.

20 Tinsley, "Obesity Treatment and Body Composition."

21 Wang et al., "Specific Metabolic Rates of Major Organs and Tissues Across Adulthood."

22 Baraki et al., "Practical Guidelines for Implementing a Strength Training Program for Adults."

23 Schoenfeld, "The Mechanisms of Muscle Hypertrophy and Their Application to Resistance Training."

24 Keogh and Winwood, "The Epidemiology of Injuries Across the Weight-Training Sports."

25 Soligard et al., "How Much Is Too Much?"

26 Marzuca-Nassr et al., "Muscle Mass and Strength Gains Following Resistance Exercise

Training in Older Adults 65-75 Years and Older Adults Above 85 Years."

16 건강한 식사를 위한 길

1. Author interview with Wharton, May 2024.
2. Wharton, "Two-Year Effect of Semaglutide 2.4 mg on Control of Eating."
3. Martin, "Effects of Tirzepatide on Eating Behavior."
4. Bays, "Role of Nutrition Intervention in the Age of Highly Effective Anti-obesity Medications."
5. Holick et al., "Vitamin D Deficiency."
6. Weaver, "Calcium Requirements of Physically Active People."
7. Ibid.
8. Barbagallo and Dominguez, "Magnesium and Aging."
9. Johnston et al., "Comparison of Weight Loss Among Named Diet Programs in Overweight and Obese Adults."
10. Ard et al., "Weight Loss and Maintenance Related to the Mechanism of Action of Glucagon-Like Peptide 1 Receptor Agonists."
11. Despain and Hoffman, "Optimizing Nutrition, Diet, and Lifestyle Communication in GLP-1 Medication Therapy."
12. Sparks et al., "Glycemic Variability."
13. Fuhrman and Phillips, *Fast Food Genocide*.
14. Kessler, *Your Food Is Fooling You*.
15. Leroy et al., "The Role of Meat in the Human Diet."
16. Zhou et al., "Digestibility and Gastrointestinal Fate of Meat Versus Plant-Based Meat Analogs."
17. Grassby et al., "In Vitro and In Vivo Modeling of Lipid Bioaccessibility and Digestion from Almond Muffins."
18. Capuano and Janssen, "Food Matrix and Macronutrient Digestion."
19. Mackie, "Food."
20. Anderson et al., "Health Benefits of Dietary Fiber."
21. Zhou et al., "Digestibility and Gastrointestinal Fate of Meat Versus Plant-Based Meat Analogs."
22. Klurfeld, "The Whole Food Beef Matrix Is More Than the Sum of Its Parts."
23. Ibid.

24 Leroy et al., "The Role of Meat in the Human Diet."
25 Fang et al., "Association of Ultra-processed Food Consumption with All Cause and Cause Specific Mortality."
26 Li et al., "A Prospective Study of Long-Term Red Meat Intake, Risk of Dementia, and Cognitive Function in US Adults."
27 Mendoza et al., "Ultra-processed Foods and Cardiovascular Disease: Analysis."
28 Capuano and Janssen, "Food Matrix and Macronutrient Digestion."
29 Mackie, "Food."
30 Onvani et al., "Dairy Products, Satiety and Food Intake."
31 Aguilera, "The Food Matrix."
32 Mackie, "Food."
33 Cornell University, "Lactose Intolerance Linked to Ancestral Environment."
34 Shkembi and Huppertz, "Calcium Absorption from Food Products."
35 Huppertz et al., "Dairy Matrix Effects."
36 Author interview with Hu, December 2023.

17 인슐린 저항의 역할

1 Gower and Goss, "A Lower-Carbohydrate, Higher-Fat Diet Reduces Abdominal and Intermuscular Fat and Increases Insulin Sensitivity in Adults at Risk of Type 2 Diabetes."
2 HCPLive, "Roy Taylor, MD."
3 Bojsen-Møller et al., "Hepatic Insulin Clearance in Regulation of Systemic Insulin Concentrations."
4 Yu et al., "Effects of High-Protein Diet on Glycemic Control, Insulin Resistance, and Blood Pressure in Type 2 Diabetes."
5 Lundsgaard et al., "Dietary Regulation of Hepatic Triacylglycerol Content."
6 Miller et al., "Nutritional Phases in Prader-Willi Syndrome."
7 Author interviews with Driscoll, January 2024 and June 2024.
8 O'Hearn et al., "Trends and Disparities in Cardiometabolic Health Among US Adults."
9 Wang et al., "Trends in Consumption of Ultraprocessed Foods Among US Youths Aged 2–19 Years."
10 DiMaggio et al., "Infant Consumption of 100% Lactose-Based and Reduced Lactose Infant Formula in the United States."
11 Young et al., "Consumption of a Corn-Sugar Based Infant Formula Is Associated with

Higher C-peptide Secretion."
12 Author interview with Cantley, January 2025.
13 Gołąbek and Regulska-Ilow, "Dietary Support in Insulin Resistance."
14 Kahleova et al., "Effect of a Low-Fat Vegan Diet on Body Weight, Insulin Sensitivity, Postprandial Metabolism, and Intramyocellular and Hepatocellular Lipid Levels in Overweight Adults."
15 Gardner et al., "Effect of Low-Fat vs. Low-Carbohydrate Diet on 12-Month Weight Loss in Overweight Adults and the Association with Genotype Pattern or Insulin Secretion."
16 Jamshed et al., "Effectiveness of Early Time-Restricted Eating for Weight Loss, Fat Loss, and Cardiometabolic Health in Adults with Obesity."
17 Chow, "Possibilities of Fasting in Patients with Diabetes."
18 Peterson, "Can Time-Restricted Eating Inhibit the Progression of Prediabetes?"
19 Mishra and Longo, "Fasting and Fasting Mimicking Diets in Obesity and Cardiometabolic Disease Prevention and Treatment."
20 Peterson, "Can Time-Restricted Eating Inhibit the Progression of Prediabetes?"
21 Spartano, "I Would NOT Recommend Intermittent Fasting to Your Patients."

18 건강을 위한 식사

1 Author interview with Athinarayanan, November 2024.
2 Author interview with Willett, September 2024.
3 Author interview with Gardner, August 2024.
4 Gardner et al., "Effect of Low-Fat vs. Low-Carbohydrate Diet on 12-Month Weight Loss in Overweight Adults and the Association with Genotype Pattern or Insulin Secretion."
5 Gardner et al., "Effect of a Ketogenic Diet versus Mediterranean Diet on Glycated Hemoglobin in Individuals with Prediabetes and Type 2 Diabetes Mellitus."
6 Author interview with Landry, July 2024.
7 Author interview with Golden, April 2024.
8 Author interview with Westman, April 2024.
9 Author interview with Ference, November 2024.
10 Author interview with Plutzky, November 2024.
11 Author interview with Libby, November 2024.

12 Burt, "The Whiteness of the Mediterranean Diet."
13 Author interview with Nikitidis, August 2024.
14 Alexander, "Lecture at Obesity Medicine 2024."
15 Phillips et al., "Protein 'Requirements' Beyond the RDA."
16 Fratta Pasini and Cominacini, "Potential Benefits of Antioxidant Phytochemicals on Endogenous Antioxidants Defences in Chronic Diseases."
17 Author interview with Ng, April 2024.
18 DiNicolantonio and O'Keefe, "The Importance of Maintaining a Low Omega-6/Omega-3 Ratio for Reducing the Risk of Autoimmune Diseases, Asthma, and Allergies."
19 Khan et al., "Effect of Omega-3 Fatty Acids on Cardiovascular Outcomes."
20 de Jesus, "2025 Dietary Guidelines Advisory Committee."
21 Chiavaroli et al., "Effect of Low Glycaemic Index or Load Dietary Patterns on Glycaemic Control and Cardiometabolic Risk Factors in Diabetes."
22 Author interview with Brand-Miller, October 2024.

19 행동 요법을 바라보는 새로운 관점

1 Brewer, "Mindfulness Training for Addictions."
2 Burger, "Food Reinforcement Architecture"; Christensen et al., "Neural Underpinnings of Food Choice and Consumption in Obesity"; Devoto et al., "How Images of Food Become Cravingly Salient in Obesity."
3 Kessler, *Capture*.
4 I want to acknowledge Dr. Stephen A. Wonderlich for creating a diagram from which this diagram was developed. Wonderlich, "Eating Disorders, Emotions, and Recovery"; Wonderlich et al., *Integrative Cognitive-Affective Therapy for Bulimia Nervosa*.
5 Krause et al., "Self-Regulation of Stress-Related Large-Scale Brain Network Balance Using Real-Time fMRI Neurofeedback."
6 Michaelsen and Esch, "Understanding Health Behavior Change by Motivation and Reward Mechanisms."
7 Center for Weight and Eating Disorders, "Our History."
8 Cherry, "What Is Behaviorism?"
9 Vitello, "Dr. Albert J. Stunkard."
10 Schelling, "Self-Command in Practice, in Policy, and in a Theory of Rational Choice."
11 Lembke, *Dopamine Nation*.

12　Tatarsky, "Demystifying Harm Reduction Addiction Treatment."
13　Chicago School, "Any Positive Change."
14　Young, "Behavioral Treatment of Obesity."
15　Tarman, "About Addictions Unplugged."
16　Rodríguez-Martín and Gallego-Arjiz, "Overeaters Anonymous."
17　Manejwala, *Craving*, 14.
18　Manejwala, *Craving*, 27.
19　Author interview with Manejwala, July 2024.
20　Author interview with Manejwala, July 2024.
21　Author interview with Manejwala, July 2024.
22　Author interview with Manejwala, July 2024.
23　Author interview with Manejwala, July 2024.
24　Manejwala, *Craving*.
25　Author interview with Manejwala, July 2024.

20 마음의 속임수

1　Ratcliffe, *Understanding and Managing Emotional Eating*.
2　Author interview with Ratcliffe, August 2024.
3　Author interview with Ratcliffe, August 2024.
4　Picoeconomics, "About George Ainslie."
5　Ibid.
6　Ainslie, "Intertemporal Bargaining in Addiction."
7　Ibid.
8　Ainslie, "Picoeconomics in a Nutshell."
9　Galef, "Negotiating with Your Future Selves."
10　Liu et al., "Sleep Disorder Symptoms Among Adults in 8 States and the District of Columbia, 2017."
11　Epstein, "Evaluating Sleep in Obesity and Diabetes."
12　St-Onge, "Do Sleepy Brains Make Poor Food and Other Lifestyle Choices?"
13　Spaeth et al., "Resting Metabolic Rate Varies by Race and by Sleep Duration."
14　Killgore et al., "Daytime Sleepiness Affects Prefrontal Regulation of Food Intake."
15　Killgore et al., "Daytime Sleepiness Affects Prefrontal Regulation of Food Intake."
16　Nolan and Geliebter, "Sleep Dysfunction, Night Eating, and Food Addiction."

17 St-Onge et al., "Sleep Restriction Leads to Increased Activation of Brain Regions Sensitive to Food Stimuli."
18 Yoo et al., "The Human Emotional Brain Without Sleep."
19 Rihm et al., "Sleep Deprivation Selectively Upregulates an Amygdala-Hypothalamic Circuit Involved in Food Reward."
20 St-Onge, "The Role of Sleep Duration in the Regulation of Energy Balance."
21 He et al., "Habitual Sleep Variability, Not Sleep Duration, Is Associated with Caloric Intake in Adolescents."
22 Covassin et al., "Effects of Experimental Sleep Restriction on Energy Intake, Energy Expenditure, and Visceral Obesity."
23 Vujović et al., "Late Isocaloric Eating Increases Hunger, Decreases Energy Expenditure, and Modifies Metabolic Pathways in Adults with Overweight and Obesity."
24 Leith, "Obituary: Allen Carr."
25 Peto et al., "Smoking, Smoking Cessation, and Lung Cancer in the UK Since 1950."
26 Steele, "The History of Cigarette Advertising in the UK."
27 *The Economist*, "Obituary: Allen Carr."
28 Allen Carr's Easyway, "About Allen Carr's Easyway."
29 Grace, *This Naked Mind*.
30 Ibid.
31 Allen Carr's Easyway, "About Allen Carr's Easyway."
32 Grace, *This Naked Mind*.
33 Orford, *Excessive Appetites*.
34 Krans, "Two Things You'd Rather Not Know About Chicken Nuggets."
35 Goldman, "Is Phosphoric Acid Bad for Me?"
36 Brewer, "Transcript: Ezra Klein Interviews Judson Brewer."

21 계속되는 여정

1 Shai et al., "Weight Loss with a Low-Carbohydrate, Mediterranean, or Low-Fat Diet." Copyright © 2008 Massachusetts Medical Society에 실린 그림 2. 매사추세츠의학회의 허락을 받아 실음.
2 Graph with permission of the author.

22 새로운 풍경

1. National Institutes of Health, "Childhood Acute Lymphoblastic Leukemia (PDQ)—Patient Version."
2. Inaba et al., "Acute Lymphoblastic Leukaemia"; Menéndez-Arias and Delgado, "Update and Latest Advances in Antiretroviral Therapy."
3. Zafiri and Duvarci, "Dopaminergic Circuits Underlying Associative Aversive Learning."
4. Anderson and Woodend, "Effect of Glycemic Carbohydrates on Short-Term Satiety and Food Intake."
5. Hall et al., "Ultra-processed Diets Cause Excess Calorie Intake and Weight Gain."
6. Beals et al., "Dietary Weight Loss-Induced Improvements in Metabolic Function Are Enhanced by Exercise in People with Obesity and Prediabetes."
7. Filippatos et al., "Adverse Effects of GLP-1 Receptor Agonists."
8. Brindisi et al., "Proof of Concept."
9. Sandsdal et al., "Combination of Exercise and GLP-1 Receptor Agonist Treatment Reduces Severity of Metabolic Syndrome"; Aaseth et al., "Diets and Drugs for Weight Loss and Health in Obesity."
10. Melson et al., "What Is the Pipeline for Future Medications for Obesity?"
11. van Zuylen et al., "Perioperative Management of Long-Acting Glucagon-Like Peptide-1 (GLP-1) Receptor Agonists."
12. Lakicevic et al., "Effects of Rapid Weight Loss on Judo Athletes."
13. Courtney et al., "Long-Term Management of Type 2 Diabetes with Glucagon-Like Peptide-1 Receptor Agonists."
14. Lowe, "Compounded (and Counterfeit) Semaglutide."
15. Mallapaty, "Cheaper Versions of Blockbuster Obesity Drugs Are Being Created in India and China."
16. Marrone, "Food and Drug Administration's Perspective on Medical Devices Intended for Weight Loss."
17. Baik, "Dopamine Signaling in Reward-Related Behaviors."
18. Mande, "Processed Foods Are Making Us Sick."
19. Roser, "Why Is Life Expectancy in the US Lower Than in Other Rich Countries?"
20. Jenkins, "Study Estimates Two-Thirds of COVID-19 Hospitalizations Due to Four Conditions."
21. Center for Science in the Public Interest, "Why Good Nutrition Is Important."

22 Hayes and Asres, "The Economic Costs of Poor Nutrition."
23 Farberman, "State of Obesity 2024."
24 NIH—National Institute of Diabetes and Digestive and Kidney Diseases, "Definition & Facts of NAFLD & NASH in Children."
25 Lizzo, *Pediatric Asthma*.
26 Kilian, "'Health Populism' a Hazard to Public Health—and Yours."

23 이보다 더 가공할 무기는 설계할 수 없었을 것이다

1   Cleveland Clinic, "The Health Benefits of Blueberries."
2   Colleen, "To Die For Blueberry Muffins."
3   Magargal, "The Cost of Cooking for Foragers."
4   Knorr and Augustin, "Preserving the Food Preservation Legacy."
5   Sutton et al., "Ultraprocessed, Hyper-palatable, and High Energy Density Foods."
6   Guo et al., "Modulating Fat Digestion Through Food Structure Design."
7   Monteiro et al., "Ultra-processed Products Are Becoming Dominant in the Global Food System."
8   Gupta et al., "Characterizing Ultra-processed Foods by Energy Density, Nutrient Density, and Cost."
9   Horbatch, "You'll Never Believe How Much Sugar Is Lurking in Your Favorite Marinara Sauces."
10 Bolhuis and Forde, "Application of Food Texture to Moderate Oral Processing Behaviors and Energy Intake."
11 Forde and Bolhuis, "Interrelations Between Food Form, Texture, and Matrix Influence Energy Intake and Metabolic Responses."
12 Teo et al., "Consumption of Foods with Higher Energy Intake Rates Is Associated with Greater Energy Intake."
13 Bolhuis and Forde, "Application of Food Texture to Moderate Oral Processing Behaviors and Energy Intake."
14 Mark, "Nutritionist Explains Why Cheetos Are So Addictive."
15 Gitalis, "The Dark side of white Flour."
16 Wu et al., "Effect of Extrusion on the Modification of Wheat Flour Proteins Related to Celiac Disease."
17 Julson, "Cranberries 101."

18　Hall et al., "Ultra-processed Diets Cause Excess Calorie Intake and Weight Gain."
19　US Department of Agriculture, "Grapes."
20　Eat This Much, "Cheese Crackers: Regular."
21　Eat This Much, "Chocolate Chip Cookies: Refrigerated Dough."
22　Global Health Advocacy Incubator, "A Victory for Public Health Information Campaigns in Colombia."
23　Carpentier et al., "Chile's Comprehensive Food Policy Offers Global Lesson in Tackling Unhealthy Foods."
24　Spalvieri, "Ultra-processed Foods: How Does Policy Respond?"
25　National Institute of Diabetes and Digestive and Kidney Diseases, "Continuous Glucose Monitoring."
26　Author interview with Aleppo, November 2024.

24 우리를 노리는 식품 산업

1　Author interview with Pollay, August 2024.
2　Rumrill, "Everything We Know About Tony the Tiger (Including His Height)."
3　Riddle, "The Untold Truth of Frosted Flakes."
4　Mr. Breakfast, "2002 Frosted Flakes Olympics Ad."
5　State of Childhood Obesity, "Food Marketing to Children."
6　Nourish: Food Marketing, "Nourish Food Marketing's 2025 Trend Report Featured in the Globe and Mail."
7　Stokes, "Fitness Truth Behind 'Fat-Free' Labeled Foods by Custom Fitness."
8　McFadden, "'Gluten-Free Water' and Other Absurd Labelling Trends."
9　Diamond, "America Has a Life Expectancy Crisis. But It's Not a Political Priority."
10　McFadden, "'Gluten-Free Water' and Other Absurd Labelling Trends."
11　Gaples Institute, "5 Misleading Nutrition Labels."
12　Blum, *The Poison Squad*.
13　Bottemiller, "The FDA's Food Failure."
14　Donohue, "What Is Insulin Resistance and Why Do 80% of Americans Have It?"
15　Kessler, "Toward More Comprehensive Food Labeling."
16　Global Food Research Program, "Front-of-Package (FOP) Food Labelling: Empowering Consumers and Promoting Healthy Diets."
17　Taillie et al., "An Evaluation of Chile's Law of Food Labeling and Advertising on Sugar-

Sweetened Beverage Purchases from 2015 to 2017: A Before-and-After Study."
18   US Food and Drug Administration, *Quantitative Research on Front of Package Labeling on Packaged Foods*.
19   US Department of Health and Human Services, Food and Drug Administration, *Proposed Rule: 21* CFR 101.
20   Global Food Research Program, "Front-of-Package (FOP) Food Labelling."
21   Poinski, "Sugar Association Asks FDA to Overhaul Sweetener Labeling Rules."
22   Food Safety Authority of Ireland, "Labelling—Quantitative Ingredient Declaration (QUID)."
23   Boudreau and Bottemiller Evich, "How Washington Keeps America Sick and Fat."
24   *Washington Post Live*, "Former FDA Commissioner David Kessler: Obesity Problem Is Worse Than We Think."
25   National Institutes of Health, "Budget."
26   Majmudar, "Poor Diets Are Killing Us."
27   Bottemiller, "The FDA's Food Failure."
28   Scallan et al., "Foodborne Illness Acquired in the United States."
29   CSPI, "Why Good Nutrition Is Important: Unhealthy Eating and Physical Inactivity Are Leading Causes of Death in the U.S."
30   Perrin et al., "The Rise in Chronic Conditions Among Infants, Children, and Youth Can Be Met with Continued Health System Innovations."
31   Pampel and Aguilar, "Changes in Youth Smoking."
32   Centers for Disease Control and Prevention, "Youth Tobacco Use Remains a Public Health Concern."

25 비만 치료제 골드러시

1   LaRosa, "U.S. Weight Loss Industry Grows to $90 Billion, Fueled by Obesity Drugs Demand."
2   BizNews, "Novo Nordisk and Eli Lilly Dominate the $150bn Weight-Loss Drug Market."
3   Satija and Wingrove, "Eli Lilly's Rare Sales Miss for Weight-Loss Drug Sends Shares Tumbling."
4   Ridge, "Disorder, Crime, and Punishment."
5   Chiappini et al., "Is There a Risk for Semaglutide Misuse?"

6   Buntz, "Lilly, Novo Nordisk Battle Surge in Copycat Weight-Loss Drugs amid Safety Concerns."
7   Castro, "Diabetes Drugs and Weight Loss."
8   Billingsley, "Is Semaglutide in Shortage?"
9   US Food and Drug Administration, "Current and Resolved Drug Shortages and Discontinuations Reported to FDA."
10 US Food and Drug Administration, "FDA's Concerns with Unapproved GLP-1 Drugs Used for Weight Loss."
11 Wingrove, "Lilly Sues Online Vendors, Medical Spa over Copycat Weight-Loss Drugs."
12 OppGen Marketing, "The Ultimate Weight Loss Marketing Playbook."
13 Ibid.
14 FuturHealth, email to Marc Smolonsky, September 19, 2024.
15 KnippeRx, "Offer Nationwide Pharmacy Services Under Your Brand."
16 Gudeman et al., "Potential Risks of Pharmacy Compounding."
17 US Department of Justice, "Former Owner of Defunct New England Compounding Center Resentenced to 14 Years in Prison in Connection with 2012 Fungal Meningitis Outbreak."
18 Dickerson et al., "Pharmacist at Center of 2012 Fungal Meningitis Outbreak Sentenced to 9 Years in Prison."
19 LexisNexis, "Regulatory Challenges of Compounded Weight-Loss Drugs.
20 Ashraf et al., "Safety and Risk Assessment of No-Prescription Online Semaglutide Purchases."
21 US Congress, House of Representatives, "FDA Foreign Drug Inspection Program."
22 US Congress, House of Representatives, "Securing the US Drug Supply Chain."
23 US Government Accountability Office, "Drug Safety."
24 Poisoncenters.org, "America's Poison Centers—GLP-1."
25 Ashraf et al., "Safety and Risk Assessment of No-Prescription Online Semaglutide Purchases."
26 National Association of Boards of Pharmacy, "Rogue RX Activity Report: Disrupting Illegal Online Pharmacies."
27 National Association of Boards of Pharmacy, "Prescription Drug Importation Is Not a Viable Solution to High Prescription Drug Costs."
28 US Food and Drug Administration, "FDA's Concerns with Unapproved GLP-1 Drugs

Used for Weight Loss."

29 US Food and Drug Administration, "FDA Alerts Health Care Providers, Compounders and Patients of Dosing Errors Associated with Compounded Injectable Semaglutide Products."
30 Siwicki, "Will Telemedicine Stagnate Without Regulatory Reform?"
31 World Health Organization, "Full List of WHO Medical Product Alerts."

26 경제학과 공정성

1 Author interview with Arterburn, August 2024.
2 Arterburn, "Paradigm Shifts and Price Wars."
3 Lewis et al., "Effectiveness and Safety of Drugs for Obesity."
4 Author interview with Arterburn, August 2024.
5 Garvey et al., "Two-Year Effects of Semaglutide in Adults with Overweight or Obesity"; Pi-Sunyer et al., "A Randomized, Controlled Trial of 3.0 mg of Liraglutide in Weight Management"; Aronne et al., "Continued Treatment with Tirzepatide for Maintenance of Weight Reduction in Adults with Obesity."
6 Leach et al., "Real-World Analysis of Glucagon-Like Peptide-1 Agonist (GLP-1a) Obesity Treatment One-Year Cost-Effectiveness and Therapy Adherence"; Rodriguez et al., "Semaglutide vs. Tirzepatide for Weight Loss in Adults with Overweight or Obesity."
7 Author interview with Arterburn, August 2024.
8 Ibid.
9 Arterburn, "Paradigm Shifts and Price Wars."
10 Ibid.
11 Syracuse University School of Law, "Professor Katherine Macfarlane."
12 American Medical Association, "Recognition of Obesity as a Disease H-440.842."
13 McMullin, "Employer Coverage of GLP-1 Drugs on the Rise."

맺음말

1 Tilman, "Global Food Demand and the Sustainable Intensification of Agriculture."
2 Goedde et al., "Agriculture's Connected Future."
3 Juul et al., "Ultra-processed Food Consumption Among US Adults from 2001 to 2018."
4 NCD Risk Factor Collaboration, "Worldwide Trends in Underweight and Obesity from

1990 to 2022."

5   Rossati, "Global Warming and Its Health Impact."

인터뷰

머리말
Koob, George (February 2024; May 2024).

1 환경은 운명이다
Di Chiara, Gaetano (May 2024).
Pirisi, Ivo (May 2024).

2 식품의 중독력
Cywes, Robert (April 2024).
Dennis, Kim (September 2024).
Kalayjian, Tro (May 2024).
Koob, George (February 2024; May 2024).
Leduc, Nathaël (April 2024).
McArthur, Erin (April 2024).
Palavecino, Sandra (April 2024).
Small, Dana
(February 2024; March 2024; July 2024).
Wilcox, Claire (April 2024).
Zorrilla, Eric (January 2024; February 2024).

3 우리 자신의 생물학이 알려주는 것
Belfort De Aguiar, Renata
(January 2024; April 2024).
Berridge, Kent (October 2024).

Civille, Gail (September 2024).
de Araujo, Ivan (August 2024).
Elbaraby, Nancy Samir (June 2024).
Fazzino, Tera (September 2024).
Germine, Laura Thi (August 2024).
Koob, George (February 2024; May 2024).
Levine, Allen (August 2024).
Page, Kathleen (May 2024).
Roitman, Mitchell (May 2024).
Sclafani, Anthony (May 2024).
Small, Dana
(February 2024; March 2024; July 2024).
Wise, Roy (May 2024).
Zorrilla, Eric (January 2024; February 2024).

4 민감도와 감수성
Risch, Neil (December 2023).

5 비만의 유산
Fox, Claudia (December 2024).
Rosenbaum, Michael (September 2024).

6 체중 재증가
Berridge, Kent (March 2024).

Koob, George (February 2024; May 2024).
Martins, Catia (April 2024).
Rosenbaum, Michael (September 2024).
Schiff, Sami (May 2024).

7 몸 긍정성, 건강 긍정성

Bays, Harold (November 2024).
Flegal, Katherine (November 2024).
Schiff, Sami (May 2024).
Stunkard, Mickey (2005).
Taylor, Roy (May 2024).
Tribole, Evelyn (March 2024).

8 여정

Drucker, Daniel (May 2024).
Flier, Jeffrey (August 2024).

9 체중 감소에 저항하는 생물학적 힘

Aronne, Louis (May 2024).
Wyatt, Holly (January 2024).

10 건강한 체중 목표를 정하는 방법

Busetto, Luca (September 2024).
Flegal, Katherine (November 2024).
Krakoff, Jon (July 2023).
Stanford, Fatima (November 2024).

11 독성 지방

Baker, Christian (September 2024).

Browning, Jeffrey (August 2024).
Fox, Caroline (December 2024).
Westman, Eric (April 2024).

12 체중 재설정

Friedman, Jeffrey (September 2024).
Hu, Frank (December 2023).
Roitman, Mitchell (May 2024).
Seeley, Randy (December 2023).
Sumithran, Priya (January 2024).

13 새로운 시대

Alhadeff, Amber (May 2024).
Batterham, Rachel (August 2023).
Berridge, Kent (May 2024).
Blundell, John (September 2024).
Borner, Tito (August 2024).
Camilleri, Michael (September 2024).
Davis, Kim (September 2024).
Drucker, Daniel (May 2024).
Gaudiani, Jennifer (August 2024).
Grill, Harvey (August 2023; July 2024; October 2024).
Hayes, Matthew (July 2024).
Holst, Jens (September 2024).
Lutz, Thomas (May 2024).
Manejwala, Omar (July 2024).
Ryan, Donna (May 2023).
Skibicka, Karolina (August 2024).

14 비만 치료제 사용

Atwater, Jason
[not his real name] (September 2024).
Batterham, Rachel (August 2023).
Dennis, Kim (September 2024).
Gaudiani, Jennifer (August 2024).
Kushner, Robert (April 2024).
Rosenbaum, Michael (September 2024).
Skibicka, Karolina (August 2024).

15 감량한 체중 유지하기

Dennis, Kim (September 2024).
Gaudiani, Jennifer (August 2024).
Jacoby, Wendy (September 2024).
Kanu, Ernest (August 2024).
Plutzky, Jorge (November 2024).
Skibicka, Karolina (August 2024).

16 건강한 식사를 위한 길

Baker, Christian (September 2024).
Bloomgarden, Eve (September 2024).
Cooperman, Tod (September 2024).
Hu, Frank (December 2023).
Kushner, Robert (April 2024).
Lazarus, Ethan (April 2024).
Papuckovski, Marko (September 2024).
Plutzky, Jorge (November 2024).
Wharton, Sean (May 2024).
Wyatt, Holly (January 2024).

17 인슐린 저항의 역할

Cantley, Lewis (January 2025).
Driscoll, Daniel (January 2024; June 2024).

18 건강을 위한 식사

Athinarayanan, Shaminie (November 2024).
Brand-Miller, Jennie (October 2024).
Ference, Brian (November 2024).
Ferreira, Lisa (April 2024).
Gardner, Christopher (August 2024).
Golden, Angela (April 2024).
Kushner, Robert (April 2024).
Landry, Matthew (July 2024).
Lazarus, Ethan (April 2024).
Libby, Peter (November 2024).
Ng, Jennifer (April 2024).
Nikitidis, Ioannas (August 2024).
Plutzky, Jorge (November 2024).
Westman, Eric (April 2024).
Willett, Walter (September 2024).

19 행동 요법을 바라보는 새로운 관점

Libby, Peter (November 2024).
Manejwala, Omar (July 2024).
Nikitidis, Ioannis (August 2024).
Stunkard, Albert (2005).

20 마음의 속임수

Badaracco, Christina (April 2024).

Davis, Heidi (April 2024).

Hart, Adante (April 2024).

McWhorter, John (April 2024).

Ratcliffe, Denise (August 2024).

Stone, Theresa (April 2024).

Weinstein, Olivia (April 2024).

23 이보다 더 가공할 무기는 설계할 수 없었을 것이다

Aleppo, Grazia (November 2024).

Badaracco, Christina (April 2024).

Davis, Heidi (April 2024).

Hart, Adante (April 2024).

McWhorter, John (April 2024).

Stone, Theresa (April 2024).

Weinstein, Olivia (April 2024).

24 우리를 노리는 식품 산업

Pollay, Richard (August 2024).

25 비만 치료제 골드러시

FuturHealth. Email to Marc Smolonsky, (September 19, 2024).

26 경제학과 공정성

Arterburn, David (August 2024).

참고 도서

이 책의 참고 도서 정보는 아래 QR코드를 통해 확인할 수 있다.

비만 해방

초판 1쇄 발행 2025년 8월 13일

지은이 데이비드 A. 케슬러 **옮긴이** 이충호

발행인 윤승현 **단행본사업본부장** 신동해
편집장 김경림 **책임편집** 송보배
교정교열 유지현 **디자인** 최희종
마케팅 강효경 **홍보** 송임선
국제업무 김은정 김지민 **제작** 정석훈

브랜드 웅진지식하우스
주소 경기도 파주시 회동길 20
문의전화 031-956-7358(편집) 031-956-7088(마케팅)
홈페이지 www.wjbooks.co.kr
인스타그램 www.instagram.com/woongjin_readers
페이스북 www.facebook.com/woongjinreaders
블로그 blog.naver.com/wj_booking

발행처 ㈜웅진씽크빅
출판신고 1980년 3월 29일 제406-2007-000046호
한국어판 출판권 © ㈜웅진씽크빅, 2025

ISBN 978-89-01-29670-8 03510

- 웅진지식하우스는 ㈜웅진씽크빅 단행본사업본부의 브랜드입니다.
- 책값은 뒤표지에 있습니다.
- 잘못된 책은 구입하신 곳에서 바꾸어드립니다.